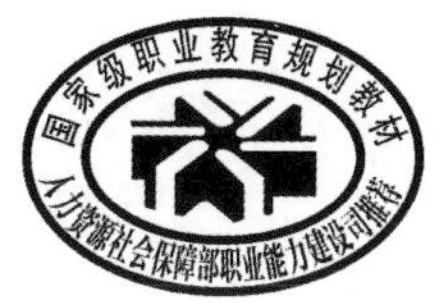

国家级职业教育规划教材

全国职业院校烹饪专业教材

饮食营养与卫生

王爱明　主编

中国劳动社会保障出版社

简 介

本书为全国职业院校烹饪专业教材，内容包括营养学基础知识、烹饪原料的营养价值、平衡膳食与营养食谱设计、合理烹饪、食品卫生学基础知识、烹饪原料的卫生、食源性疾病和饮食卫生管理。本书内容实用，难易适中，切合职业院校教学实际。

本书由王爱明任主编，陈慧婵参与编写。

图书在版编目（CIP）数据

饮食营养与卫生 / 王爱明主编. --北京：中国劳动社会保障出版社，2022

全国职业院校烹饪专业教材

ISBN 978-7-5167-5234-0

Ⅰ.①饮… Ⅱ.①王… Ⅲ.①饮食营养学-中等专业学校-教材②饮食卫生-中等专业学校-教材 Ⅳ.①R155

中国版本图书馆 CIP 数据核字（2022）第 062617 号

中国劳动社会保障出版社出版发行

（北京市惠新东街 1 号 邮政编码：100029）

*

北京华联印刷有限公司印刷装订 新华书店经销

787 毫米×1092 毫米 16 开本 16 印张 288 千字

2022 年 7 月第 1 版 2025 年 12 月第 6 次印刷

定价：38.00 元

营销中心电话：400-606-6496

出版社网址：http://www.class.com.cn

http://jg.class.com.cn

前　言

近年来，随着我国社会经济、技术的发展，以及人们生活水平的提高，餐饮行业也在不断创新中向前发展。餐饮业规模逐年增长，新标准、新技术、新设备和新方法不断出现，人们对餐饮的需求也日益丰富多样。随着餐饮行业的发展，餐饮企业对从业人员的知识水平和职业能力水平提出了更高的要求。为了培养更加符合餐饮企业需要的技能人才，我们组织了一批教学经验丰富、实践能力强的一线教师和行业、企业专家，在充分调研的基础上，编写了这套全国职业院校烹饪专业教材。

本套教材主要有以下几个特点：

第一，体系完整，覆盖面广。教材包括烹饪专业基础知识、基本操作技能及典型菜品烹饪技术等多个系列数十个品种，涵盖了中式烹调技法、西式烹调技法及面点制作等各方面知识，并涉及饮食营养卫生、烹饪原料、餐饮企业管理等内容，基本覆盖了目前烹饪专业教学各方面的内容，能够满足职业院校烹饪教学所需。

第二，理实结合，先进实用。教材本着“学以致用”的原则，根据餐饮企业的工作实际安排教材的结构和内容，将理论知识与操作技能有机融合，突出对学生实际操作能力的培养。教材根据餐饮行业的现状和发展趋势，尽可能多地体现新知识、新技术、新方法、新设备，使学生达到企业岗位实际要求。

第三，生动直观，资源丰富。教材多采用四色印刷，使烹饪原料的识别、工艺流程的描述、设备工具的使用更加直观生动，从而营造出更加直观的认知环境，提高教材的可读性，激发学生的学习兴趣。教材同

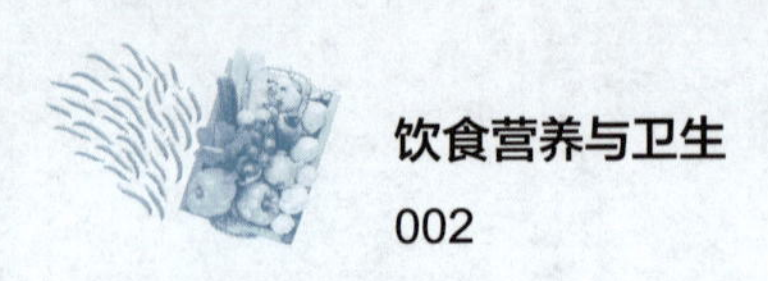

步开发了配套的电子课件及习题册。电子课件及习题册答案可登录技工教育网（jg.class.com.cn），搜索相应的书目，在相关资源中下载。部分教材针对教学重点和难点制作了演示视频、音频等多媒体素材，学生扫描二维码即可在线观看或收听相应内容。

本套教材的编写工作得到了有关学校的大力支持，教材的编审人员做了大量的工作，在此，我们表示诚挚的谢意！同时，恳切希望广大读者对教材提出宝贵的意见和建议。

人力资源社会保障部教材办公室

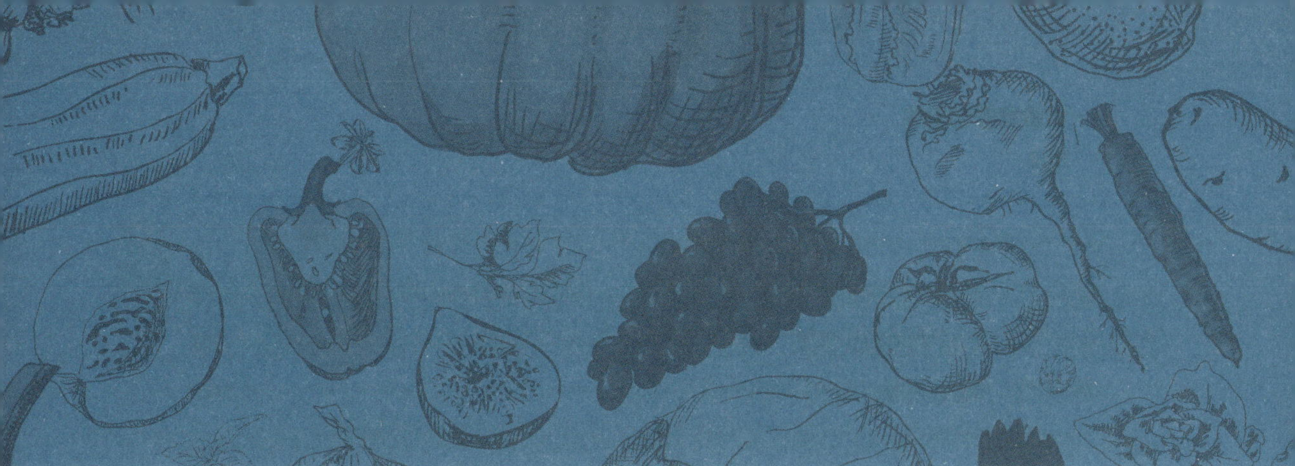

目 录

绪　论

随着人民生活水平的不断提高，人类的饮食状态逐渐从吃饱求生存发展到吃好求健康，在饮食过程中更加注意食物的营养与搭配，更加关注和自身健康相关的食品安全等问题。

一、基本概念

1. 食物与食品

食物是指可供人类直接食用的物质，多是自然生长的物质。食品是指供人类食用的天然原料或加工产品，以及按照传统分类方法既可归为食品又可归为药品的物品，但不包括以治疗为目的的物品。

食物与食品两个词很多时候可以混用，但在某些情况下不能混淆。例如，食物中毒不能说成食品中毒。

对人体而言，食品具有营养功能和感官功能，有的食品还具有调节功能。

（1）食品的营养功能

食品的营养功能是指食品能够提供人体所需的营养素和能量，满足人体的营养需要。它是食品的主要功能。

（2）食品的感官功能

食品的感官功能是指食品能满足人们在感官方面不同的嗜好或要求，即对食品色、香、味、形和质地的要求。食品良好的感官性状能够刺激人的味觉和嗅觉，刺激消化酶和消化液的分泌，有增进食欲和稳定情绪的作用。

（3）食品的调节功能

食品的调节功能是指食品可对人体产生良好的调节作用，包括调节人体生理节律，提高人体的免疫力，降血压，降血脂，降血糖等。例如，芹菜具有降血压的作用，海带具有降血压和降胆固醇的作用，核桃具有健脑的作用，绿豆具有清热解毒的作用。

2. 营养与营养素

营养是指人体摄取食物，经过消化、吸收、代谢和排泄，利用食物中的营养素和其他对人体有益的成分构建组织和器官，调节人体的各种生理功能，维持正常生长发育，防病保健的过程。营养也用来表示食物中营养素含量的多少和质量的好坏，即以营养表示营养价值。

营养素是指食物中含有的能给人体提供营养的有效成分。营养素包括碳水化合物、脂类、蛋白质、水、维生素和无机盐六大类。每类营养素包含许多种类，每一种对人体又具有多种生理作用。

营养对人体的影响可概括为以下几个方面：

（1）促进生长发育

良好的营养状况会使人在生长期的身高、体重、智力、视力等各方面向着良好的方向发展，而良好的生长发育又将为人一生的健康奠定坚实的基础。

（2）维护身体健康

良好的营养状况会使人的免疫力增强，人对自然界中的不利因素就会有较强的抵抗能力。同时，由于体格健壮、精神饱满，人也能很好地适应不断变化的自然环境和社会环境。

（3）提高学习和工作效率

保持良好的营养状况，人的抗疲劳能力和抗干扰能力就会增强，学习效率和工作效率就会显著提高。

（4）延年益寿

良好的营养状况可使人体各器官保持良好的状态，从而健康长寿。

如果人体营养严重不足或长期缺乏某一种或多种营养素，人体将患夜盲症、眼干燥症、坏血病、脚气病、佝偻病、贫血、甲状腺肿等疾病，严重时可危及生命。

反之，如果人体长期营养过剩，则会引发肥胖症，使动脉硬化、高血压、冠心病、糖尿病等疾病的发病率大大提高。如果较长时间过量摄入某些维生素或微量元素，也会引发一些中毒性症状，如头痛、头晕、厌食、恶心、呕吐，甚至休克。

3. 食品卫生与食品安全

食品卫生是指从食品的生产、包装、运输到最后消费之间的各个环节都能确保食品处于安全、有益和完好的状态。

各种动植物原料的生产过程、各种食品的烹饪与加工过程，以及食品在储存、销售、食用等各个环节都应该保证无毒无害，含有本类食品完整的营养价值和良好的色、香、味、形等感官性状。饮食业（包括食品加工业、食品制造业和餐饮业）必须加强食品卫生的科学管理，防止食品污染、食物中毒事件的发生，保护食用者的健康。

食品安全是对食品按其原定用途进行制作和食用时不会使消费者受害的一种担保。食品安全可分为食品的绝对安全性和食品的相对安全性。食品的绝对安全性是指食品对人体绝对没有危害的一种承诺，而食品的相对安全性是指食品在采用合理食用方式的情况下不会对人体健康形成损害的一种确定性。实际上人类的任何一种饮食消费都是存在着某些风险的，绝对安全或零风险是很难达到的。

4. 营养学与食品卫生学

营养学是一门研究食物营养与人体健康关系的学科。它研究的主要内容有营养素对人体生理功能的影响、营养素的来源及供给量、营养素摄入量对人体的影响，以及食物中营养素含量的分析等。

根据研究的侧重点不同，营养学又分为基础营养学、实验营养学、临床营养学、儿童营养学、老人营养学、运动营养学及烹饪营养学等。营养学研究的内容涉及分析化学、生物化学、生理学、医药学等多门基础学科。由于营养学与食物及人群的关系密切，所以营养学还涉及农业、食品加工业、经济、地理等应用科学和社会科学。

食品卫生学是一门研究食品卫生质量，防止食品中出现有害因素，从而维护人体健康的学科。食品卫生学研究的主要内容有食品污染与食品腐败变质的有关知识、食物中毒及其他食源性疾病的有关知识、食品卫生质量分析，以及食品卫生法规和饮食卫生管理等方面的知识。

食品的卫生、营养和感官性状是食品的三项要素。卫生即食品防止疾病、有益健康的状况。营养即食品的营养价值，是指食品中所含营养素的种类、数量、质量以及可以被人体消化吸收和利用的程度。食品的感官性状包括食品的颜色、香气、味道、温度、质地、形状等性状。可以这样认为，评判膳食质量的标准应是：卫生是前提，营养是目的，感官性状是条件，烹饪是保障。

二、我国饮食营养与卫生的发展概况

1. 我国古代人民对饮食营养与卫生的认识与贡献

人类对饮食营养与卫生的认识几乎与烹饪及社会文明同步发展。《黄帝内经》中曾提出了“五谷为养，五果为助，五畜为益，五菜为充”的饮食观点，隋代的巢元方首次在《诸病源候论》中提出“食物中毒”，元代忽思慧在《饮膳正要》中提倡人们要养成食后漱口、早晚刷牙、夜卧洗足和薄滋味、戒暴怒等习惯，明代李时珍所著的《本草纲目》对饮食营养与卫生具有重要的指导作用。我国的这些宝贵文化遗产对人们学习饮食营养、食品卫生及烹饪技能等具有重要的现实意义。

2. 我国现当代饮食营养与卫生的发展

（1）饮食营养的发展

为了指导人们合理地摄入各种营养素，满足人体的生理需要，我国于 1938 年提出了中国人民最低营养素需要量。1955 年，我国提出了每日膳食中营养素供给量标准，并进行了多次修订。1989 年，我国首次发布了《中国居民膳食指南》，并于 1997 年、2007 年和 2016 年进行了修订。现行的为《中国居民膳食指南（2016）》。1997 年，我国颁布了《中国营养改善行动计划》。2000 年，中国营养学会提出了中国居民膳食营养素参考摄入量。2001 年，国务院颁布《中国食物与营养发展纲要（2001—2010 年）》，2014 年又印发了《中国食物与营养发展纲要（2014—2020 年）》。《中国居民膳食指南（2016）》中，我国还推出了中国居民平衡膳食宝塔（2016）、中国居民平衡膳食餐盘（2016）和中国儿童平衡膳食算盘（2016）三个图形，指导大众在日常生活中具体实践。为方便大众应用，有关部门还特别推出了《中国居民膳食指南（2016）》科普版，帮助人们做出有益健康的饮食选择和行为改变。

（2）食品卫生的发展

20 世纪 50 年代初，我国建立各级卫生防疫站并设立了食品卫生科，对食品、饮食企业和饮食行业等实行严格的卫生管理。

1977 年和 1979 年，国家卫生部门先后制定了《中华人民共和国食品卫生标准》和《中华人民共和国食品卫生管理条例》。1994 年，我国制定了《食品企业通用卫生规范》（GB 14481—1994）。1995 年，我国颁布了《中华人民共和国食品卫生法》。2002 年，国家认可监督管理委员会颁布实施了《食品生产企业危害分析与关键控制点（HACCP）管理体系认证管理规定》。2009 年，我国颁布了《中华人民共和国食品安全法》。

以上这些工作对指导我国居民改善膳食结构具有重要意义，对提高我国人民的健康水平做出了重要贡献。随着我国经济水平的不断提高，我国的饮食营养与卫生事业将不断发展，从而进一步造福于民众、家庭和社会。

三、学习本课程的目的

本课程涵盖了营养学和食品卫生学的基础知识，包括六大营养素、能量、烹饪原料的营养成分、营养素的保护、平衡膳食宝塔、简单营养食谱设计、食品卫生学基础知识、烹饪原料的卫生、食源性疾病、食品安全等方面的相关知识，是学习烹饪等相关专业的基础理论课程。

学习饮食营养与卫生，一方面是在掌握营养学和食品卫生学基本知识的前提下，针对我国大多数居民的膳食结构特点，寻找最妥善、最合理和最有效的烹饪方法，使人们的饮食能够符合卫生、营养等要求，从而达到合理营养的目的，提高我国人民的健康水平。另一方面，为了使中国烹饪更好地被世界各国人民所接受，不断扩大我国餐饮业的发展空间，烹饪工作者必须能够熟练烹制出既有传统特色又符合营养卫生要求的菜肴和面点。例如，一些世界级的烹饪大赛设立的评分标准往往包括营养卫生的专业准备、专业操作、厨房管理、口味等几个方面，其中卫生和营养占有很大比重。所以，学好本课程也是使中国烹饪与国际烹饪接轨的一个重要方面。

在我国的烹饪实践中，只注重食品的色、香、味、形等感官性状，而忽略营养和卫生标准的现象仍然较普遍。要使中国烹饪科学化，就必须认真地学习营养学和食品卫生学相关知识，将基础理论知识与专业实践技能有机地结合起来，为成为一名合格的烹饪工作者打下良好的基础。

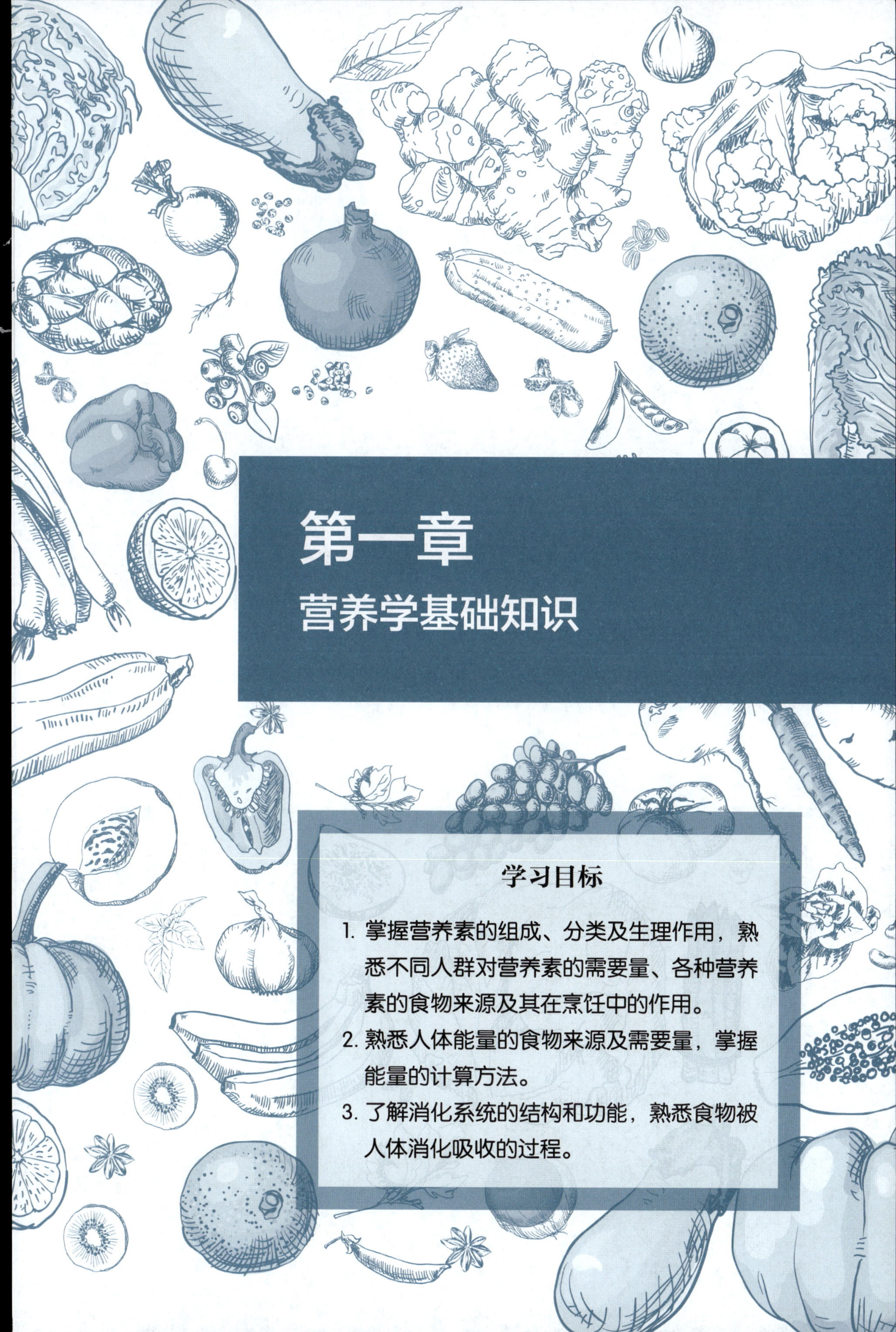

第一章 营养学基础知识

学习目标

1. 掌握营养素的组成、分类及生理作用，熟悉不同人群对营养素的需要量、各种营养素的食物来源及其在烹饪中的作用。
2. 熟悉人体能量的食物来源及需要量，掌握能量的计算方法。
3. 了解消化系统的结构和功能，熟悉食物被人体消化吸收的过程。

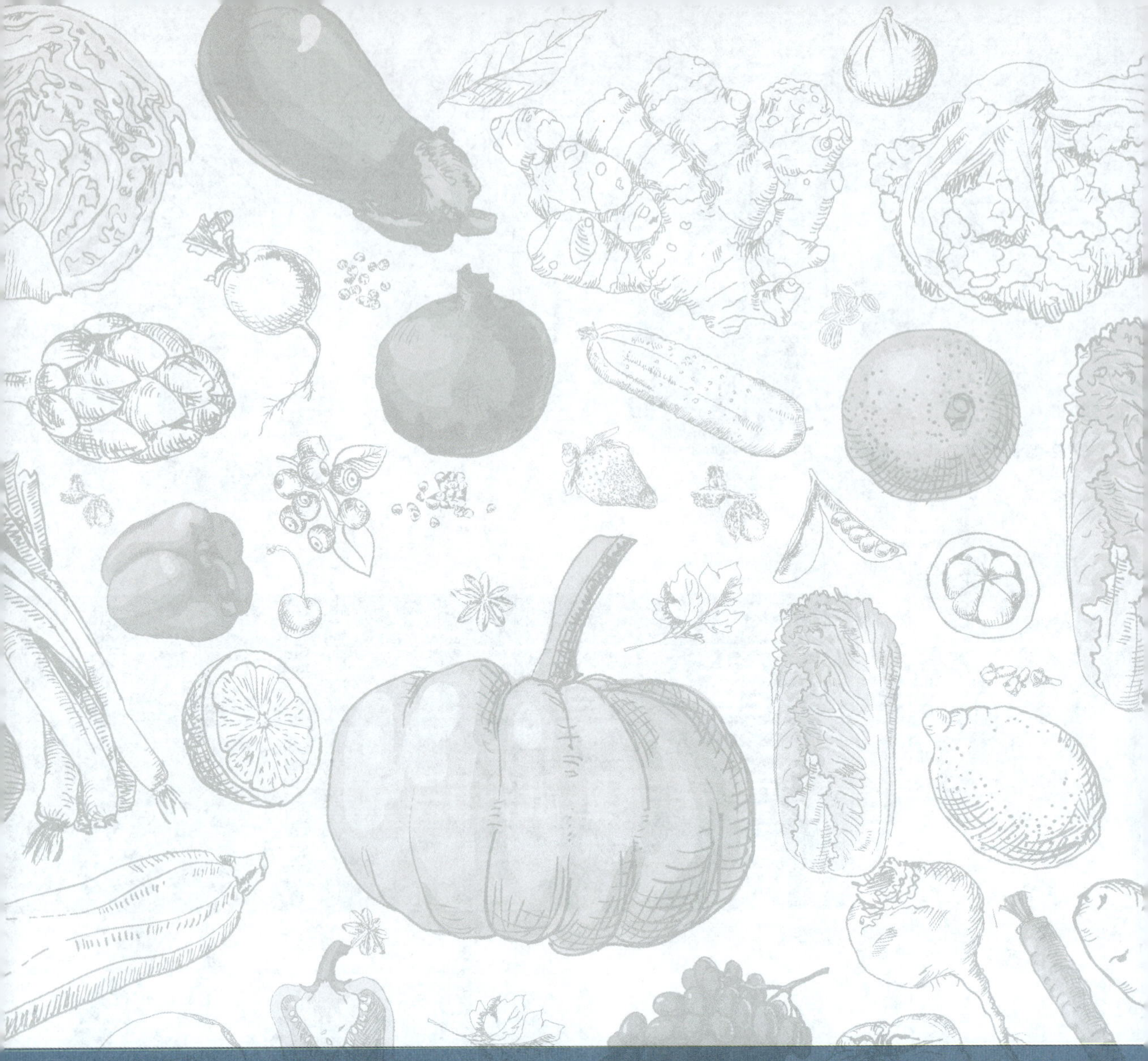

万物生长离不开营养，“营”是谋求的意思，“养”是养生的意思，合起来就是谋求养生。人体各种生理活动（如胃肠蠕动、神经传导、维持体液）以及工作、学习、运动所需要的能量都来源于摄入的食物，人体生长发育和组织更新所需要的原料也是由食物供给的。所以，人体每天必须摄入一定数量的食物，以满足对营养的需求。

第一节 六大营养素

六大营养素是指蛋白质、脂类、碳水化合物、维生素、无机盐和水。它们都是人体不可缺少的物质，对人体发挥着重要的生理作用。营养素对人体的生理作用主要有三点：

一是作为能量物质，提供人体所需的能量。

二是作为人体生长发育、组织修补所需要的原料。

三是对人体各种功能、生命活动起调节和控制作用。

各类营养素在人体内的作用是不同的，它们互相联系，互相配合，任何一类营养素都是不可缺少的。

一、蛋白质

蛋白质是生命的重要物质基础。

1. 蛋白质的组成和分类

(1) 蛋白质的组成

蛋白质是一种化学结构非常复杂的含氮高分子有机化合物，它在人体细胞中的含量仅次于水，约占细胞干重的 50% 以上。蛋白质的主要组成元素有碳、氢、氧、氮 4 种，见表 1–1。

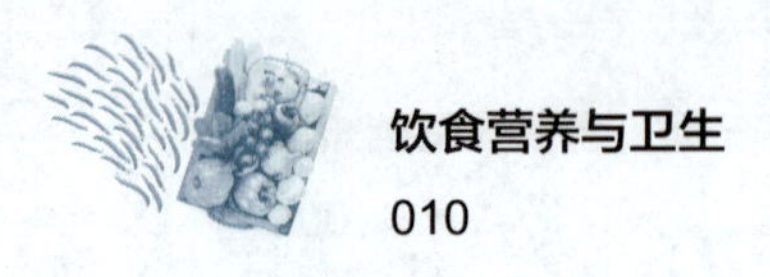

表 1-1　蛋白质的主要组成元素

组成元素	碳	氢	氧	氮
含量（%）	51 ~ 55	5.5 ~ 7.7	19 ~ 24	15 ~ 18

此外，有的蛋白质还包括硫、磷、铁、镁、碘等微量元素。例如，牛奶中的酪蛋白含磷，血液中的血红蛋白含铁，绿色蔬菜中的叶绿蛋白含镁，甲状腺中的甲状腺球蛋白含碘。

蛋白质与碳水化合物、脂类的相同之处是都含有碳、氢、氧 3 种元素，不同之处是蛋白质还含有氮元素，所以氮是蛋白质组成的特征，碳水化合物和脂类都不能代替蛋白质。

氨基酸是组成蛋白质的基本单位。蛋白质的分子量很大，结构相当复杂，自然界中存在的蛋白质无论是动物性的还是植物性的，经水解以后，最终产物都是氨基酸。

人体对蛋白质的需要实际上是对氨基酸的需要。氨基酸是一种非常特殊的化合物，可分为必需氨基酸和非必需氨基酸两大类。

必需氨基酸是指在人体内不能合成或合成速度远不能满足人体的需要，而必须从每日膳食中摄取一定数量，否则就不能维持人体氮平衡的氨基酸。成人有 8 种必需氨基酸，分别为苏氨酸、色氨酸、蛋氨酸、赖氨酸、亮氨酸、异亮氨酸、苯丙氨酸和缬氨酸。对于婴幼儿来说，组氨酸也不能合成，所以婴幼儿有 9 种必需氨基酸。必需氨基酸在食物中含量的多少以及各种必需氨基酸的构成比例，对人体蛋白质合成速度有很大的影响。

非必需氨基酸并非人体不需要，而是这部分氨基酸能在人体内合成，或者可以由其他氨基酸转变而成，所以称为非必需氨基酸。非必需氨基酸包括甘氨酸、丙氨酸、谷氨酸、组氨酸、酪氨酸、胱氨酸、丝氨酸、半胱氨酸、脯氨酸、天冬氨酸、精氨酸和天冬酰胺等。

（2）蛋白质的分类

由于各种食物中蛋白质的氨基酸组成（种类、数量、比例）不同，其营养价值也各不相同。根据蛋白质营养价值的高低，可将蛋白质分为完全蛋白质、半完全蛋白质和不完全蛋白质 3 类。

完全蛋白质是一种质量优良的蛋白质，它所含的必需氨基酸种类齐全，数量充足，比例也适当，近似于人体蛋白质。用完全蛋白质作为膳食中蛋白质的唯一来源，不仅能保证人体的日常需要，还能促进儿童的生长发育。多数动物性食物的蛋白质都属于完全蛋白质，如乳类、蛋类中的蛋白质及鱼类、家禽类肌肉部分的蛋白质。植物性食物中，大豆的蛋白质也属于完全蛋白质。

半完全蛋白质所含的必需氨基酸种类比较齐全，但比例不合适，有的过多，有的过少，不能完全满足人体的需要。将半完全蛋白质作为膳食中唯一的蛋白质来源，只能维持生命，不能满足儿童生长发育的需要。例如，小麦和大麦中的麦醇溶蛋白就属于此类蛋白质。

不完全蛋白质所含的必需氨基酸种类不齐全，比例也不合适。将不完全蛋白质作为膳食中唯一的蛋白质来源，既不能促进儿童生长发育，也不能维持生命。例如，动物结缔组织中的蛋白质（如鱼翅、肉皮中的蛋白质），还有大多数蔬菜中的蛋白质都属于不完全蛋白质。

上述分类方法可以帮助人们正确地选择作为蛋白质来源的食物种类，更好地发挥蛋白质的生理作用。

2. 蛋白质的生理作用

（1）构成和修复人体组织

构成和修复人体组织是蛋白质最主要的生理作用。人体的神经、肌肉、皮肤、内脏、血液、骨骼等器官和组织甚至毛发、指甲无一不是由蛋白质构成的。所以无论婴幼儿、青年人还是成人，都要不断地补充新的蛋白质。成人体内蛋白质的含量占16.3% ~ 18%。

（2）调节人体生化反应

人体的生命活动是通过成千上万种生化反应来实现的，而这些反应都需要酶来催化。具有各种特异功能的酶绝大部分是蛋白质。许多具有调节新陈代谢作用的激素（如胰岛素等）也是蛋白质。某些氨基酸在体内还具有解毒的作用。

（3）运输物质

蛋白质还承担着很多营养素及其他物质在体内的转运任务。例如，血液中的脂类是以脂蛋白的形式运输的，人体吸入的氧、体内一些物质分解产生的二氧化碳都是由血液中的血红蛋白来运输的。

（4）参与免疫反应

免疫反应是人体的一种防御反应。当病原体（如细菌、病毒）侵入人体，体内免疫细胞会产生特殊的蛋白质（称为抗体），杀灭病原体。医学工作者将细菌、病毒制成疫苗，供人体使用后产生抗体，增强免疫力。如果缺乏蛋白质，人体就会因不能产生足够的抗体而容易生病，即所谓的抵抗力差。

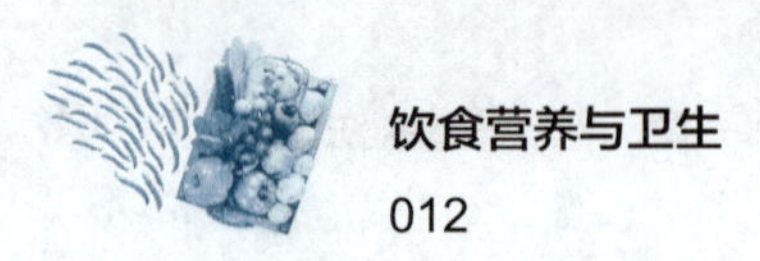

（5）提供能量

正常情况下，蛋白质提供的能量只占人体所需能量的 10% ~ 15%。如果人体能量供给不足，人体就会通过分解组织细胞中的蛋白质来保证能量的需要。这样虽然保证了人体对能量的需要，但组织细胞的功能会受到影响。这种情况如得不到改善，将对人体健康不利。

3. 食物中蛋白质的营养价值

食物中蛋白质最重要的作用是提供人体合成蛋白质所需要的氨基酸。食物中蛋白质营养价值的高低主要取决于其所含必需氨基酸的种类、含量及比例是否与人体所需蛋白质接近，越接近则营养价值越高。评定食物中蛋白质营养价值的指标有很多，这里只介绍两种最常用的指标。

（1）食物中蛋白质的含量

食物中蛋白质的含量是评定食物中蛋白质营养价值的基础。只有将蛋白质含量比较高的食物作为人体所需蛋白质的来源才有意义。一般情况下，动物性食物的蛋白质含量高于植物性食物，植物性食物中大豆的蛋白质含量相对较高。

食物中蛋白质含量的测定

食物中蛋白质的含量并不能直接测定，但由于蛋白质是食物中唯一的含氮物质，所以，只要测定食物中的含氮量就可以知道蛋白质的含量。一般情况下，每 100 g 蛋白质含有约 16 g 氮，所以，当测出 1 个食物样品的含氮量以后，将测定值乘以 6.25（100 ÷ 16=6.25），就可以得到这个食物样品中蛋白质的含量。所以，通常也将 6.25 称为蛋白质系数。

（2）蛋白质的消化率

蛋白质的消化率是指食物中的蛋白质能够被人体消化酶分解的程度。通常用食物中被人体消化吸收的氮的数量与食物中总含氮量之比来表示蛋白质的消化率。

食物中蛋白质的消化率 = 食物中被消化吸收的氮的数量 / 食物中的总含氮量 × 100%=（食物中的总含氮量 − 粪便中含氮量）/ 食物中的总含氮量 ×100%

常见食物中蛋白质的消化率见表 1–2。

表 1-2　　常见食物中蛋白质的消化率　　%

食物	消化率	食物	消化率
乳类	97 ~ 98	豆类	69 ~ 96
肉类	92 ~ 94	谷类	66 ~ 82
蛋类	98	薯类	70 ~ 74
鱼类	98	米饭	82
面包	79	大豆粉	75
马铃薯	74	花生粉	58

蛋白质的消化率越高，其被人体吸收利用的可能性就越大，营养价值也越高。

但许多因素可以影响食物中蛋白质的消化率，特别是食物中若存在膳食纤维（指碳水化合物中不能被人体消化吸收的部分），则其蛋白质的消化率会降低。所以，植物性食物中蛋白质的消化率一般都低于动物性食物中蛋白质的消化率。

在烹饪加工过程中，去除植物性食物中的部分膳食纤维后，食物中蛋白质的消化率就会明显提高。例如：大豆整粒食用时，其蛋白质消化率仅为 60% 左右；将大豆加工为豆浆，其蛋白质消化率即达 85%；将豆浆进一步制成豆制品（如豆腐），其蛋白质消化率可提高到 92% ~ 96%。

（3）提高食物中蛋白质营养价值的措施

我国居民传统膳食的蛋白质来源中，植物性蛋白质占有较大的比重。为改善我国居民膳食营养状况，除增加一定比例的动物性蛋白质外，还要利用蛋白质的互补作用提高植物性食物中蛋白质的营养价值。

蛋白质的互补作用是指将两种或两种以上的食物混合食用时，其所含必需氨基酸的含量和比例可以相互补充，取长补短，使蛋白质中必需氨基酸的含量和组成更符合人体需要。一般来说，虽然大多数植物性蛋白质的营养价值都很低，但由于各种植物性食物中蛋白质的氨基酸构成比例不同，所以从营养价值角度分析，它们仍然具有一定优点。不同蛋白质的互补作用实际上是其所含氨基酸成分相互补充的结果。我国民间早就有混食的习惯，例如，杂合面（含玉米面和豆面）、腊八粥（含大米、小米、高粱米、大豆、枣等）等都具有蛋白质互补的优点。蛋白质的互补作用如图 1-1 所示。

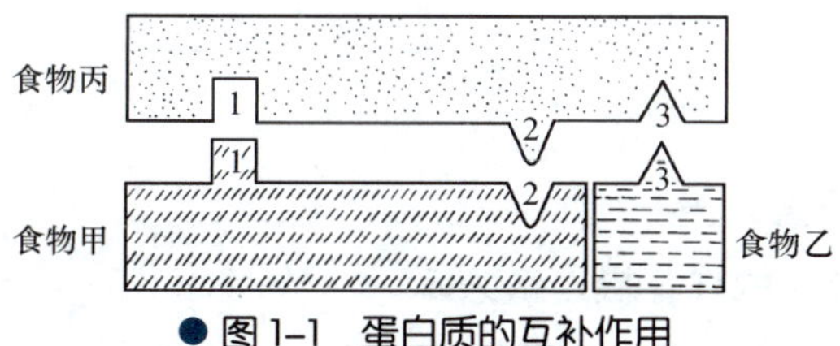

● 图 1-1　蛋白质的互补作用

图中，甲种食物的蛋白质中氨基酸 1 较多，氨基酸 2 较少；乙种食物的蛋白质中氨基酸 3 较多；丙种食物的蛋白质中氨基酸 1、3 较少，氨基酸 2 较多。三种食物混合食用时，各种蛋白质的氨基酸能得到互补。

利用蛋白质互补原理提高蛋白质营养价值时，要遵循食物种类越多越好、种属差异越大越好和同时食用的原则。

4. 蛋白质的食物来源与推荐摄入量

（1）蛋白质的食物来源

蛋白质的食物来源分为两类。一类是动物性食物，如畜肉、禽肉、鱼虾肉、乳类、蛋类等。这类食物中蛋白质的含量比较高，一般可达到 15% 以上，而且质量也好，属于完全蛋白质。另一类是植物性食物，如豆类、谷类和坚果类。大豆中的蛋白质含量高，质量也好，但由于其膳食纤维含量也高，所以加工成豆制品后营养价值会提升。谷类的蛋白质含量虽然不高，质量也比较低，但因其是主食，摄入量最高，所以每天通过谷类可得到人体所需蛋白质总量的一半。常见食物中蛋白质的含量见表 1–3。

表 1–3　常见食物中蛋白质的含量　g

食物	蛋白质含量	食物	蛋白质含量
小麦粉（标准粉）	15.7	黄豆	35.0
粳米（标一）	7.7	绿豆（干）	21.6
籼米（标一）	7.7	红小豆（干）	20.2
玉米（黄，干）	8.7	花生仁（生）	24.8
玉米面（白）	8.0	猪肉（代表值）	15.1
小米	9.0	牛肉（代表值）	20.0
高粱米	10.4	羊肉（代表值）	18.5
马铃薯	2.6	鸡肉（代表值）	20.3
甘薯（红心）	0.7	鸡蛋（代表值）	13.1
蘑菇（干）	21.1	草鱼	16.6

注：以每 100 g 可食部计。

（2）蛋白质的推荐摄入量

成年男性每天蛋白质的推荐摄入量为 65 g，女性为 55 g。一般情况下，如果膳食中的蛋白质有 1/3 或 1/2 来源于优质蛋白质，对人体的健康比较有利。

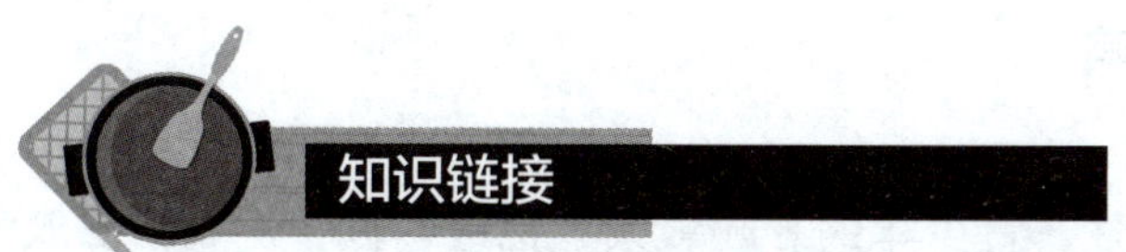

中国居民膳食营养素参考摄入量

为了避免营养素摄入不足或过多对人体健康带来不利影响，中国营养学会根据我国居民的膳食结构特点，于 2000 年提出了中国居民膳食营养素参考摄入量（DRI），以指导我国居民合理饮食。2017—2018 年，国家卫生健康委员会正式发布了有关标准。

中国居民膳食营养素参考摄入量是在推荐供给量基础上发展起来的一组每日平均膳食营养摄入量的参考值，包括平均需要量（EAR）、推荐摄入量（RNI）、适宜摄入量（AI）和可耐受最高摄入量（UL）4 项内容。

1. 平均需要量

平均需要量是某一特定性别、年龄及生理状况群体对某种营养素需要量的平均值。摄入量达到平均需要量水平，可以满足群体中半数个体对该营养素的需要。针对人群，该指标可以用于评估群体中摄入不足状况的发生率。针对个体，该指标可以用于检查个体发生摄入不足状况的可能性。

2. 推荐摄入量

推荐摄入量相当于传统使用的推荐供给量，它可满足某一特定群体中绝大多数（97% ~ 98%）个体的需要。长期摄入达到推荐摄入量水平的营养素，可以维持身体组织中适当的储备。如果某个体的平均需要量达到或超过了推荐摄入量，可以认为该个体没有摄入不足的危险。

3. 适宜摄入量

适宜摄入量是通过观察或实验获得的健康人群对某种营养素的摄入量。适宜摄入量能满足目标人群中几乎所有个体的需要。当健康人体对营养素的摄入量达到适宜摄入量时，出现营养缺乏的危险很小。若长期摄入超过适宜摄入量的营养素，则有可能产生毒副作用。

4. 可耐受最高摄入量

可耐受最高摄入量是平均每日可以摄入的某种营养素的最高量。当摄入量超过可耐受最高摄入量时，发生毒副作用的危险性就会增加。在大多数情况下，可耐受最高摄入量是指膳食、强化食品和添加剂等各种来源所含的营养素之和。

5. 蛋白质摄入量对人体健康的影响

（1）摄入量不足的影响

蛋白质摄入量不足对婴幼儿、儿童、青少年的影响最大，也最明显。例如，摄入不足者身高、体重都明显低于同龄人，对疾病的抵抗力低，易感染各种疾病，严重时还会影响智力发育。成人膳食中长期出现蛋白质供给不足会影响新陈代谢旺盛的器官或组织（如肠、肝脏）等，出现腹泻、水肿和贫血等，抵抗力也下降。

（2）摄入量过多的影响

蛋白质虽然对人体有重要的作用，但也并不是越多越好。当膳食中蛋白质的供给量长期超过人体需要量时，蛋白质并不能被全部吸收利用，多余的蛋白质在体内反而需要通过肝脏转化，再经肾脏从尿液中排出体外。这样不仅造成能量的浪费，还增加了人体肝脏、肾脏的负担。

二、脂类

脂类是脂肪和类脂的总称，主要含有碳、氢、氧 3 种元素。其所含的碳、氢的比例比碳水化合物要高，而所含的氧的比例却较低，所以可氧化的成分多。

脂类以各种形式存在于人体的组织中，除了向人体提供能量外，还具备其他的生理作用。正常人体内的脂类含量仅次于蛋白质，但个体间脂类含量差异比较大。

1. 脂类的分类

脂类分为脂肪和类脂。脂肪即甘油三酯，类酯分为磷脂、脂蛋白、糖脂和固醇类等。食物中的脂类 95% 是甘油三酯，5% 是其他脂类。在人体所含的脂类中，甘油三酯的含量达到 99%。

（1）甘油三酯

每个甘油三酯分子由一个分子的甘油与三个分子的脂肪酸结合而成。根据脂肪酸的结构及生理作用不同，可将其分为饱和脂肪酸、不饱和脂肪酸和必需脂肪酸 3 类，具体见表 1–4。

表 1–4　　脂肪酸的种类

种类	概念	来源
饱和脂肪酸	饱和脂肪酸是指组成脂肪酸的碳链中不含有双键的脂肪酸	高等陆生动物脂肪中饱和脂肪酸含量比较高，饱和脂肪酸的熔点比较高，动物脂肪在室温下呈固态或半固态

续表

种类	概念	来源
不饱和脂肪酸	不饱和脂肪酸是指组成脂肪酸的碳链中含有双键的脂肪酸。如果碳链中只含有一个双键，则称为单不饱和脂肪酸；如果含有两个或两个以上的双键，则称为多不饱和脂肪酸	植物脂肪中不饱和脂肪酸的含量比较高。由于不饱和脂肪酸的熔点低于饱和脂肪酸，所以，大多数植物脂肪在室温下呈液态
必需脂肪酸	必需脂肪酸是指人体不可缺少而自身又不能合成，必须通过食物获取的脂肪酸	植物脂肪中必需脂肪酸的含量比动物脂肪高，这是植物脂肪营养价值高于动物脂肪的一个重要原因

（2）磷脂

磷脂是指每个甘油三酯分子中一个或两个脂肪酸被含有磷酸的其他基团取代而形成的脂类物质。磷脂是构成细胞膜的成分，若缺乏就会使细胞膜结构受到破坏，使皮肤细胞膜对水的通透性增强，从而引起湿疹。对人体健康比较重要的磷脂有卵磷脂和脑磷脂。

（3）固醇类

固醇类是具有环形结构的脂类化合物，种类很多，最重要的是胆固醇。胆固醇对人体有重要的生理作用，广泛存在于动物性食物中，人体自身也能合成，一般情况下不会缺乏。如果胆固醇摄入过多，会对人体产生不利的影响。

2. 脂类的生理作用

（1）构成人体组织和细胞

脂类是构成人体细胞的主要成分，例如，类脂中的磷脂、糖脂和胆固醇是构成人体细胞膜类脂层的基本物质。糖脂在脑和神经组织中含量最多。健康的成人有一个正常的体脂含量，一般成年女性体脂含量占 20% ~ 25%，成年男性占 15% ~ 20%。胆固醇在体内可以转化生成胆汁酸盐、维生素 D_3、肾上腺皮质激素及性激素等多种具有重要生理作用的类固醇化合物。

（2）储存和提供能量

每 1 g 脂肪完全氧化可产生能量 37.56 kJ（约 9 kcal），为等量碳水化合物和蛋白质的 2 倍多，所以它是人体最丰富的能量来源，也是体内能量的储存库。当人体摄入能量过多时，体内储存的脂肪增多，体重增加，人体就发胖。人体长期能量摄入不足，会使体内储存的脂肪消耗增加，从而使人消瘦。体内储存的脂肪含量是可变的，它随个体能量摄入和消耗情况而定。

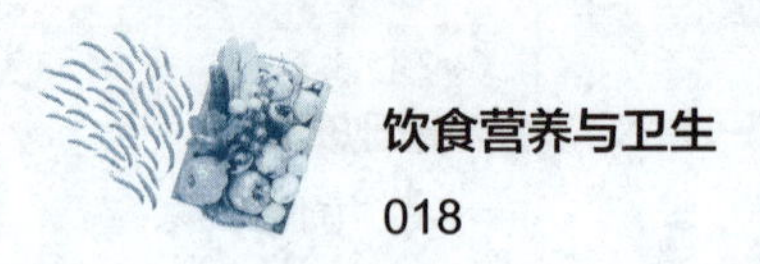

（3）维持体温、保护脏器

脂类导热性能差，不易传热，所以分布在皮下的脂类可以减少体内能量的过度散失，防止外界辐射热的侵入，对维持人的体温和御寒起着重要作用。同时，脂类还是人体脏器的支持层和保护层，它像软垫一样缓解机械冲击，减少脏器之间的摩擦和脏器的震荡，起到保护脏器的作用。内脏周围的脂肪组织还对内脏起固定作用，例如，如果肾脏周围的脂肪太少，就容易发生肾下垂。此外，脂类对肌肉、关节等也具有一定的保护作用。

（4）帮助人体有效利用蛋白质

脂类作为充足的能量来源，可以保护体内的蛋白质不被用来作为能量的来源，而使其有效地发挥蛋白质的生理作用。

（5）提供必需脂肪酸

必需脂肪酸多以脂类形式存在于食物中，所以只有通过摄入脂类，人体才能获得必需脂肪酸。

（6）促进脂溶性维生素的吸收

脂溶性维生素如维生素 A、维生素 D、维生素 E 和维生素 K 只有溶解在脂类中才能被人体吸收利用。含此类维生素的食物经过加油炒制或凉拌后，其所含脂溶性维生素的吸收率会显著增加。脂类长期摄入不足，会影响人体对脂溶性维生素的吸收，导致人体出现脂溶性维生素缺乏症。

（7）延长饱腹感

食物中的脂类可以减慢胃和肠道的蠕动速度，使食物在胃内停留比较长的时间，有延长饱腹感的作用。食物中的脂类含量越高，饱腹感持续的时间就越长。吃米饭、馒头容易饿，而吃油腻的食物不易饿，就是这个道理。

3. 食物中脂肪的营养价值

食物中的各种脂肪因来源和组成成分不同，其营养价值也有所不同。食物中脂肪的营养价值主要取决于脂肪的消化率、必需脂肪酸的含量和脂溶性维生素的含量。

（1）脂肪的消化率

脂肪的消化率越高，其营养价值也越高。脂肪的消化率主要由其熔点决定，熔点接近或低于人体体温（37 ℃）的脂肪容易被吸收。脂肪熔点取决于脂肪中脂肪酸的含量。不饱和脂肪酸含量高的脂肪熔点低，饱和脂肪酸含量高的脂肪熔点高。植物油脂（油脂是对常温下呈液态的油和常温下呈固态的脂的统称，可分为动物油脂和植物油脂）中含不饱和脂肪酸多，熔点低，消化率高。动物油脂中含饱和脂肪酸多，熔点略高，消化率较低。常见食用油脂的熔点及消化率见表 1–5。

表 1–5　　常见食用油脂的熔点及消化率

名称	熔点（℃）	消化率（%）	名称	熔点（℃）	消化率（%）
羊油	44 ~ 45	84	大豆油	★	98
牛油	42 ~ 50	88	芝麻油	★	98
猪油	36 ~ 50	94	玉米油	★	97
椰子油	28 ~ 33	97.5	葵花籽油	★	96.5
菜籽油	★	99	鱼肝油	★	98

注：标★的表示熔点较低，常温下为液体。

（2）必需脂肪酸的含量

必需脂肪酸的含量也是评定脂肪营养价值的一个重要因素。必需脂肪酸含量越高，脂肪的营养价值也越高。一般情况下，植物脂肪中必需脂肪酸的含量要高于动物脂肪。常见食用油脂的必需脂肪酸含量见表 1–6。

表 1–6　　常见食用油脂的必需脂肪酸含量　　%

名称	必需脂肪酸含量	名称	必需脂肪酸含量
大豆油	54.5	猪油	9.0
花生油	29.2	牛油	7.2
葵花籽油	68.9	可可油	3.3
芝麻油	37.7	奶油	2.4
棉籽油	48.5	羊油	3.2

（3）脂溶性维生素的含量

天然食物中，脂溶性维生素往往存在于脂肪中，所以，脂肪是人体脂溶性维生素的重要来源。在食用油脂中，如果脂溶性维生素含量高，则其具有比较高的营养价值。动物的皮下脂肪中脂溶性维生素的含量比较低，但肝脏脂肪中脂溶性维生素的含量却比较高，特别是维生素 A、维生素 D 等。乳类和蛋黄中维生素 A 的含量也比较高。植物脂肪中含有丰富的维生素 E，但维生素 A 和维生素 D 比较缺乏。

4. 脂肪的食物来源与推荐摄入量

（1）脂肪的食物来源

人类膳食中 2/3 的脂肪由植物脂肪提供，1/3 由动物脂肪提供。脂肪广泛存在于动物性食物和植物的种子中，例如，家畜、家禽、鱼类、蛋类、乳类、大豆、花生、瓜子、核桃、松子等的脂肪含量很高。市售的成品或半成品食品，如火腿肠、午餐肉、油条、酥点等，在加工过程中脂肪含量较未加工前有所增加。

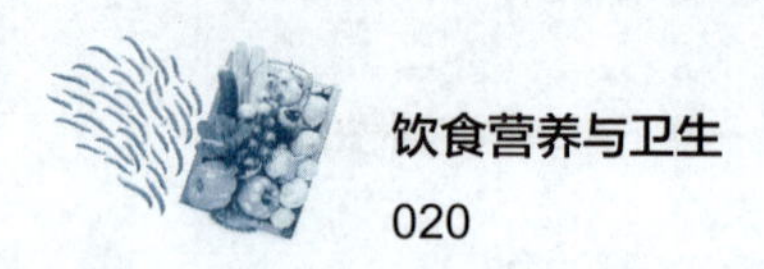

烹调用油量应以总的脂肪需要量扣除植物、动物脂肪摄入量后的量为准。现代人膳食中动物性食物的比例逐步提高，脂肪的摄入量也不断增加，造成能量过剩，脂肪堆积，增加了患心血管疾病的可能性，所以必须控制脂肪的摄入量。

（2）脂肪的推荐摄入量

脂肪的摄入量易受饮食习惯、季节和气候的影响，变动范围较大，不像蛋白质摄入量那么明确。我国成人每日摄入的脂肪应以 50 ~ 60 g 为宜，其所提供的能量应占总能量需要量的 20% ~ 30%。

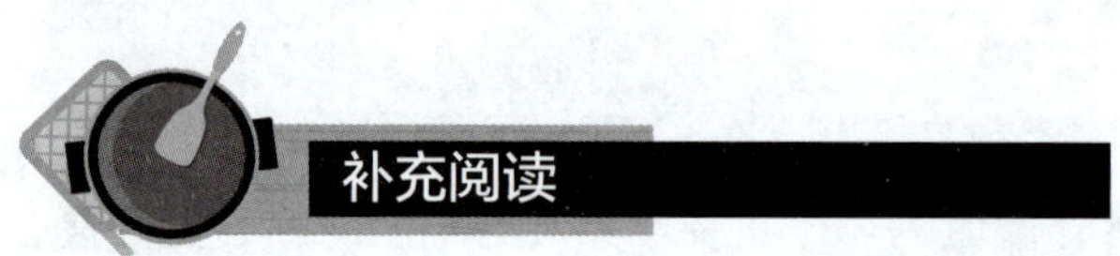

反式脂肪酸的危害

“反式脂肪酸”一词近年来引起了广大消费者的关注。由于反式脂肪酸对人体有一定的危害，国际上先后出台了一些对反式脂肪酸的限制令。那么，到底反式脂肪酸是怎么一回事呢?

反式脂肪酸也称反式脂肪，它可分成天然的和人工制造的。前者是牛羊肉和牛羊奶中的反式脂肪，含量不高，经过研究证明对人体没有危害；后者是在油脂加工和烹饪过程中产生的，过量食用会对人体产生危害。

反式脂肪酸的主要危害包括：影响生长发育期的青少年对必需脂肪酸的吸收，并会造成中枢神经系统发育障碍；影响男性生育能力，造成生育率下降；增加人体血液的黏稠度，提升血栓形成的概率；引发冠心病；容易导致肥胖；诱发老年痴呆、糖尿病和癌症；降低记忆力。

虽然反式脂肪酸不利于健康，但已经适应众多人造美味的人们怎样做才能规避反式脂肪酸的危害呢？最重要的一点无疑是管住自己的嘴，远离甜点、奶茶、冰激凌、巧克力、糖果等。同时，要多学习一些营养的基本知识，保证营养的均衡摄取，形成合理的膳食结构。此外，还要多吃水果、蔬菜和全谷物食品，这些食品中不含或含有少量反式脂肪酸及饱和脂肪酸。

5. 脂类摄入量对人体健康的影响

（1）摄入量不足的影响

脂类摄入量过低时，人体将缺少必需脂肪酸和脂溶性维生素，会出现皮下脂肪过少、皮肤干燥、湿疹等。

（2）摄入量过多的影响

脂类摄入量过多，超出人体需要时，多余的脂类就会储存在体内，引起体重超重，同时还会引起高血压、高脂血症等疾病。所以，适当控制膳食中脂类的摄入量，保持能量消耗与摄入的平衡是十分重要的。

鱼肝油和鱼油

鱼肝油是从鲨鱼、鳕鱼等鱼类的肝脏中提炼出来的脂肪，呈黄色，有腥味，主要含有维生素 A 和维生素 D，用于预防和治疗维生素 A 及维生素 D 的缺乏症，如佝偻病、夜盲症等。

鱼油是一种从多脂鱼类中提取的油脂，尤以深海鱼油质量为佳。

鱼油能有效降低人体内胆固醇和脂质含量，并能预防高脂血症和高血压。适当食用鱼油可以增强人体的免疫力，有效预防关节炎的发生。鱼油可以促进脑细胞代谢，增强记忆力。鱼油还可以改善视力，缓解视网膜病变。

但是，需要注意，无论是鱼油还是鱼肝油都不能过量食用，否则会发生慢性中毒。

三、碳水化合物

碳水化合物是指由碳、氢、氧 3 种元素组成的一大类化合物。由于碳水化合物分子中氢与氧之比是 2∶1，刚好与水分子中氢原子与氧原子数之比相同，故而得名。碳水化合物是绿色植物光合作用的产物，人们每日膳食中碳水化合物的摄入量远远超过了蛋白质和脂肪，它是人体能量的重要来源，人体内碳水化合物每日所产生的能量占人体每日总能量需要量的 55% ~ 65%。

1. 碳水化合物的分类

根据碳水化合物在食物中的存在形式和化学结构不同，可将其分为以下几种：

（1）单糖

单糖是碳水化合物的基本组成单位，不能再水解成更小的糖分子，可直接被人体吸收。食物中最重要的单糖是葡萄糖、果糖、半乳糖和核糖。单糖的种类见表 1–7。

表 1–7　单糖的种类

种类	特点	食物来源	说明
葡萄糖	是构成食物中各种碳水化合物的基本单位	在植物性食物中含量丰富，葡萄中含量高达20%左右，故称为葡萄糖	是人体血糖的主要构成成分，在体内氧化可释放能量供人体利用。可以直接被人体吸收，也可作为营养食品直接食用
果糖	甜度是葡萄糖的1.75倍，是最甜的一种糖	主要存在于蜂蜜和水果中，是蜂蜜和水果甜味的主要来源	食物中的果糖在体内转变为肝糖原，然后分解为葡萄糖，易于被人体吸收
半乳糖	甜度低于葡萄糖，是乳糖的分解产物	不单独存在于天然食物中，但在乳类和脑髓里都有半乳糖成分	是神经组织的重要组成部分，在营养学上有重要的意义
核糖	是构成人体的重要物质	可以由人体合成，而不一定要从食物中获得	是人体遗传物质DNA的成分之一

（2）双糖

双糖是由2分子单糖脱去1分子水缩合而成的化合物。它易溶于水，难溶于酒精。双糖不能直接被人体吸收，在消化道中必须经过酶的水解作用生成单糖以后才能被吸收利用。与人们日常生活关系密切的双糖有蔗糖、麦芽糖和乳糖。双糖的种类见表 1–8。

表 1–8　双糖的种类

种类	特点	食物来源	说明
蔗糖	由1分子葡萄糖和1分子果糖脱水缩合而成，甜度仅次于果糖	广泛存在于植物的根、茎、叶、花、果实和种子中，甘蔗和甜菜中含量最高	日常食用的白糖、红糖等都是蔗糖
麦芽糖	由2分子葡萄糖脱去1分子水缩合而成	在各种谷物种子发出的芽中含量较高，尤以麦芽中含量最高，所以称为麦芽糖	是餐饮业和食品工业中普遍使用的一种食用糖
乳糖	由1分子葡萄糖和1分子半乳糖脱水缩合而成，甜度为蔗糖的1/6	主要存在于乳类及乳制品中	在乳酸菌的作用下可分解成乳酸，这是牛奶容易变酸的原因，也是制造酸奶、酸奶酪的基本原理

（3）寡糖

寡糖又称低聚糖，是指由 3 ~ 10 个单糖组成的一类小分子多糖。寡糖的甜度通常只有蔗糖的 30% ~ 60%，比较重要的寡糖是棉籽糖和水苏糖。这两种糖都不能被肠内消化酶分解、消化、吸收，但在大肠内可被肠内细菌分解，产生气体和其他产物，造成肠胀气，所以必须进行适当加工以减少不良影响。但也有些不被人体利用的寡糖可被肠内益生菌如双歧杆菌所利用，此类寡糖可以促进益生菌菌群增加，从而起到保健的作用。

（4）多糖

多糖是指由 10 个以上单糖脱水缩合而成的大分子化合物，是动植物的能量储存物质。多糖中的糖原、淀粉、纤维在营养学上有重要作用。多糖的种类见表 1–9。

表 1–9　多糖的种类

种类	概念	食物来源	作用
糖原	是储存于动物体内的多糖，也称动物淀粉	在肝脏和肌肉中合成并储存，其产物分别称为肝糖原和肌糖原。但由于它们的储存量都很有限，所以不能作为人体能量的主要来源	是人和动物体内储存糖的主要形式，在维持能量平衡方面起着十分重要的作用
淀粉	是由许多葡萄糖组成，能被人体消化吸收的植物多糖，可分为直链淀粉和支链淀粉	主要储存在植物细胞中，尤其是根、茎和种子细胞中。薯类、豆类和谷类含有丰富的淀粉	是人类膳食中能量的主要来源，被广泛应用于菜肴的勾芡中
纤维	是存在于植物性食物中、不能被人体消化吸收的多糖	存在于膳食中的各类纤维统称为膳食纤维，重要的纤维有纤维素、半纤维素、果胶等	对人体具有特殊的生理作用，可预防便秘，防止冠心病的发生，是重要的营养素

2. 碳水化合物的生理作用

对人体而言，可消化吸收的碳水化合物与不可消化吸收的碳水化合物在生理作用上有一定差别，二者的比较见表 1–10。

表 1-10　可消化吸收的碳水化合物与不可消化吸收的碳水化合物对人体生理作用的比较

种类	食物来源	生理作用比较
可消化吸收的碳水化合物	主要包括天然食物中的淀粉、蔗糖、乳糖等	快速有效地提供能量 构成人体的组织 对蛋白质有节约作用 帮助肝脏解毒
不可消化吸收的碳水化合物	一般指纤维素、半纤维素、木质素、果胶、树胶等	刺激肠道蠕动，预防肠道疾病 增大食物体积，减少能量摄入，控制体重，预防肥胖 降低血糖、血脂和胆固醇，预防心血管疾病、胆结石等疾病 抑制致病菌生长，提高人体免疫力

3. 碳水化合物的食物来源与推荐摄入量

（1）碳水化合物的食物来源

碳水化合物的主要来源是谷类和根茎类粮食、蔬菜等富含淀粉的食物，如大米、面粉、玉米、小米、甘薯、马铃薯等。蔬菜、水果及精制糖也可作为人体所需碳水化合物的来源。乳糖只存在于乳类及乳制品中，是婴儿所需碳水化合物的重要来源。人乳的乳糖含量高于其他乳类，约占 7%；牛奶和羊奶中乳糖的含量约占 5%。部分食物中碳水化合物的含量见表 1-11。

表 1-11　部分食物中碳水化合物的含量　%

食物	碳水化合物含量	食物	碳水化合物含量
稻米（代表值）	77.2	绿豆（干）	62.0
小麦粉（代表值）	74.1	马铃薯	17.8
高粱米	74.7	木薯	27.8
玉米（黄，干）	73.0	黄豆	37.3
玉米（鲜）	22.8	胡萝卜（脱水）	77.9

（2）碳水化合物的推荐摄入量

膳食中碳水化合物的适宜摄入量因饮食习惯、生活水平和劳动强度的不同而不同。一般情况下，每日碳水化合物提供的能量宜占总能量需要量的 55% ~ 65%，折算成碳水化合物为 250 ~ 400 g，其中膳食纤维的推荐摄入量为 25 ~ 35 g。

想一想　日常饮食中缺少膳食纤维会对人体产生哪些影响？

不吃主食，会变瘦还是会变虚弱？

日常生活中，不少人仅仅因为主食中的碳水化合物会转化成葡萄糖，直接给人体提供能量，就选择戒掉主食来控制能量摄入，这种做法很不科学。不吃主食减肥其实是身体健康的大敌。

与蛋白质和脂肪不同，人体中的碳水化合物储备非常有限。如果在运动时人体得不到充足的碳水化合物供应，将出现肌肉疲乏而无力。不仅如此，膳食中长期缺乏主食还会导致血糖含量降低，产生头晕、心悸、脑功能障碍等问题，严重者会出现低血糖甚至昏迷，时间久了还会造成体内钙、铁、钾等微量元素的流失。在运动与膳食营养的补给中，除了适量的蛋白质、脂肪和水之外，最重要的就是碳水化合物，碳水化合物缺失势必对身体造成伤害。

事实上，人是否长胖的一个主要原因是总能量的摄入量超过了消耗量。如果增加了碳水化合物的摄入，同时又减少了脂肪的摄入，摄入的总能量就不会超标。而且，主食的摄入可以使人产生饱腹感，在一定程度上可以起到节制饮食的作用。但如果不吃主食，只吃菜，那么摄入的脂肪量极易增加，所以许多人不吃主食还是会发胖。

4. 碳水化合物摄入量对健康的影响

（1）摄入量不足的影响

碳水化合物摄入不足的情况在贫困地区及控制体重的人群中比较常见。膳食中碳水化合物长期供给不足，会造成人体营养不良，称为“蛋白质－能量营养不良”。

膳食纤维摄入不足的情况在经济发达地区的人群中比较常见。膳食纤维摄入不足与动物性食物摄入过多而植物性食物摄入不足有关。膳食纤维缺乏易导致便秘、痔疮和高脂血症等疾病，相关人群肠道肿瘤的发病率也高于一般人群。

（2）摄入量过多的影响

碳水化合物摄入过多时，人体获得的能量超过了消耗，过多的能量转化为脂肪储存在人体的皮下和内脏周围，就会造成肥胖。

中老年人过多地摄入精制糖，其高血糖、高脂血症的发病率就会明显提高。儿童摄入过多的精制糖，又不注意口腔卫生，龋齿发病率就会提高。膳食中长期缺乏动物性食物，且以粗粮和蔬菜为主食的人群，会出现膳食纤维摄入过多的情况。膳食纤维摄入过多，会影响人体对蛋白质、无机盐等营养素的消化吸收。

四、维生素

维生素是促进人体生长发育和调节生理机能所必需的一类低分子有机物。维生素存在于天然食物中，是体内调节物质代谢和能量代谢的重要物质。大多数维生素不能在体内合成，必须经常通过食物摄入才能维持人体健康。

1. 维生素的共同点

第一，维生素均以维生素原的形式存在于食物中。

第二，维生素不是构成人体组织和细胞的成分，也不会产生能量，它的作用主要是参与人体代谢的调节。

第三，大多数的维生素，人体不能合成或合成量不足，因此不能满足人体的需要，必须经常从食物中获得。

第四，人体对维生素的需要量很小，日需要量常以毫克或微克计算，但一旦缺乏就会引发相应的维生素缺乏症，对人体健康造成损害。

2. 维生素的命名

目前维生素的命名还没有统一标准，生活中可根据不同使用目的采用不同的命名方法，具体见表 1–12。

表 1–12　　维生素的命名

以字母命名	以化学构成命名	以功能命名
维生素 A	视黄醇	抗干眼病维生素
维生素 B_1	硫胺素	抗脚气病维生素
维生素 B_2	核黄素	—
维生素 B_5	泛酸	—
维生素 B_6	吡哆醇、吡哆胺、吡哆醛	—
维生素 B_{12}	钴胺素	抗恶性贫血病维生素
维生素 C	抗坏血酸	抗坏血病维生素
维生素 D	钙化醇	抗佝偻病维生素
维生素 E	生育酚	抗不育维生素
维生素 H	生物素	—
维生素 K	叶绿醌（维生素 K_1）等	凝血维生素
维生素 M	叶酸	抗神经管畸形维生素
烟酸	烟酸、尼克酸	抗癞皮病维生素

3. 维生素的分类

根据维生素溶解性质不同，可将维生素分为脂溶性维生素和水溶性维生素。

（1）脂溶性维生素

脂溶性维生素包括维生素 A、维生素 D、维生素 E 和维生素 K。此类维生素溶于脂肪或脂溶性溶剂，主要储存于肝脏中，在食物中与脂类共存，在酸败的脂肪中易被破坏，其吸收率与肠道中的脂类密切相关。脂溶性维生素如摄入不足，人体会缓慢出现相关症状；如摄入过多，可引起中毒。

（2）水溶性维生素

水溶性维生素主要包括维生素 C、维生素 B_1、维生素 B_2、维生素 B_6、维生素 B_{12} 以及烟酸、叶酸、泛酸、生物素等。水溶性维生素只溶于水而不溶于脂肪或脂溶性溶剂，被人体吸收后在体内储存量很少，其余的多从尿液中排出，易导致人体缺乏水溶性维生素。水溶性维生素在烹饪过程中易受破坏，一般无毒性。

脂溶性维生素和水溶性维生素的生理作用以及在人体中的代谢有所差别，特别是缺乏症表现得有快有慢，是否容易出现过多症也有所不同。脂溶性维生素和水溶性维生素的异同点比较见表 1–13。

表 1–13　脂溶性维生素和水溶性维生素的异同点比较

比较项目	脂溶性维生素	水溶性维生素
化学组成	仅含碳、氢、氧	除含碳、氢、氧外，还含有氮、硫、钴等元素
溶解性	溶解于脂肪	溶解于水
化学性质	比较稳定，但易氧化	比较活泼，特别是在碱性环境下、受热时会被破坏
吸收与排泄	随脂肪吸收，少量从胆汁排泄	从肠道经血液吸收，过量时通过尿液、汗液等排泄
储存性	可储存在人体内，如储存在肝脏等器官中	一般在人体内很少储存
缺乏症	表现得比较缓慢	表现得比较快
过多症	一次性大量摄入或长期摄入时会引起过多症	几乎不会出现，除非在极大量摄入的情况下才会出现
食物来源	动物性食物，特别是肝脏、瘦肉、肾脏等	植物性食物，如蔬菜、水果、谷类等

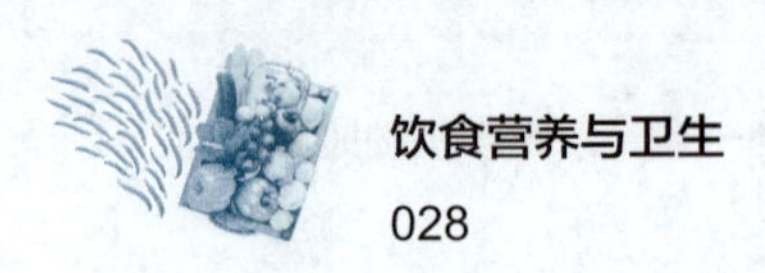

4. 维生素 A

维生素 A 是一种脂溶性维生素，又称视黄醇，也称抗干眼病维生素。

（1）维生素 A 的生理作用

1）维持正常的视觉功能。人体的视觉包括两种情况，一种是在强光下的视觉，另一种是在暗光下的视觉。当人们从强光环境突然进入暗光环境时，刚开始什么也看不见，慢慢地就能看到一些物体的轮廓。维持人体在暗光环境中的视觉功能是维生素 A 的主要生理作用。如果维生素 A 缺乏，就会使人体暗适应能力减弱，引起夜盲症。

2）维持上皮组织的健康，增强抗病能力。维生素 A 具有维护呼吸道、消化道、尿道、性腺和腺体的上皮组织、眼睛的角膜和结膜以及皮肤健康和正常功能的作用，并有增强上皮组织对细菌、病毒的抵抗能力的作用。当维生素 A 摄入量不足时，人体的体表皮肤，特别是背部的皮肤会变得比较粗糙。

3）促进骨骼和牙齿的发育。维生素 A 可促进蛋白质的生物合成、骨骼的生长和骨细胞的正常分裂。维生素 A 摄入量不足，会导致骨骼生长异常，出现形状改变。维生素 A 还可促进牙齿的正常发育，孕妇缺乏维生素 A 会影响婴儿乳牙和恒牙的排列。

（2）维生素 A 的食物来源

除了直接存在于动物性食物中的维生素 A 外，存在于植物性食物中的 β－胡萝卜素可在人体内转化为维生素 A，因此它又被称为维生素 A 原。

维生素 A 最好的食物来源是各种动物肝脏、鱼肝油、鱼卵、奶油、禽蛋等。常见维生素 A 含量丰富的食物见表 1–14。

表 1–14　　常见维生素 A 含量丰富的食物　　μg

食物	维生素 A 含量	食物	维生素 A 含量
猪肝	6 502	鸡肝	10 414
牛肝	20 220	鹅肝	6 100
羊肝	20 972	鸭肝	1 040

注：以每 100 g 可食部计。

β－胡萝卜素主要存在于植物性食物中，如绿色蔬菜、黄色蔬菜和水果等。部分食物中的 β－胡萝卜素含量见表 1–15。

表 1–15　　部分食物中的 β– 胡萝卜素含量　　μg

食物	β– 胡萝卜素含量	食物	β– 胡萝卜素含量
菊花菜（乌塌菜）	2 937.0	胡萝卜	2 653.0
芥蓝	1 034.0	茼蒿	1 676.0
红薯	1 006.0	芹菜叶	1 723.0
苋菜（红）	2 629.0	香菜	1 967.0
菠菜（北京）	5 364.0	韭菜	1 917.0
生菜	907.0	香葱	1 099.0
莴笋叶	2 096.0	茴香	1 632.0
油麦菜	1 634.0	番茄	423.0

注：以每 100 g 可食部计。

（3）维生素 A 的推荐摄入量

我国居民膳食中维生素 A 的主要来源是动物性食物及植物性食物中的 β– 胡萝卜素。为了避免维生素 A 和 β– 胡萝卜素在供给量中混淆不清，膳食中相关营养素的供给量用视黄醇当量计量，可相互折算。

1 μg 视黄醇当量 =1 μg 视黄醇或 6 μg β– 胡萝卜素

1 μg β– 胡萝卜素 =0.167 μg 视黄醇当量

1 国际单位维生素 A=0.3 μg 视黄醇当量

一般情况下，我国成人每天维生素 A 的推荐摄入量为 700 ~ 800 μg 视黄醇当量。成人每天维生素 A 的可耐受最高摄入量为 3 000 μg 视黄醇当量。

（4）维生素 A 摄入量对健康的影响

1）摄入量不足的影响。维生素 A 的缺乏主要与膳食中摄入不足有关，常常发生在落后国家和地区的人群中。长期缺乏维生素 A 会引起夜盲症、眼干燥症、皮肤角化病等疾病的发生。食物选择不合理也会造成维生素 A 的缺乏，例如，病人生病期间对维生素 A 的需要量比平时高，盲目忌口必然会导致维生素 A 摄入不足。

2）摄入量过多的影响。维生素 A 过多症是由大量摄入维生素 A 含量高的食物（如动物的肝脏）或长期服用过量的维生素 A 制剂造成的，主要症状表现在肝脏、皮肤和骨骼上。维生素 A 摄入过多会出现肝肿大、肝区疼痛、恶心、呕吐、食欲不振、黄疸等肝脏疾病的症状，容易被误诊为肝炎。此外，患者会出现皮肤瘙痒、皮疹、脱皮、

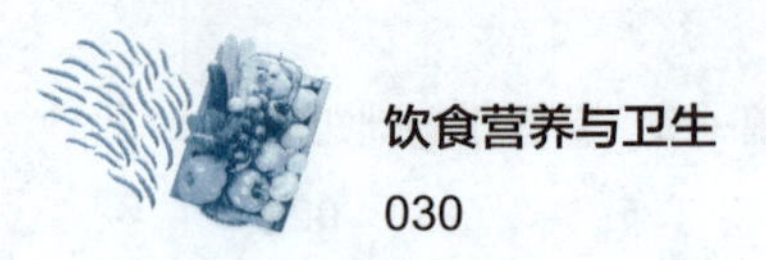

脱发、指甲变脆易断等症状。

5. 维生素 D

维生素 D 是一种脂溶性维生素，又称抗佝偻病维生素。维生素 D 既可来源于食物，也可由人体自身合成。在人体皮肤中含有一种胆固醇，它经过阳光或紫外线的照射可以转化为维生素 D，所以维生素 D 又被称为“阳光维生素”。婴儿、孕妇、乳母及老人应该多晒太阳，以补充维生素 D。

（1）维生素 D 的食物来源及推荐摄入量

维生素 D 分布不广，在动物肝脏中的含量比较高。例如，海水鱼的肝脏是维生素 D 的丰富来源，通常将其制成鱼肝油作为维生素 D 补充剂。其他食物如蛋黄、奶油、奶酪中维生素 D 含量较高，而瘦肉、鲜奶中维生素 D 含量较少，蔬菜、水果中几乎不含维生素 D。选择维生素 D 含量丰富的食物，同时经常进行户外活动，接受日光照射，是预防维生素 D 缺乏的最好措施。

婴儿、儿童、孕妇、乳母（哺乳期妇女）及普通成人每天维生素 D 的推荐摄入量为 10 μg，65 岁以上的老人为 15 μg。11 岁以上人群每天维生素 D 的可耐受最高摄入量为 50 μg。

（2）维生素 D 摄入量对健康的影响

1）摄入量不足的影响。婴幼儿、儿童、青少年缺乏维生素 D 则易患佝偻病，其症状如“O”形腿、“X”形腿、鸡胸和方颅等，如图 1-2 所示。若不及早治疗、矫正，将导致骨骼终身变形，影响体形和健康。

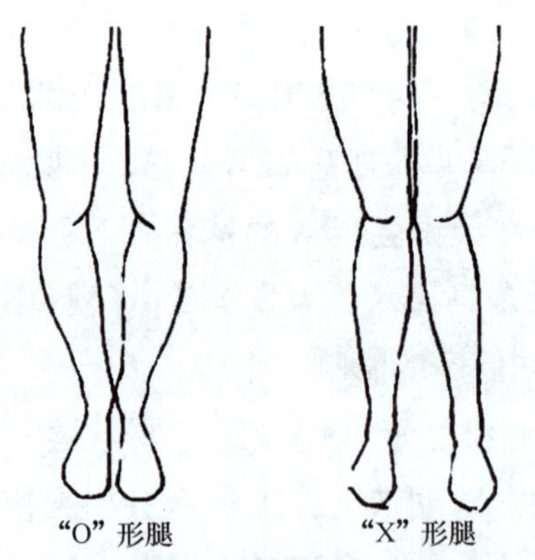

图 1-2 “O”形腿和“X”形腿示意图

骨软化症也是缺乏维生素 D 的典型症状，其高发人群为老年人、孕妇、乳母，女性发病率高于男性。该病表现为腰背酸痛、腿部疼痛、脚跟疼痛等，严重时会出现肌肉抽搐，还容易出现骨折。

2）摄入量过多的影响。长期和不适当地过量服用人工合成的维生素 D 制剂会引起慢性中毒，造成人体疲倦、体重下降、头晕、呕吐、血压上升及高钙血症，使软组织钙化，心脏、血管、支气管、胃及肾发生钙沉积，严重时甚至导致死亡，还可导致小儿骨髓过早形成，影响正常发育。

6. 维生素 E

维生素 E 因与动物的生育功能有关，所以又称生育酚或抗不育维生素。它在人体内主要发挥抗氧化作用，是一种很强的抗氧化剂。

（1）维生素 E 的食物来源及推荐摄入量

维生素 E 存在于各种动植物食物中，特别是植物油脂、麦胚、坚果、蛋类、豆类等均是维生素 E 的良好食物来源。深绿色蔬菜中也含有维生素 E，肉类、鱼类等动物性食物以及水果和一般蔬菜中维生素 E 含量很少。

成人每天维生素 E 的推荐摄入量为 14 mg。维生素 E 与其他脂溶性维生素相比，毒性作用比较小，其可耐受最高摄入量为每天 700 mg（成人），与推荐摄入量相差较大。

（2）维生素 E 摄入量对健康的影响

1）摄入量不足的影响。人体缺乏维生素 E 会导致脑垂体机能不全，甲状腺发育不良。食物中普遍含有维生素 E，所以典型的维生素 E 缺乏症比较少见。

2）摄入量过多的影响。维生素 E 具有毒性，虽然毒性不强，但过量服用会发生呕吐、腹泻、盗汗、疲倦、头痛等症状。

7. 维生素 K

维生素 K 是一种脂溶性维生素，具有促进凝血的功能，又名凝血维生素，在医学上常将其作为止血剂使用。

（1）维生素 K 的食物来源及参考摄入量

维生素 K 主要存在于绿色蔬菜中，在菠菜、苜蓿、白菜中含量最为丰富，动物肝脏、蛋黄、瘦肉中也含有维生素 K。此外，维生素 K 还可以由人体大肠内的细菌合成。

一般情况下，成人每日维生素 K 的平均需要量为 80 μg，其他参考摄入量尚未规定。

（2）维生素 K 摄入量对健康的影响

1）摄入量不足的影响。人体缺乏维生素 K 会引起凝血功能异常和出血型疾患。母乳维生素 K 含量偏低或新生儿胃肠功能不全，会造成新生儿维生素 K 缺乏，这是引起小儿颅内出血的重要原因。成人患有慢性胃肠疾病、控制饮食或长期服用抗生素，也会造成维生素 K 缺乏，发生凝血功能障碍。

2）摄入量过多的影响。维生素 K 摄入过量会破坏肝、肾的功能，产生皮肤瘙痒、黄疸、呕吐、贫血等症状。

8. 维生素 C

维生素 C 又称抗坏血病维生素，是一种水溶性维生素。它在酸性条件下稳定，但

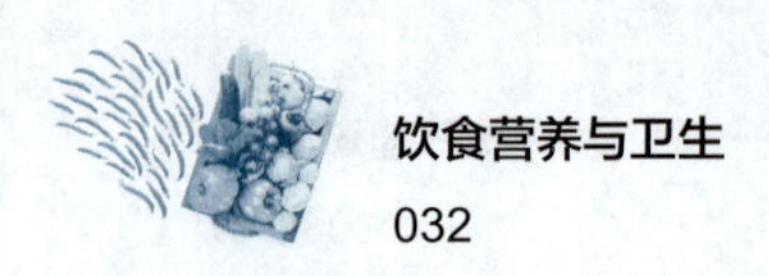

对热、碱、氧都不稳定，特别是和铜、铁等金属元素接触时会很快被破坏。维生素C是所有维生素中最不稳定的一种，所以，在烹调富含维生素C的原料时宜短时低温加热，切忌加碱，烹制好后应立即食用，以免维生素C被破坏。

（1）维生素C的生理作用

维生素C是一种活性很强的还原物质，对人体的新陈代谢起到重要作用。它参与细胞间质的生成，维持牙齿、骨骼、血管、肌肉的正常生理功能；能促进人体抗体的形成，增强人体对疾病的抵抗力，促进伤口的愈合；能阻断致癌物质生成，对预防癌症有良好的作用；能降低血液中胆固醇的水平，防止和减缓动脉硬化；能促进肠道内铁的吸收，有利于治疗缺铁性贫血。

（2）维生素C的食物来源及推荐摄入量

维生素C广泛存在于新鲜蔬菜和水果中，特别是在绿叶蔬菜和酸性水果中含量丰富。部分食物中的维生素C含量见表1–16。

表1–16　部分食物中的维生素C含量　mg

食物	维生素C含量	食物	维生素C含量
大蒜（脱水）	79.0	甜椒（脱水）	846.0
油菜（脱水）	124.0	辣椒（红，小）	144.0
白菜（脱水）	187.0	酸枣	900.0
水萝卜	5.0	枣（鲜）	243.0
苤蓝	41.0	冬枣	243.0
彩椒	104.0	刺梨	2 585.0
萝卜缨（白）	77.0	苦瓜（鲜）	56.0

注：以每100 g可食部计。

成人每天维生素C的推荐摄入量为100 mg，与过去的标准相比，有了较大的提高。成人每天维生素C的可耐受最高摄入量为2 000 mg。

（3）维生素C摄入量对健康的影响

1）摄入量不足的影响。维生素C缺乏的典型症状是坏血病。其主要特征是多处出血，依次出现疲倦、虚弱、关节疼痛、牙龈出血、牙龈炎及牙齿松动等症状，随后因毛细血管脆弱而引起皮下出血。小儿则出现生长迟缓、烦躁和消化不良，逐渐出现牙龈萎缩、浮肿、多处出血以及骨骼脆弱、坏死等症状。缺乏维生素C还容易导致伤口不易愈合。造成维生素C缺乏症的主要原因包括：膳食中没有足够的新鲜蔬菜和水果；烹饪加工方法不合理，导致维生素 C 被破坏。维生素 C 在碱性环境中易被破坏，特别是高温、长时间加热对其破坏性更大，所以在烹饪加工时尤需注意。

2）摄入量过多的影响。如果每天维生素 C 的摄入量超过 1 g，而且持续的时间比较长，就可能对人体产生毒性作用。维生素 C 对人体的毒性作用主要是增加尿液中的酸性物质，使人产生尿道结石，这也与维生素 C 呈酸性有关。

9. 维生素 B_1

维生素 B_1 是一种水溶性维生素，又称硫胺素、抗脚气病维生素。维生素 B_1 在酸性环境中较稳定，在中性和碱性环境中遇热易被破坏，所以在烹调食物时，加碱过多会造成维生素 B_1 的损失。因维生素 B_1 易溶于水，故在淘米或蒸煮米饭时，维生素 B_1 常因溶于水而流失。

（1）维生素 B_1 的生理作用

维生素 B_1 可预防和治疗脚气病，促进儿童的生长发育，促进碳水化合物在体内的代谢；可增强胃肠蠕动以及胰液和胃液的分泌，增进食欲，帮助消化。如果维生素 B_1 在人体中的含量减少，很快就会反映到神经系统的调节功能上，从而出现维生素 B_1 缺乏症。

（2）维生素 B_1 的食物来源与推荐摄入量

维生素 B_1 的食物来源较广，食物中含维生素 B_1 较多的是米糠、麸皮、糙米、全麦粉、麦芽、豆类、酵母、干果、坚果和动物瘦肉、心脏、肝脏以及蛋类、乳类等，而蔬菜、水果中的含量较少。谷类是我国民众的主食，也是维生素 B_1 的主要食物来源，但维生素 B_1 多存在于谷物麸皮及胚芽中，如果米面碾磨过于精细、过度淘洗、蒸煮中加碱，均可造成维生素 B_1 的大量损失。常见食物中维生素 B_1 的含量见表 1–17。

表 1–17　常见食物中维生素 B_1 的含量　mg

食物	维生素 B_1 含量	食物	维生素 B_1 含量
稻米（代表值）	0.15	绿豆（干）	0.25
小麦粉（代表值）	0.20	豌豆（干）	0.49
小米	0.33	猪肝	0.22
高粱米	0.29	猪心	0.19
玉米（白，干）	0.27	牛肝	0.16
玉米（黄，干）	0.21	鸡蛋黄	0.33

注：以每 100 g 可食部计。

成年男性每天维生素 B_1 的推荐摄入量为 1.4 mg，成年女性为 1.2 mg，孕妇为 1.2 ~ 1.5 mg，乳母为 1.5 mg。

（3）维生素 B_1 缺乏对健康的影响

造成膳食中维生素 B_1 缺乏的主要原因是粮食加工过精、过细导致谷类食物中维生素 B_1 的含量下降，以及烹饪加工的方法不合理导致维生素 B_1 被破坏。维生素 B_1 缺乏时，神经组织中的碳水化合物代谢首先受到阻碍，致使丙酮酸堆积在神经组织中，可引起多种神经炎症，如脚气病。维生素 B_1 缺乏所引起的多发性神经炎表现为患者的周围神经末梢有发炎和退化现象，并伴有四肢麻木、肌肉萎缩、心力衰竭、下肢水肿等症状。

维生素 B_1 缺乏，早期表现为疲乏无力、肌肉酸痛、食欲下降、体重减轻，继而出现典型的症状——上升性对称性周围神经炎。该病先发生在下肢，患者感觉异常，肌肉无力，心动过速，心前区疼痛。严重者表现为心力衰竭、水肿等。

10. 维生素 B_2

维生素 B_2 又称核黄素，也是一种水溶性维生素。它经短时间高温加热不会被破坏，但在碱性环境中，尤其是在紫外线的照射下，很容易分解。

（1）维生素 B_2 的生理作用

维生素 B_2 在人体中参与许多酶的组成，在葡萄糖、脂肪酸、氨基酸等物质的代谢过程中，起着十分重要的作用。维生素 B_2 不容易在体内储存，不会对人体造成毒性影响。

（2）维生素 B_2 的食物来源与推荐摄入量

维生素 B_2 广泛存在于动植物中，尤其在动物的肝脏、肾脏、心脏中含量比较高，在蛋类、乳类及其制品中的含量也很丰富，鱼类中黄鳝的维生素 B_2 含量最高，植物性食物中豆类和绿叶蔬菜的维生素 B_2 含量高于其他植物性食物。谷类食物中也含有维生素 B_2，但加工和烹饪过程会对其造成破坏。部分食物中维生素 B_2 的含量见表 1–18。

表 1–18　部分食物中维生素 B_2 的含量　mg

食物	维生素 B_2 含量	食物	维生素 B_2 含量
牛肝	1.30	玉米（鲜）	0.11
猪肝	2.02	小米	0.10
猪舌	1.18	绿豆（干）	0.11
猪心	0.48	红小豆（干）	0.11
鸡肝	1.10	蚕豆（干）	0.13

续表

食物	维生素 B_2 含量	食物	维生素 B_2 含量
羊肝	1.75	豌豆（干）	0.14
羊肾	2.01	豌豆尖	0.23
鸡蛋（代表值）	0.20	茄子（绿皮）	0.20

注：以每 100 g 可食部计。

成年男性每天维生素 B_2 的推荐摄入量为 1.4 mg，成年女性为 1.2 mg。

（3）维生素 B_2 缺乏对健康的影响

维生素 B_2 缺乏病在我国也是一种常见的营养素缺乏病，常与其他营养素缺乏病同时存在。维生素 B_2 严重缺乏时，会产生口腔、皮肤、眼睛等部位的病变，常见的有口角炎、唇炎、舌炎、面部皮肤病、阴囊炎和脂溢性皮炎等。老年人白内障的发生也与维生素 B_2 的缺乏有关。

11. 人体需要的其他水溶性维生素

以上介绍的是几种比较重要的、人体容易缺乏的维生素。人体需要的其他水溶性维生素还有许多，具体见表 1–19。

表 1–19 人体需要的部分水溶性维生素

名称	生理作用	缺乏症	食物来源	参考摄入量
烟酸，又称尼克酸、抗癞皮病维生素	参与人体能量代谢和细胞的生物合成过程	癞皮病，表现为皮肤红斑、舌炎、腹泻、慢性胃炎、精神错乱、神志不清、痴呆等	广泛存在于动植物食物中，动物肝脏中含量尤其高	成年男女每日推荐摄入量分别为 15 mg 和 12 mg 烟酸当量。男女可耐受最高摄入量均为每日 35 mg 烟酸当量
维生素 B_6	参与人体氨基酸代谢过程	缺乏症已少见，但有不足症，可出现脂溢性皮炎、神经精神症状等	食物来源广泛，但含量通常不高，白色鸡肉、鱼肉中含量相对比较高	成人每日推荐摄入量为 1.4 mg

续表

名称	生理作用	缺乏症	食物来源	参考摄入量
维生素 B_{12}，又称钴胺素	参与人体氨基酸的转变过程	红细胞再生障碍性贫血，神经系统受损害	主要来源于动物性食物，特别是动物内脏	成年男女每日推荐摄入量为 2.4 μg
泛酸	参与人体脂肪的合成与分解等过程	生长迟缓，食物利用率下降	食物来源以肉类、内脏、蘑菇、鸡蛋等为主，用金枪鱼卵制作的鱼子酱中含量最高	成年男女每日推荐摄入量为 5 mg
叶酸	参与人体氨基酸代谢、DNA 和 RNA 代谢等过程	巨幼红细胞贫血	广泛存在于动植物食物中，动物肝脏、豆类、坚果及绿叶蔬菜等中含量都很丰富	成年男女每日推荐摄入量为 400 μg 膳食叶酸当量
生物素，又称维生素 H 等	参与人体细胞生长，碳水化合物、脂类及氨基酸代谢，DNA 生物合成等过程	缺乏症很少见，长期摄入生鸡蛋时可出现。表现为毛发变细或失去光泽、皮疹及神经精神症状	广泛存在于食物中，其中乳类、蛋黄、酵母、动物肝脏和绿叶蔬菜中含量比较高	成年男女每日平均需要量为 40 mg

想一想　维生素 A 对人体有重要的生理作用，是不是摄入越多就越好？

五、无机盐

人体中含有自然界存在的各种元素，而且它们与地球表层元素基本一致。在人体需要的几十种元素中，除碳、氢、氧、氮主要以有机物的形式存在外，其余的各种元素统称为无机盐（又称矿物质或灰分）。

1. 无机盐的分类

根据无机盐在人体中含量的多少，可将其分为常量元素和微量元素两类。

常量元素又称宏量元素，是指在人体中的含量大于体重的 0.01%，且每天需要量在 100 mg 以上的元素。常量元素占人体无机盐总量的60%～80%，包括钙、镁、钾、钠、磷、氯、硫 7 种元素。

微量元素又称痕量元素，是指在人体中的含量小于体重的 0.01%，且每天需要量低于 100 mg 的元素。人体必需的微量元素包括铁、碘、铜、锌、钴、锰、钼、硒、铬、镍、锡、硅、氟、钒 14 种元素。

2. 无机盐的生理作用

无机盐在人体内的分布极不均匀，例如，钙、磷主要集中在骨骼和牙齿中，铁主要集中在红细胞中，碘主要集中在甲状腺中，锌主要集中在肌肉与皮肤中，钴主要集中在造血器官中。无机盐的主要生理作用可概括为以下几个方面：

（1）构成人体的重要成分

钙、磷、镁是构成骨骼和牙齿的主要成分，硫、磷是构成某些蛋白质的成分，铁是血红蛋白及细胞色素酶的重要组成成分，碘是甲状腺的重要组成成分，氟是牙釉质的重要组成成分。

（2）维持人体的酸碱平衡

阳离子金属元素如钾、钠、钙、镁等是人体碱性元素的来源，阴离子非金属元素如硫、氯、磷等则是人体酸性元素的来源。体内的酸碱平衡就是依赖上述两类元素的调节来完成的。

（3）维持体液的渗透压

体液的渗透压包括由无机盐（主要是氯化钠）形成的晶体渗透压和由蛋白质形成的胶体渗透压，一般以晶体渗透压为主。在正常渗透压的体液（等渗溶液）中，细胞可以保持正常的结构状态，维持正常的生理功能。

（4）作为多种酶的激活剂

镁离子可激活参与能量代谢的多种酶，氯离子可激活唾液淀粉酶，盐酸可激活胃蛋白酶，钙离子可促进肌肉收缩，锰离子可激活脱羧酶等。

（5）维持神经和肌肉的正常功能

一般情况下，当血液中钾离子、钠离子浓度过高时，神经和肌肉的兴奋性增强。当血液中钾离子浓度过低时，神经和肌肉的兴奋性减弱，常出现肌肉软弱无力甚至麻痹等现象。当血液中钙离子、镁离子、氢离子浓度增高时，神经和肌肉的兴奋性减弱。当血液中钙离子浓度过低时，神经和肌肉的兴奋性增强，常出现手足抽搐等现象。所以，保持各种无机盐的正常浓度对维持神经和肌肉的正常功能非常重要。

3. 钙

钙是人体内极重要的元素之一，在人体内的含量也居无机盐之首。正常成人体内的钙约占体重的 2%，成人体内含钙总量约为 1 200 g，其中约 99% 集中在骨骼和牙齿中，存在形式主要为羟基磷灰石，约 1% 的钙常以游离或结合的离子状态存在于软组织、细胞外液及血液中。

（1）钙的生理作用

1）构成骨骼和牙齿。钙是构成骨骼和牙齿的主要成分。钙可使骨骼和牙齿的硬度增加，从而发挥重要的生理作用。

2）维持心脏和肌肉的正常活动。除了骨骼和牙齿中的钙，另外 1% 的钙存在于血液等其他组织中。钙能维持心脏和肌肉的正常活动，对于保持心脏和肌肉的兴奋性十分重要。

3）促进酶的活性。钙对体内多种酶有激活作用。体内钙含量下降，会导致酶的活性降低，从而使血液的凝固、激素的分泌等受到影响。

（2）影响钙吸收的因素

影响钙吸收的因素很多，主要有以下几点：

1）食物中的维生素 D、乳糖、蛋白质等营养素。这些营养素能促进钙盐的溶解，有利于钙的吸收。

2）肠内的酸度。肠内的乳酸、氨基酸等均能促进钙盐的溶解，有利于钙的吸收。

3）胆汁。胆汁可提高脂肪酸钙的可溶性，促进钙的吸收。

4）脂肪。脂肪供给过多会影响钙的吸收，使钙的吸收率降低。

5）年龄和肠道状况。年龄和肠道状况也会影响人体对钙的吸收。

6）含有草酸的蔬菜和含有植酸的谷类。二者能与钙分别形成不溶性的草酸钙和植酸钙，影响钙的吸收。

（3）钙的食物来源及推荐摄入量

天然食物中，乳类及乳制品的钙含量最丰富，同时也是消化率最高的食物。动物性食物钙含量也较高，特别是水产品（水产品是鱼类、虾类、蟹类和藻类的统称，以鱼类为主）。例如，鱼类、小虾等含钙丰富。家禽、家畜的带骨肉也含有较丰富的钙。大豆含钙也比较丰富。豆制品在加工中除去植酸和膳食纤维，其钙的吸收率明显提高。部分食物中钙的含量见表 1–20。

表 1–20　部分食物中钙的含量　mg

食物	钙的含量	食物	钙的含量
纯牛奶（代表值，全脂）	107	酸奶（代表值，全脂）	128
干酪	799	带鱼（切段）	431
鸡蛋黄	112	草虾	403
虾皮	991	虾米	555

续表

食物	钙的含量	食物	钙的含量
猪肉（代表值）	6	大豆	191
牛肉（代表值）	5	豆浆	5
羊肉（代表值）	16	豆腐丝	204
鸡肉（代表值）	13	豆腐干（代表值）	447

注：以每 100 g 可食部计。

成人每天钙的推荐摄入量为 800 mg，孕妇和乳母需要量更高。成人钙的可耐受最高摄入量为每天 2 g。

（4）钙摄入量对健康的影响

1）摄入量不足的影响。我国传统的粮菜型膳食结构导致我国多数居民易出现钙缺乏症。钙缺乏症是一种常见的营养素缺乏病，不同年龄的人有不同的表现。婴幼儿缺钙会影响骨骼的生长，如出现“X”形腿、“O”形腿、鸡胸或方颅等症状。妇女及老年人缺钙会引起骨质疏松症，以腰背酸痛、脚后跟痛为主要症状，还容易出现骨折。

2）摄入量过多的影响。钙摄入过量对人体也会产生不利影响，会增加患肾结石的危险，还会导致乳碱综合征，典型病症包括高血钙、碱中毒和肾功能障碍。过量的钙还会干扰其他无机盐的吸收和利用。例如，钙可明显抑制铁的吸收，高钙膳食会降低锌的利用率，人体内钙和镁的比值大于 5 可致镁缺乏症等。

4. 铁

铁是人体所需的重要微量元素之一。成人体内含铁 4 ~ 5 g，其中有 60% ~ 70% 存在于血红蛋白中。铁在体内的含量随年龄、性别、营养和健康状况等因素变化，铁缺乏容易导致缺铁性贫血。

（1）铁的生理作用

铁在人体内的主要作用是以血红蛋白的形式参与氧的转运、交换和组织呼吸过程。铁还是细胞色素酶等酶的主要成分，参与维持人体酶的活性和免疫机能等，具有一定的抗感染作用。

（2）影响铁消化吸收的因素

缺铁性贫血发病率高，与人体对铁的吸收率低有关。影响铁吸收率的因素有以下几种：

1）食物中铁的存在形式是重要因素。一般情况下，铁的存在形式有两种：一种

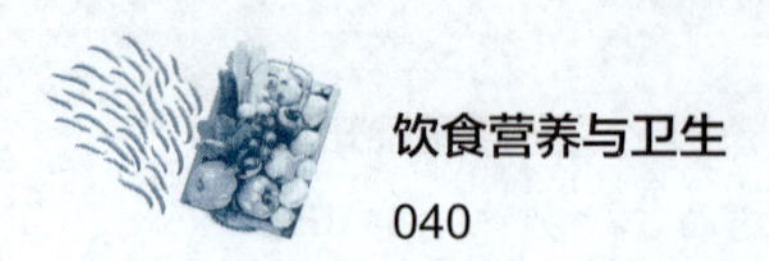

是血红素铁，主要存在于动物的红色肌肉、血液、肝脏等动物性食物中，可直接被人体消化吸收；另一种是非血红素铁，主要存在于植物性食物中，吸收率比较低。

2）食物中的草酸、植酸、磷酸等会抑制非血红素铁的吸收。

3）增加食物中维生素 C 的含量是提高非血红素铁吸收率的有效方法。当膳食中铁与维生素 C 的比例达到 1∶5 或 1∶10 时，非血红素铁的吸收率可以提高 3 ~ 6 倍。

4）将植物性食物与动物性食物混合食用，可提高植物性食物中铁的吸收率。

5）植物性食物在烹饪加工时先用水焯，除掉部分草酸、植酸、磷酸，可提高非血红素铁的吸收率。

6）茶水中单宁的含量较高，对非血红素铁的消化吸收不利，所以不宜饮浓茶。

（3）铁的食物来源及推荐摄入量

铁广泛存在于各种食物中，一般动物性食物中铁的含量和吸收率均较高。所以，膳食中铁的理想食物来源主要为畜禽肝脏、畜禽血液、畜禽肉类、鱼类等。蔬菜中含有的铁吸收率不高，但在采取去除草酸、植酸的措施后也能提高铁的吸收率。部分食物中铁的含量见表 1–21。

表 1–21　部分食物中铁的含量　mg

食物	铁的含量	食物	铁的含量
猪肉（代表值）	1.3	鸭肝	23.1
猪肺	5.3	鹅血	37.7
猪血	8.7	鲥鱼	14.0
猪肝	23.2	黄颡鱼	14.0
羊血	18.3	蝲蛄	14.5
鸡肝	12.0	江虾	8.8
鸡血	25.0	蛏子	33.6

注：以每 100 g 可食部计。

铁一旦被吸收后可在体内反复利用。所以，人体对铁的需要量不多，成年男性每天铁的推荐摄入量为 12 mg，女性为 20 mg。因为成年女性每月生理周期有铁的消耗，所以需要量比男性高。

（4）铁摄入量对健康的影响

1）摄入量不足的影响。人体缺铁会引起生理功能和代谢功能的紊乱，缺铁性贫血是最常见的铁缺乏症。轻度贫血患者症状一般表现为面色苍白，稍微活动就心跳加快、气急，还伴随头晕、眼花、耳鸣、记忆力减退、四肢无力、食欲减退、免疫力下降、容易感冒等症状。缺铁严重者还会出现贫血性心脏病，检查时可发现心脏增大等症状。

2）摄入量过多的影响。铁过量可致中毒。急性中毒常见于误服过量铁制剂，多见于儿童，主要症状为消化道出血，且死亡率很高。慢性铁中毒可发生于消化道吸收铁过量或肠道外输入铁过量。多种疾病如心脏病、肝脏疾病、糖尿病及某些肿瘤与体内铁的储存过多也有关。

5. 碘

碘在人体内含量极少，是一种必需的微量元素。健康的成人体内含碘 20 ~ 50 mg，其中 20% 存在于甲状腺内，其余的碘存在于血浆、肌肉、肾上腺、胸腺等组织中。

（1）碘的生理作用

碘在人体内主要参与甲状腺素的合成，所以，它的生理作用也是通过甲状腺素来表现的。甲状腺素在体内的主要作用是促进生物氧化以调节能量的转化，促进蛋白质的合成与分解，促进碳水化合物和脂肪的代谢，促进维生素的吸收和利用，促进神经系统的发育等。

（2）碘的食物来源及推荐摄入量

人体所需要的碘一般都从饮水、食物和食盐中获得。沿海和平原地区的食物和饮水中碘含量较高，内陆山区的食物和饮水中碘含量较低。含碘丰富的食物主要有海带、紫菜等。部分食物中碘的含量见表 1–22。

表 1–22 部分食物中碘的含量 μg

食物	碘的含量	食物	碘的含量
海带（干）	36 200	带鱼	40.8
紫菜（干）	6 600	墨鱼	91.1
海苔	2 430	虾皮	489
苔菜	3 490	象拔蚌	2 930
螺旋藻	3 830	虾米（小对虾，干）	983

注：以每 100 g 可食部计。

在食盐中加碘是我国实行的预防碘缺乏的一项措施，到目前为止已取得了十分明显的效果。为了保证加碘盐的效果，食用时要注意防止碘的挥发，所以盐罐要加盖，

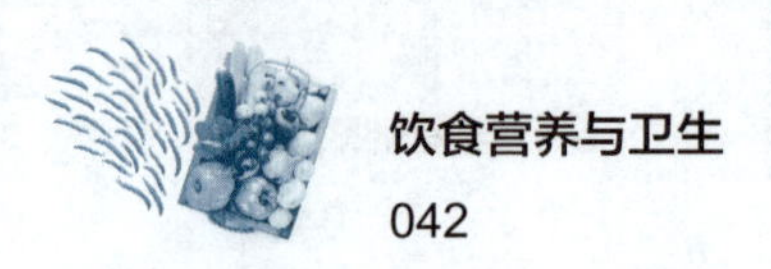

要尽量在菜肴成熟时再加盐。一些地区应改变炒盐的习惯，因为炒盐会降低碘在食盐中的含量。

人体对碘的需要量，取决于人体对甲状腺素的需要量。维持正常代谢和生命活动所需的甲状腺素是相对稳定的，合成这些激素所需的碘量为 50 ~ 75 μg。成人每天碘的推荐摄入量为 120 μg，可耐受最高摄入量为每天 800 μg。

（3）碘摄入量对健康的影响

1）摄入量不足的影响。碘对促进人体生长发育、能量代谢，提高中枢神经系统的兴奋性具有重要作用。成人若长期处于缺碘状态，则会引起大脑中促甲状腺激素的分泌，使甲状腺代偿性增生，进而出现甲状腺肿大，俗称“大脖子病”。孕妇缺碘会使胎儿生长发育迟缓，智力低下甚至痴呆，俗称“呆小病”，医学上称为克汀病。

2）摄入量过多的影响。较长时间大量摄入碘可导致高碘性甲状腺肿等疾病。高碘、低碘都可引起甲状腺肿，碘摄入量越多患病率越高。

6. 锌

锌作为人体必需的微量元素，广泛分布在人体所有组织和器官中。成人体内锌含量为 2.0 ~ 2.5 g，以肝、肾、肌肉、视网膜、前列腺中的含量为最高。血液中 75% ~ 85% 的锌分布在红细胞,3% ~ 5% 的锌分布在白细胞，其余的锌分布在血浆中。锌在人体中虽为微量元素，但作用却非常大，有“生命的火花塞”之称。

（1）锌的生理作用

锌是许多金属酶的组成成分或酶的激活剂。锌参与调节细胞的分化和基因表达，与蛋白质和核酸的合成有关，故可促进人体生长发育与组织再生。锌可促进维生素 A 正常代谢，增进食欲，参与免疫功能的实现。锌还是促进生殖器官发育的重要物质。

（2）影响锌吸收的因素

植物性食物中含有的植酸、单宁和纤维素等均不利于锌的吸收，而动物性食物中锌的利用率较高。维生素 D 可促进锌的吸收。我国居民膳食以植物性食物为主，含植酸和纤维较多，锌的利用率一般为 15% ~ 20%。

（3）锌的食物来源及推荐摄入量

锌在食物中广泛存在，不论动物性食物还是植物性食物都含有锌，但不同种类食物中锌的含量差别很大，吸收率也不相同。一般贝壳类海产品、红色肉类、动物肝脏都是锌的极好来源，干果、谷类胚芽和麦麸也富含锌，而一般植物性食物含锌较少。精细的粮食加工可导致锌大量丢失，例如，小麦加工成精细面粉大约损失 80% 的锌，新鲜豆类制成罐头后损失 60% 左右的锌。部分食物中锌的含量见表 1-23。

表1-23　　部分食物中锌的含量　　mg

食物	锌的含量	食物	锌的含量
扇贝（鲜）	11.69	纯牛奶（代表值，全脂）	0.28
鸡蛋黄	3.79	干酪	6.97
鸭蛋黄	3.09	鸭肝	3.08
白条鱼	3.22	鸡肝	2.40
泥鳅	2.76	沙鸡	10.60
黄姑鱼（鲜）	19.43	马肉	12.26
梭子蟹	5.50	牛肉（代表值）	4.70
猪肝	3.68	牛肝	5.01
生蚝	71.2	牛百叶（黑）	7.03

注：以每100 g可食部计。

成年男性每日锌的推荐摄入量为12.5 mg，成年女性为7.5 mg，孕妇为9.5 mg，乳母为12 mg。

（4）锌摄入量对健康的影响

1）摄入量不足的影响。锌缺乏会累及全身的各个系统。最常见的症状是自发性味觉减退、食欲不振、厌食、异食癖、生长发育迟缓，严重者患侏儒症，性器官发育不良，伤口不易愈合，人体免疫力下降。

2）摄入量过多的影响。人体缺锌会使人味觉减退，但过量摄入锌同样损害味觉系统。在口服锌制剂进行治疗的成人中，也会观察到味觉减退和味觉障碍的情况，只有立即停止补锌才可恢复味觉，这说明过量摄入锌同样会损害味觉系统。

7. 硒

硒在人体中总量为14～20 mg，广泛分布在所有组织与器官中。肾中硒浓度最高，肝脏次之，血液中相对低一些，脂肪中含量最低。硒是人体生命活动中必需的微量元素之一，是人体内的抗氧化剂，能提高人体免疫力，具有多种生理作用。

（1）硒的生理作用

硒参与构成含硒的酶类，特别是谷胱甘肽过氧化物酶。硒可以保护细胞及组织，维持其正常功能。硒有解毒作用，与金属有很强的亲和力，在体内可与汞、镉、铅等结合成蛋白质复合物而解毒，并将毒素排出体外。另外，硒有较强的抗氧化性，具有保护心血管及抗癌的作用。

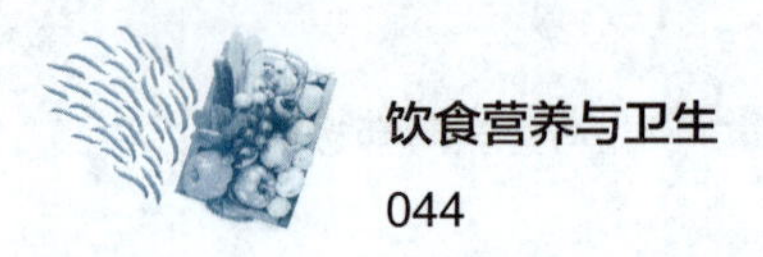

（2）影响硒吸收的因素

维生素 E 可提高人体对硒的利用，充足的铁可以提高硒的利用率。饮食中含硫氨基酸含量低，会直接影响谷胱甘肽的合成。人体对不良环境（如拥挤、寒冷或炎热等）产生应激反应时，比一般情况需要更多的硒。肠内微生物会干扰硒的吸收。不同形态的硒有不同的利用率，有机硒的利用率高于无机硒。

（3）硒的食物来源及推荐摄入量

影响植物性食物中硒含量的主要因素是植物栽种土壤中硒的含量和可被吸收利用的量，所以，即使是同一品种的谷物或蔬菜，由于产地不同，其硒的含量也不相同。各类海产品和动物的肝、肾、肉是硒的良好来源。谷类和其他粮食种子的硒含量因土壤的硒含量不同而差异较大，蔬菜和水果的硒含量甚微，饮用水中的硒含量也较少。现在有人工培养的富硒酵母、富硒香菇等。

硒的需要量是以防止克山病发生为标准的最低硒摄入量。成人每日硒的推荐摄入量为 60 μg，可耐受最高摄入量为每日 400 μg。

（4）硒摄入量对健康的影响

1）摄入量不足的影响。人体缺硒被证实是发生克山病的主要原因。克山病在我国最初发生在黑龙江省克山地区，是一种由于缺硒而引起的以心肌病变为主的地方性疾病，其症状为心脏增大、心力衰竭、心律失常、心动过速或过缓等。此外，缺硒与大骨节病的发生也有关，补硒可以缓解一些大骨节病症状，对病人骨骺端改变有促进修复、防止恶化的较好效果。

2）摄入量过多的影响。硒摄入过多也可导致中毒。湖北恩施地区因水土中富硒，导致粮食、果蔬中硒含量过高，从而出现地方性硒中毒，表现为头发变干、变脆、脱落，肢端麻木、抽搐、偏瘫，严重者甚至死亡。

想一想　“菠菜炖豆腐”是我国居民喜食的一道菜，其烹饪方法是否科学？为什么？

六、水

水是一种宏量营养素，广泛存在于自然界中，是一切生物赖以生存的最基本物质。不同年龄、性别的人群，由于新陈代谢的速度不同，水占体重的比例也有很大的差别。

对人的生命而言，断水比断食的威胁更大。人如果断食而只饮水，尚可生存数周，但如果断水，则只能生存数日。一般断水 5 ~ 10 天即可危及生命。人断食至所有体脂和组织蛋白质消耗 50% 时才会死亡，而断水至失去全身水分 10% 就可能死亡。由此可见水对于生命的重要性。

1. 水的生理作用

（1）水是构成人体组织的重要成分

人体组织含量最高的成分是水，水约占成人体重的 2/3。水广泛存在于人体新陈代谢旺盛的器官和组织中，如血液、肾脏、肝脏、肌肉、大脑、皮肤等。

（2）水是良好的溶剂和运输工具

人体各组织和细胞所需要的营养物质和代谢产物都要以水作为载体在体内运转，水将营养物质运送到全身各组织和细胞，将废物运送到排泄器官或直接排出体外。

（3）水可以调节体温

人体在新陈代谢的过程中会产生热量，特别是内脏。水将内脏的热量吸收，随血液循环带到体表，通过对流、辐射、传导、蒸发而散失，将体温维持在正常范围内。

（4）水是关节、肌肉和体腔的润滑剂

水可作为关节液、唾液、泪液以及内脏各器官和组织间的润滑液等。水的黏度小，在各器官、组织的活动中，能使摩擦面润滑而减少损伤。

（5）水可为细胞内的物质代谢提供适宜的环境

人体的呼吸、血液循环、分泌、排泄等生理活动是在水的参与下完成的，人体内的一切代谢活动离开了水就不能正常进行。

（6）水能促进营养素的消化吸收

水是许多有机物质与无机物质的良好溶剂，即使不溶于水的物质（如脂肪）也能在适当条件下分散于水中，成为乳液或胶体溶液，有利于营养素的消化吸收。

2. 水的代谢与平衡

人体在正常情况下，经皮肤、呼吸道或以尿和粪的形式从体内排出一定量的水分，所以应当补充相应数量的水。每人每天排出的水量和摄入的水量必须基本保持相等，这称为水平衡。

（1）水的摄入

水的摄入主要有三种途径，即食物中的水、各种液体饮料中的水和代谢水。食物中的水在饭菜、水果等固体食物中含量较多，常见烹饪原料的水分含量见表 1–24。

人体对液体饮料的摄入量，与温度、湿度、劳动状况下汗液流失的程度、食物的咸淡及个人生活习惯有关，不同的人或同一人在不同的时间会有比较大的差异。代谢水是指在人体新陈代谢的过程中，碳水化合物、脂肪、蛋白质在体内氧化、还原时所产生的水，虽然它们只占很少的一部分，但在体内比较稳定。

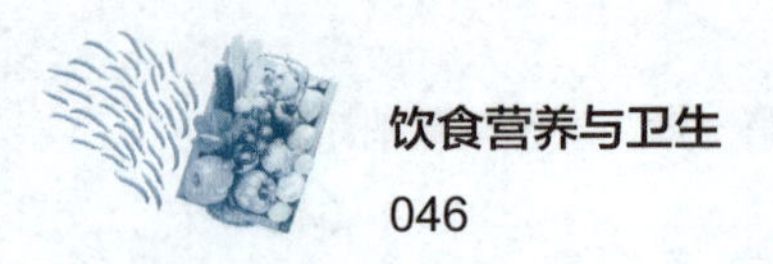

表 1-24 常见烹饪原料的水分含量 %

烹饪原料	水分含量	烹饪原料	水分含量
猪肉	53 ~ 60	乳类	87 ~ 89
牛肉	50 ~ 70	蔬菜	80 ~ 95
鸡肉	46 ~ 74	水果	75 ~ 95
鱼类	65 ~ 81	食用菌（鲜）	88 ~ 95
贝类	72 ~ 86	干豆类	10 ~ 13
蛋类	73 ~ 75	薯类	67 ~ 79

（2）水的排泄

水的排泄有三种途径，即尿液排泄、呼吸及皮肤蒸发、粪便排出。正常成人平均每天摄入 2 500 mL 左右的水，摄入的水与排出的水基本相等。人体对水的摄入与排泄见表 1-25。

表 1-25 人体对水的摄入与排泄 mL

水的摄入途径	每天水的摄入量	水的排泄途径	每天水的排泄量
食物中的水	1 115	尿液排泄	1 295
液体饮料中的水	1 180	呼吸及皮肤蒸发	1 214
代谢水	279	粪便排出	56
合计	2 574	合计	2 565

（3）水代谢不平衡对人体的影响

人体水代谢不平衡主要表现在缺水和水摄入过多两个方面。

1）缺水对人体的影响。人体缺水常见的症状是口渴，并伴有乏力、情绪激动、兴奋等症状。严重时可出现肌肉抽搐、手足麻木、血压降低、脉搏细弱、肢体冰凉等症状。更严重时，由于人体电解质代谢紊乱而抽搐、死亡。

2）水摄入过多对人体的影响。当体内水分超出人体需要量时，会产生各种症状。轻度水过量时症状不明显，一般有乏力、头晕、记忆力下降、注意力不集中等症状，还会出现胃酸下降、血压轻度上升、体重有所增加等。严重水过量时，会出现血压升高、水肿明显等症状，甚至出现急性衰竭而死亡。

想一想 有些人平时很少喝水，感觉口渴了才去喝水，这种做法是否正确？为什么？

七、各种营养素之间的关系

人体是一个整体，食物中的各种营养素在人体内也是以一个整体的形式对人体发挥各种生理作用。各种营养素在人体内既相互配合，又相互制约，在消化、吸收、利用、储存、分解、排泄等方面都密切相关。所以，要达到膳食平衡，就必须充分考虑各种营养素之间的关系。

1. 产能营养素之间的关系

产能营养素是指在人体内能产生能量的碳水化合物、脂肪和蛋白质。这三种营养素之间的关系主要表现为碳水化合物和脂肪对蛋白质的节约作用。

碳水化合物是最经济的产能营养素，脂肪是产能最多的营养素。当碳水化合物和脂肪作为能量来源供给充足时，可以减少蛋白质的分解代谢，有利于维持人体正氮平衡状态，增加人体蛋白质合成的原料。相反，如果碳水化合物和脂肪作为人体能量的来源供给不足，不能达到人体需要量，人体就会将蛋白质分解用于提供能量，使蛋白质不能发挥其合成人体组织蛋白质的作用。也就是说，当能量供给充足时，蛋白质在人体内就能发挥最大的生理作用。

2. 维生素之间的关系

维生素 E 能促进维生素 A 在肝脏内的储存，这与维生素 E 的抗氧化作用和能保护维生素 A 的功能有关。当维生素 B_1 大量缺乏时，人体组织中的维生素 B_2 含量下降，而尿液中的维生素 B_2 排出量增高，这说明缺乏维生素 B_1 会影响维生素 B_2 在人体中的正常利用。维生素 B_1 与维生素 B_2 都能促进体内维生素 C 的合成。各种维生素之间在剂量上保持平衡非常重要，过量摄入某一种维生素可引起或加剧其他维生素的缺乏。例如，当膳食中缺乏多种 B 族维生素时，若只供给维生素 B_1，就会加剧烟酸的缺乏。

3. 维生素与产能营养素之间的关系

维生素 B_1、维生素 B_2 和烟酸参与产能营养素的代谢，而维生素 B_6、维生素 B_{12}、叶酸等参与蛋白质的代谢。所以，如果没有维生素的代谢调节作用，即使膳食中碳水化合物、脂肪、蛋白质供给充足，也不能正常发挥其生理作用。同样，产能营养素在一定程度上也影响着维生素的代谢。

4. 常量元素与微量元素之间的关系

人体摄入无机盐的含量和比例必须适宜，才能满足人体正常生长发育的需要，反之就会影响人体的健康。例如，钙补充过度会造成代谢紊乱。盲目补锌会造成体内锌的过量积聚，高锌状态会损害免疫系统，还严重干扰人体对铜、铁的吸收，甚至诱发贫血。

5. 其他营养素之间的关系

（1）膳食纤维与其他营养素之间的关系

膳食纤维在对人体发挥生理作用时，往往对其他营养素的代谢也有一定的影响。膳食纤维的摄入量适当，可促进肠道蠕动，减少胆固醇的吸收，但如果摄入量过高，会对蛋白质、脂肪、碳水化合物，特别是对常量元素与微量元素的吸收起干扰作用，有时这甚至是引起某种营养素缺乏的主要原因。

（2）氨基酸之间的关系

必需氨基酸和非必需氨基酸对人体来说都非常重要。有些氨基酸可以相互代替，例如，酪氨酸可以替代部分苯丙氨酸。但如果大量摄入某一种氨基酸，不论它是必需氨基酸还是非必需氨基酸，都会出现氨基酸摄入不平衡的不良后果。

综上所述，缺乏某种营养素固然不好，但是某种营养素摄入过量同样有害，膳食中保持各类营养素的平衡是维持人体良好营养状态的关键。

第二节　能量

人体需要不断地获得能量才能维持一切生理活动。人体不仅在劳动、运动及学习等过程中需要能量，在安静状态下也要消耗一定的能量。碳水化合物、脂肪和蛋白质是人体所需能量的主要来源。

一、能量单位、能量系数与能量计算

1. 能量单位

国际上通用的能量单位是焦耳（J），营养学使用的单位是焦耳的 1 000 倍，即千焦耳（kJ），有时也用兆焦耳（MJ）表示，兆焦耳是千焦耳的 1 000 倍。过去通用的能量单位是卡（cal）和千卡（kcal），在有些书籍中仍然可以见到。这些能量单位的换算关系是：

1 kcal=4.184 kJ=0.004 184 MJ

1 kJ=0.239 kcal

1 MJ=239 kcal

2. 能量系数

1 g 营养素在体内完全氧化所产生的能量称为能量系数，也称生理卡价。

蛋白质、脂肪、碳水化合物为三大产能营养素。每克碳水化合物、脂肪和蛋白质在体外弹式能量计内充分氧化燃烧，产生的能量分别为 17.15 kJ、39.54 kJ 和 23.64 kJ。但这些营养素在人体消化过程中并不能完全被吸收，习惯上分别按三者的吸收率 98%、95% 和 92% 来计算其能量系数。

碳水化合物能量系数=17.15 kJ × 98%=16.81 kJ（约 4 kcal）

脂肪能量系数=39.54 kJ × 95%=37.56 kJ（约 9 kcal）

蛋白质能量系数=（23.64−5.44）kJ × 92%=16.74 kJ（约 4 kcal）

当人们知道能量系数，同时也知道食物中产能营养素的含量时，就可以计算这些食物给人体提供的能量，这是制定食谱的基础。

3. 能量计算

食物所含能量的计算方法是将食物中三大产能营养素的克数乘以各自的能量系数。

例：一杯 200 g 的牛奶，其所含能量为多少千卡?

查食物成分表可知，100 g 牛奶含蛋白质 3.3 g、脂肪 4.0 g、碳水化合物 5.0 g，由此可推算出 200 g 牛奶含蛋白质 6.6 g、脂肪 8.0 g、碳水化合物 10.0 g。

总能量 = 蛋白质的能量 + 脂肪的能量 + 碳水化合物的能量

= 6.6 g × 4 kcal/g+8.0 g × 9 kcal/g +10.0 g × 4 kcal/g

= 26.4 kcal+72.0 kcal+40.0 kcal

= 138.4 kcal

答：一杯 200 g 的牛奶所含能量为 138.4 kcal。

二、人体能量的消耗

人体的能量消耗主要包括基础代谢、体力活动和食物的特殊动力作用三个方面，其中体力活动所消耗的能量最多。人体每天的能量摄入量与这三个方面的能量消耗处于平衡状态时才能保持人体的健康。

1. 基础代谢

基础代谢是指人体维持生命所需要的最低能量代谢。基础代谢率是指人体处于基础代谢状态下，每小时每平方米体表面积（或每千克体重）的能量消耗。人体在 18 ℃室温下，禁食 12 小时后，静卧并处于清醒、放松的状态，此时，维持体温以及心跳、呼吸等基本生命活动所必需的最低能量即为基础代谢率。

通过测定，正常成年男性每千克体重、每小时的基础代谢率为 4.18 kJ（约 1 kcal），正常成年女性每千克体重、每小时的基础代谢率为 3.97 kJ（约 0.95 kcal）。所以，成年男女一天的基础代谢率可以用下面的公式进行计算：

男性一天基础代谢率 =4.18 × 24 × 体重（kg）

女性一天基础代谢率 =3.97 × 24 × 体重（kg）

一般情况下，人体每天基础代谢所消耗的能量占能量总消耗量的 50% 左右。因为人体的生理功能在一段时间内不会有很大的波动，所以基础代谢所消耗的能量相对稳定，变化的幅度不大。

2. 体力活动

体力活动包括体力劳动、脑力劳动以及体育活动，这是人体能量消耗的主要部分。人体每天体力活动所消耗的能量占能量总消耗量的 15% ~ 30%，这部分能量的消耗与体力活动的强度、活动的熟练程度及活动的持续时间有关。

成人职业劳动强度分为轻度、中度、重度三个等级，见表 1–26。

表 1–26　　成人职业劳动强度

职业劳动强度	劳动时间及状态	举例
轻度	75% 的时间坐或站立，25% 的时间从事职业活动	办公室工作、修理电器钟表、售货、酒店服务、化学实验操作、讲课等
中度	40% 的时间坐或站立，60% 的时间从事特殊职业活动	学生日常活动、机动车驾驶、车床操作等
重度	25% 的时间坐或站立，75% 的时间从事特殊职业活动	非机械化农业活动、炼钢、舞蹈、体育运动、装卸、采矿等

3. 食物的特殊动力作用

食物的特殊动力作用又称食物的热效应，是指由于摄入食物引起的能量额外消耗增加的现象。

对于中国人来说，每天普通混合膳食的特殊动力作用所耗能量约占能量总消耗量的 10%。膳食中的动物性食物越多，蛋白质和脂肪的含量越高，则因食物特殊动力作用而消耗的能量也越多。进食速度也会影响食物特殊动力作用，进食速度越快，能量的消耗越多，反之则越少。

4. 生长发育所需能量

人体生长发育所需能量包括人体在生长发育中形成新的组织所需要的能量，以及新生成的组织进行新陈代谢所需要的能量。

对于婴幼儿、儿童、青少年来说，生长发育需要一定能量。经过测定，婴幼儿、儿童、青少年每增加 1 g 体重，就需要 20.9 kJ（约 5 kcal）的能量。另外，孕妇、乳母及身体恢复期病人，也同样会由于新生组织的增加而引起能量的额外消耗。

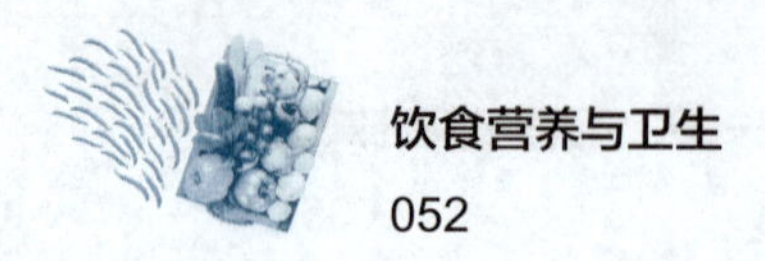

三、能量的食物来源与需要量

1. 能量的食物来源

人体所需的能量主要来源于食物中的碳水化合物、脂肪和蛋白质这三种产能营养素，其中以碳水化合物和脂肪为主，蛋白质占次要地位。

碳水化合物、脂肪和蛋白质三种产能营养素广泛存在于各种食物中。谷类和薯类食物含碳水化合物较多，是膳食能量最经济的来源。油料作物富含脂肪。动物性食物一般比植物性食物含有更多的脂肪和蛋白质，但大豆和坚果类例外，它们含有丰富的脂肪和蛋白质。蔬菜和水果一般含能量较少。部分食物每 100 g 所含的能量见表 1–27。

表 1–27　　部分食物每 100 g 所含的能量

食物	能量		食物	能量	
	kcal	kJ		kcal	kJ
小麦粉（代表值）	359	1 512	猪肉（代表值）	331	1 370
稻米（代表值）	346	1 453	牛肉（代表值）	160	669
马铃薯	81	343	羊肉（代表值）	139	581
玉米（鲜）	112	469	鸡蛋（代表值）	139	581

2. 能量的需要量

人体对能量的需要量因受劳动种类、劳动强度、年龄、性别、生理特点等因素的影响而有所不同。一般成人能量摄入量与消耗量保持平衡时（即能量收支平衡），体重维持相对的稳定，就能保证身体健康，参加正常的劳动及各项活动。

根据我国居民膳食营养素参考摄入量标准，结合我国居民的生活习惯和食物来源，成人摄入的各营养素所提供的能量占总能量需要量的比例的最佳值是：碳水化合物供能占 50% ~ 65%，脂肪供能占 20% ~ 30%，蛋白质供能占 10% ~ 20%。年龄越小，蛋白质及脂肪供能所占的比例则应相应增加。成人摄入脂肪所供能量一般不宜超过总能量需要量的 30%。18 ~ 49 岁的普通成人每日能量需要量见表 1–28。

表 1–28　　18 ~ 49 岁的普通成人每日能量需要量

劳动强度	每日能量需要量（MJ）		每日能量需要量（kcal）	
	男	女	男	女
轻度	9.41	7.53	2 250	1 800
中度	10.88	8.79	2 600	2 100
重度	12.55	10.04	3 000	2 400

四、能量摄入量对健康的影响

1. 摄入量不足的影响

由于各种原因造成能量摄入量达不到消耗需要量，会导致人的体力下降，工作效率降低，身体对环境的适应力和抵抗力下降。特别是对于儿童和青少年，会影响其生长发育，造成身高、体重低于正常标准。年老时，能量的摄入量不足也会造成其他营养素的缺乏。

2. 摄入量过多的影响

能量摄入量高于人体消耗量同样会造成严重的健康问题，如造成肥胖、高血压、冠心病、糖尿病等。当下我国这种现象也比较普遍，特别是在经济发达地区和城市，应引起人们足够的重视。

想一想　影响人体基础代谢率的因素有哪些?

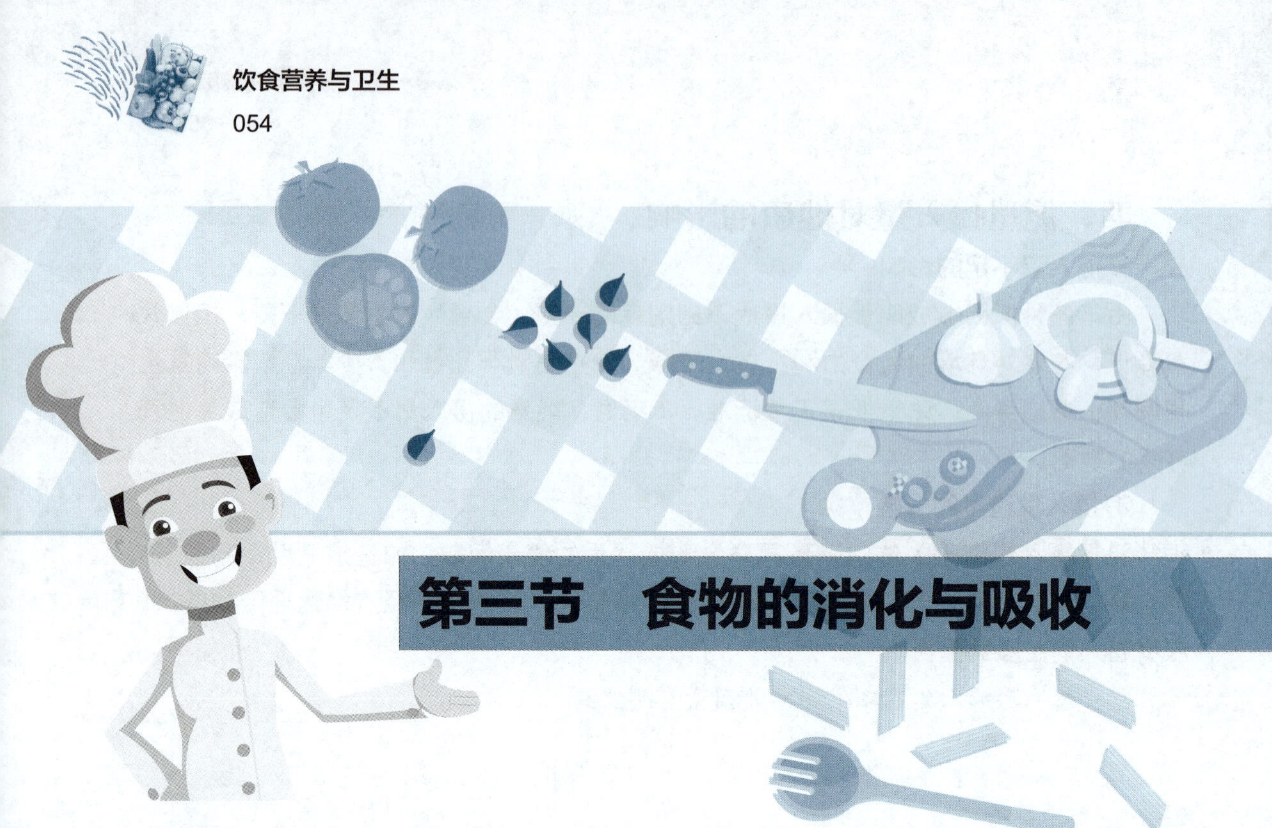

第三节 食物的消化与吸收

食物所含有的人体必需营养成分中，水、无机盐和维生素一般由消化系统直接吸收，而碳水化合物、脂类、蛋白质等结构复杂的大分子物质不能直接被人体吸收和利用，它们必须在消化系统中经过物理变化和化学变化，形成结构简单、易溶于水的小分子物质才能被人体吸收。

一、基本概念

消化是指食物通过消化器官的运动和消化液的作用被分解为可吸收成分的过程。食物的消化包括机械性消化和化学性消化两个过程。机械性消化是指依靠消化管的活动，对食物进行机械性磨碎并将其与消化液混合，推动食糜前进。化学性消化是指依靠消化液中的消化酶对食物进行化学性分解，将食物中的营养成分变为可以吸收的营养物质。两者之间是相互联系、相互促进的。

吸收是指食物的可吸收成分透过消化管壁进入血液和淋巴液的过程。

消化和吸收这两个生理过程的正常进行，对于人体的新陈代谢、生长发育和从事各种活动所需营养的供给，都具有重要的意义。

二、消化系统的结构和功能

1. 消化系统的结构

食物在人体内的消化与吸收是通过消化系统来完成的。消化系统由消化管和消化腺两部分组成。人体的消化管既是食物通过的管道，又是食物消化、吸收的场所。

消化管由口腔、咽、食管、胃、小肠（包括十二指肠、空肠、回肠）、大肠（包括盲肠、结肠和直肠）、肛门等组成。消化腺有唾液腺（包括腮下腺、颌下腺、舌下腺）、胃腺、肝脏、胰腺、肠腺等。

2. 消化系统的功能

消化系统的主要功能就是对从外界摄取的食物进行一系列复杂的物理性和化学性消化，使食物中的各种成分变成简单的可溶性物质，然后经小肠吸收进入血液或淋巴液，营养全身。另一部分未经消化吸收的残渣在大肠中形成粪便，由肛门排出体外。此外，消化系统的某些器官还有解毒、抵御微生物侵害的功能。

三、食物的消化与吸收过程

1. 食物的消化过程

食物在人体内的消化过程，按其先后顺序可分为 3 个阶段。

（1）口腔内的消化过程

食物的消化过程虽然是从口腔开始的，但是，消化的准备工作在食物还没有进入口腔以前就已经开始了。饥饿时看到食物、嗅到食物的香味时，口腔里就会有大量的唾液分泌出来。

食物进入口腔后，经牙齿的咬切、撕裂、咀嚼，大块的食物被磨碎，再经舌的搅拌，食物与口腔中分泌的唾液充分混合。唾液中含有淀粉酶，能将谷类食物中的淀粉变成麦芽糖。人们在吃米饭或馒头时，感觉有甜味就是因为淀粉在口腔内变成了麦芽糖。唾液中除了淀粉酶外，还有黏蛋白，它可使食物润滑，易于吞咽，由食管经贲门进入胃。由于食物在口腔停留的时间很短，所以食物中的淀粉并不能完全被消化。因为唾液中没有其他的酶，所以脂肪和蛋白质在口腔中没有变化。

（2）胃内的消化过程

胃位于腹腔正中稍偏左的上方，是人体消化管最主要的部分之一。它像一个大的中转站，将一餐中的食物首先储存进来，然后缓慢、有节律地输送到小肠进行消化吸收。当胃中充满食物时，人就会产生饱腹感，反之则会产生饥饿感。

胃有两种机能，一种是暂时储存食物，另一种是消化食物。成人的胃一般可容纳 1 ~ 2 L 食物，所以，一次饱餐后食物在胃内可停留较长时间，使食物得以慢慢地进入十二指肠，保证了食物在小肠内的消化和吸收。当食物进入胃时，胃壁逐渐舒张，容纳食物，同时胃壁肌肉开始有节奏地蠕动，使胃内的食物和胃液充分混合，成为粥状食糜。日常饮食中若暴饮暴食，会引起急性胃扩张，使胃的蠕动性减弱或丧失。

胃壁上有一些腺体能分泌胃液。胃液具有很强的酸性（pH 值在 1 左右），不仅能杀死随食物进入胃内的细菌，而且能把食物团浸泡松软，使胃蛋白酶保持充分的活性。胃腺分泌的黏液还可以保护胃组织表面免受强酸的伤害和胃蛋白酶自身消化作用（它会导致胃壁黏膜受损，形成溃疡）的影响。如果胃酸分泌不足，会引起消化不良，使人出现明显的食欲减退。如果胃酸过多，会对胃和十二指肠黏膜产生侵蚀作用，这是发生溃疡病的原因之一。

食物经胃运送到小肠的时间称为胃排空时间。胃排空时间与食物性状及组成有关。食物中水含量越高，排空越快。

一般我国居民的混合膳食在胃中需要 4 ~ 6 小时才能排空，所以，一天应进餐 2 ~ 3 次。

（3）小肠内的消化过程

小肠位于腹腔中下部，是人体消化、吸收食物最重要的器官，由十二指肠、空肠、回肠三部分组成。其中以十二指肠的功能最为突出，食物中 90% ~ 95% 的营养素的消化吸收是在十二指肠中进行的。

小肠在食物消化吸收中起的作用，与胰腺、肝脏等消化腺有重要的关系。小肠内表面环状的皱襞和绒毛状的小肠绒毛可大大增加消化食物和吸收营养物质的面积。

小肠的运动也称蠕动，它有规律的蠕动使食物与消化酶充分混合，有利于食物的消化，同时也增加了食物消化后形成的小分子营养素与肠黏膜细胞充分接触的机会，从而将消化后形成的小分子营养素尽快地输送到血液中，完成吸收过程。

大肠中不含或只含少量的消化酶，所以大肠无明显的消化作用。大肠的主要功能是吸收水分和形成粪便。大肠内有大量的细菌，这些细菌能利用大肠内某些简单的物质合成人体需要的维生素 K 和 B 族维生素，其中部分能被人体吸收和利用。

食物的消化过程如图 1–3 所示。

2. 食物的吸收过程

（1）碳水化合物的吸收过程

碳水化合物以单糖形式在小肠内被吸收而进入血液，经静脉运送入肝脏，储存于肝脏内或经血液循环运送到全身，供各组织利用。一般情况下，葡萄糖和半乳糖吸收最快，果糖吸收较慢。

（2）蛋白质的吸收过程

绝大部分蛋白质被消化成氨基酸后才可被小肠吸收，其吸收途径与葡萄糖相似。但有些未经消化的蛋白质或蛋白质的不完全分解产物也可能被小肠极少量吸收，所以有些人对食物有过敏反应，可能是由于某些蛋白质被直接吸收引起的。

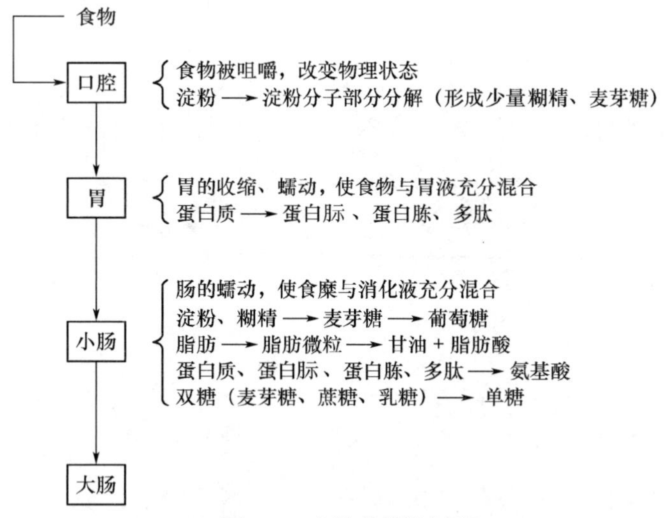

● 图 1–3　食物的消化过程

（3）脂肪的吸收过程

脂肪微粒以脂肪的分解产物——甘油和脂肪酸的形式被小肠吸收后，小部分进入毛细血管，由静脉进入肝脏，大部分则进入毛细淋巴管，再由淋巴管运送进入血液循环，分布于脂肪组织中，脂溶性维生素也随脂肪一起被吸收。

（4）水和无机盐的吸收过程

水和无机盐能直接被吸收。胃、小肠和大肠都有吸收水分的作用。无机盐的吸收主要在小肠内，大肠也能吸收小部分无机盐。

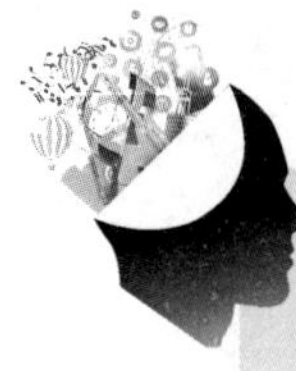

思考与练习

1. 举例说明蛋白质的互补作用。
2. 简述蛋白质、碳水化合物、水的生理作用。
3. 脂类、维生素各是如何分类的？
4. 常量元素和微量元素有哪些区别？
5. 人体能量的消耗包括哪几个方面？
6. 简述能量摄入量对健康的影响。

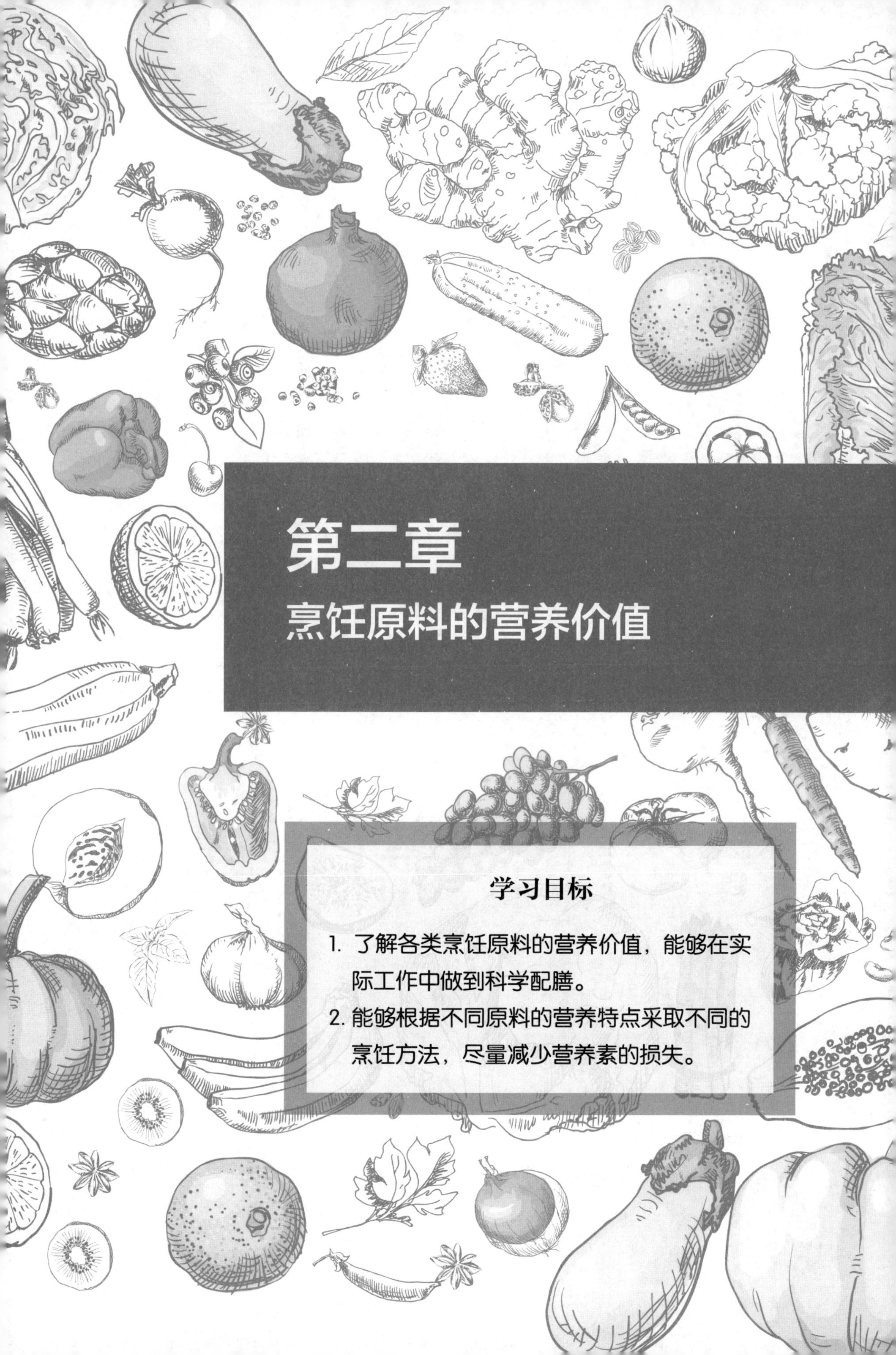

第二章
烹饪原料的营养价值

学习目标

1. 了解各类烹饪原料的营养价值，能够在实际工作中做到科学配膳。
2. 能够根据不同原料的营养特点采取不同的烹饪方法，尽量减少营养素的损失。

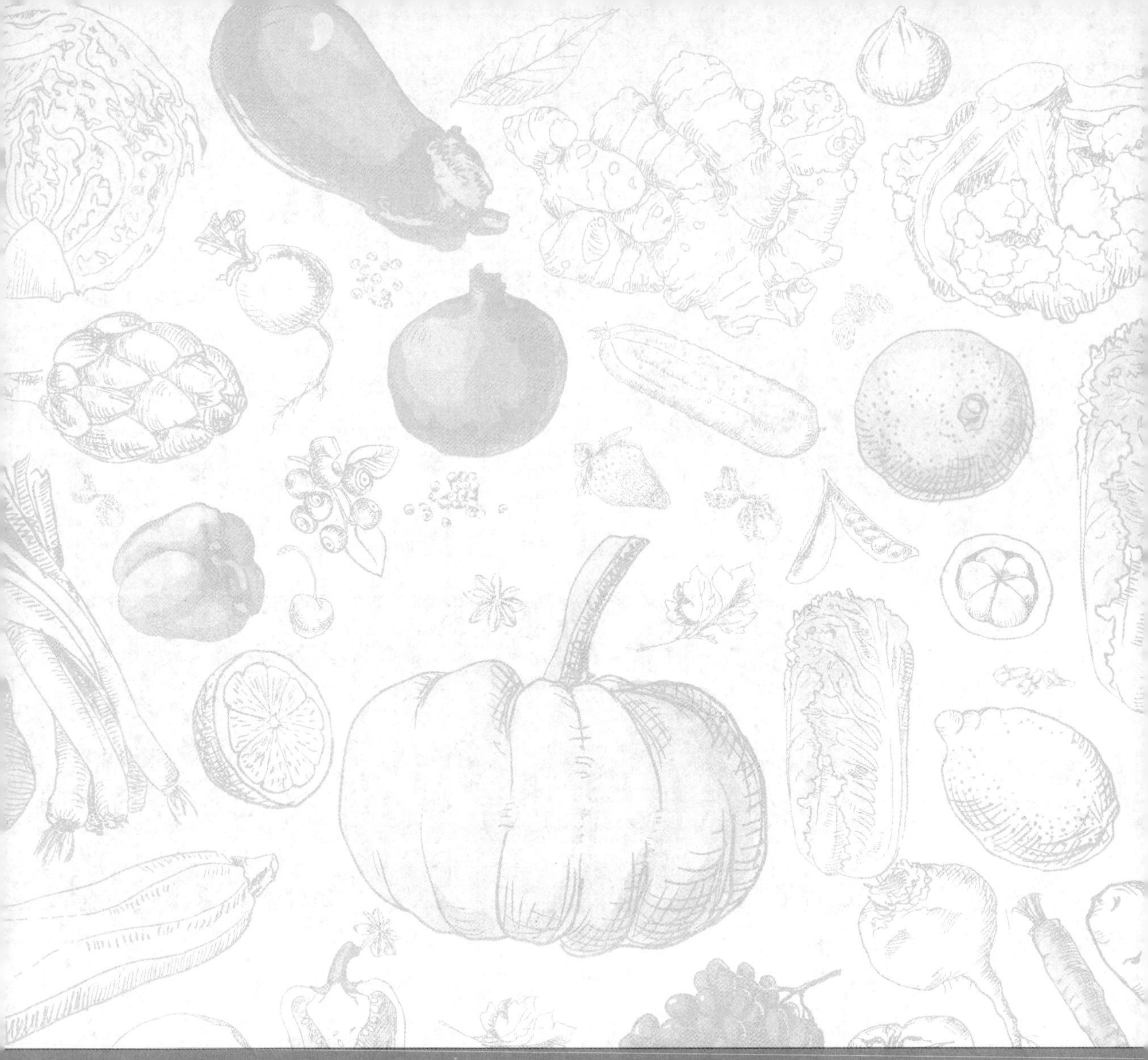

我国烹饪历史悠久，烹饪原料种类繁多。在不同的历史时期，特别是在秦汉以后，我国陆续从其他国家引进了大量的烹饪原料，丰富了烹饪原料品种，为我国烹饪的发展奠定了基础，同时也丰富了人们的膳食种类。

本章对烹饪原料营养价值的含义、影响因素进行了概括，并且较详细地分析了植物性烹饪原料、动物性烹饪原料和加工性烹饪原料的营养价值。

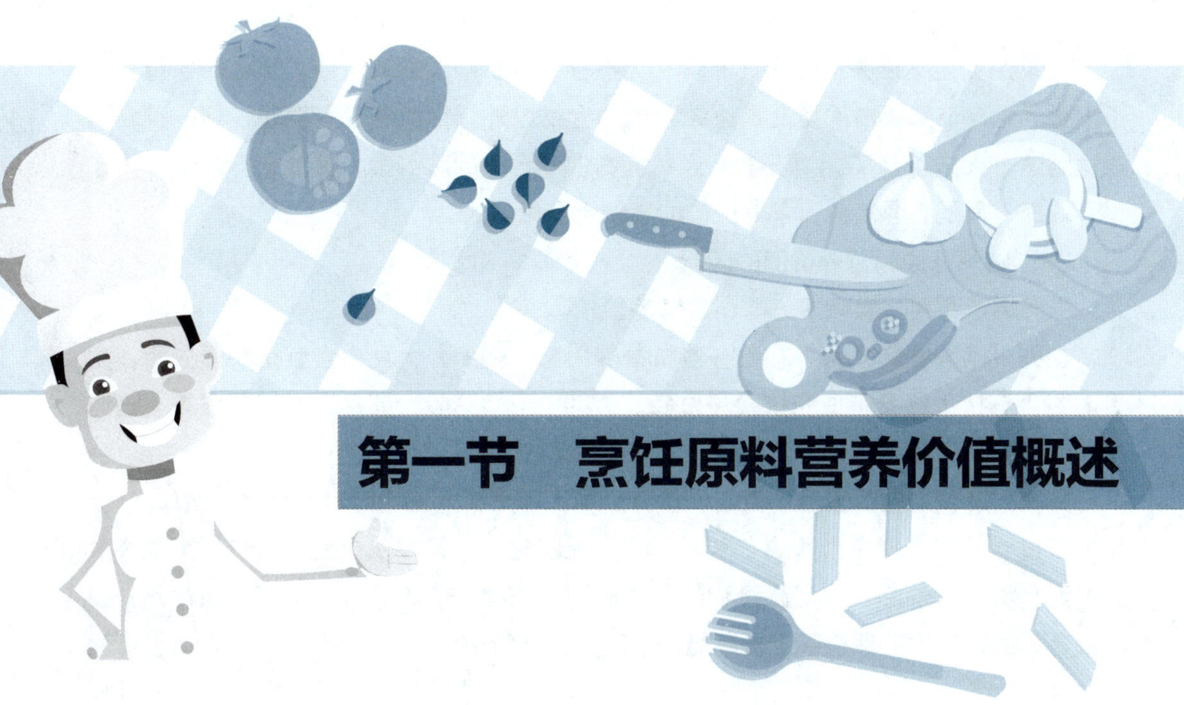

第一节　烹饪原料营养价值概述

烹饪原料种类繁多，在营养学上依其性质和来源不同可大致分为三类：一是植物性烹饪原料，如谷类、豆类、蔬菜、水果等；二是动物性烹饪原料，如畜肉、禽肉类，鱼、虾等水产品，奶、蛋及其制品等；三是加工性烹饪原料，即以天然食物制取的原料，如酒、糖、油、酱油、醋等。烹饪工作者需要对烹饪原料的产地、品种、营养价值等进行系统的了解，才能物尽其用，烹制出色、香、味、形俱佳的菜肴。

一、烹饪原料营养价值的含义及影响因素

1. 烹饪原料营养价值的含义

烹饪原料的营养价值是指烹饪原料中所含营养素的种类、数量、质量及被人体利用的程度。

一般认为，某种烹饪原料含有的营养素的种类、数量和质量越接近于人体的生理需要，则被消化吸收和利用的程度就越高，营养价值也就越高，反之则营养价值越低。也就是说，理想的高营养价值原料除含有人体必需的能量和营养素以外，其营养素的种类、数量和组成比例还必须都符合人体的需要，并且易被消化、吸收。

在评定烹饪原料的营养价值时，不但要考虑其中营养素的种类和含量，而且应分析营养素的质量，即可被人体利用的程度。例如，干鱼翅中蛋白质的含量很高，约为80%，但由于其中必需氨基酸的组成不合理，属于不完全蛋白质，被人体利用的程度不高。所以，人们认为鱼翅中蛋白质的营养价值较低。

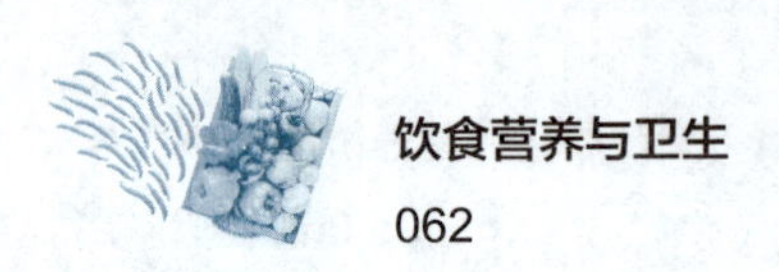

如果用上述标准去衡量烹饪原料和天然存在的食物的营养价值，那么除了母乳对于出生 4 ~ 5 个月以内的婴儿是比较全面的食物以外，目前还没有发现任何一种食物能达到这一要求。从实际情况看，天然食物中所含有的营养素，其分布与含量都不是十分均衡，而是各具特色，营养价值的高低也是相对的。

2. 影响烹饪原料营养价值的因素

很多因素都可以影响烹饪原料的营养价值。

首先，某些食物本身存在着一些抗营养因素。例如，大豆中含有抗胰蛋白酶，生蛋清中含有抗生物素蛋白和抗胰蛋白酶，菠菜中含有草酸，高粱中含有单宁等。这些不利因素如果不消除，就会降低原料的营养价值。

其次，烹饪原料的营养价值还受储存、加工和烹饪方法等因素的影响。例如，米、面加工过于精细将损失大量的 B 族维生素和无机盐，水果罐头会因工艺特殊而损失大量的维生素 C，油脂长时间高温加热会使必需脂肪酸、脂溶性维生素损失。对此，要采取合理的加工方法保持甚至提高烹饪原料的营养价值。

再次，烹饪原料的产地、种植条件、肥料使用、收获时间等因素也会影响烹饪原料的营养价值。

3. 烹饪原料中的非营养物质

值得注意的是，烹饪原料除含有营养物质外，还含有一些非营养物质。

有些烹饪原料中的非营养物质可以防病治病。例如，大蒜中的大蒜素、香菇中的香菇多糖、木耳中的酸性多糖等，均可提高人体的免疫力，降低血脂和血压，有抗癌和抑癌作用。

有些烹饪原料中还含有能改善食物感官性状、促进人的食欲和食物消化吸收的物质。例如，动物性原料中的含氮浸出物、蔬菜和水果中的色素和有机酸等，都能改善食物的色、香、味、形，保持食物的独特风味，还可提高食物中营养物质的吸收率和利用率。

有些烹饪原料中的非营养物质会影响身体健康甚至导致疾病。例如，大豆中的抗胰蛋白酶和血凝素、生蛋清中的抗生物素蛋白、柿子中的柿胶酚等，容易引起食物中毒、溶血性贫血、消化不良。

二、烹饪原料营养价值的评定

人们主要从营养素的种类和含量以及营养素的质量两个方面评定烹饪原料的营养价值。

1. 营养素的种类和含量

烹饪原料中营养素的种类和含量是评定其营养价值的前提。对每一种烹饪原料的营养素种类和含量进行分析测定，是一项巨大的基础性科研工作。几十年来，我国的科学工作者为此做了大量的工作，制作了四个版本的食物成分表。它们是评定烹饪原料营养价值十分重要的依据，配膳时可查阅。

2. 营养素的质量

影响烹饪原料中营养素质量的因素有很多，大致有以下三个方面：

（1）营养素的消化率

例如，在评定烹饪原料中钙的营养价值时，不仅应考虑其含量，还应考虑原料中的草酸、膳食纤维等一些影响其消化吸收的因素。

（2）营养素的利用率

评定烹饪原料中蛋白质的营养价值时，除应考虑含量外，还要考虑必需氨基酸的组成比例等影响其利用率的因素。

（3）营养素在加工储存中的变化

烹饪原料在加工储存过程中会产生一些变化。有些变化可以改善原料的品质与口感。例如，在储存甘薯的过程中，部分淀粉由于酶的作用转化为单糖或双糖，使甘薯的口感更好，也更有利于人体的消化吸收。有些烹饪原料中的营养素特别是维生素，由于化学性质不稳定，在储存过程中会氧化分解，导致营养素的损失，会使烹饪原料的营养价值降低。

三、评定烹饪原料营养价值的意义

一是全面了解烹饪原料中营养素的组成与含量，便于最大限度地利用现有食物资源，并开发利用新的食物资源。

二是了解烹饪原料在收获、加工、储存过程中可能存在的影响其营养价值的因素，以便于在这些过程中对原料进行质量控制，提高原料的营养价值。

三是了解烹饪原料中非营养物质的种类和特点，以便趋利避害，有的放矢，充分发挥其潜能。

四是指导科学配膳，使烹饪原料的选择与搭配更加合理。

想一想　食物经烹调后营养价值一定会降低吗?

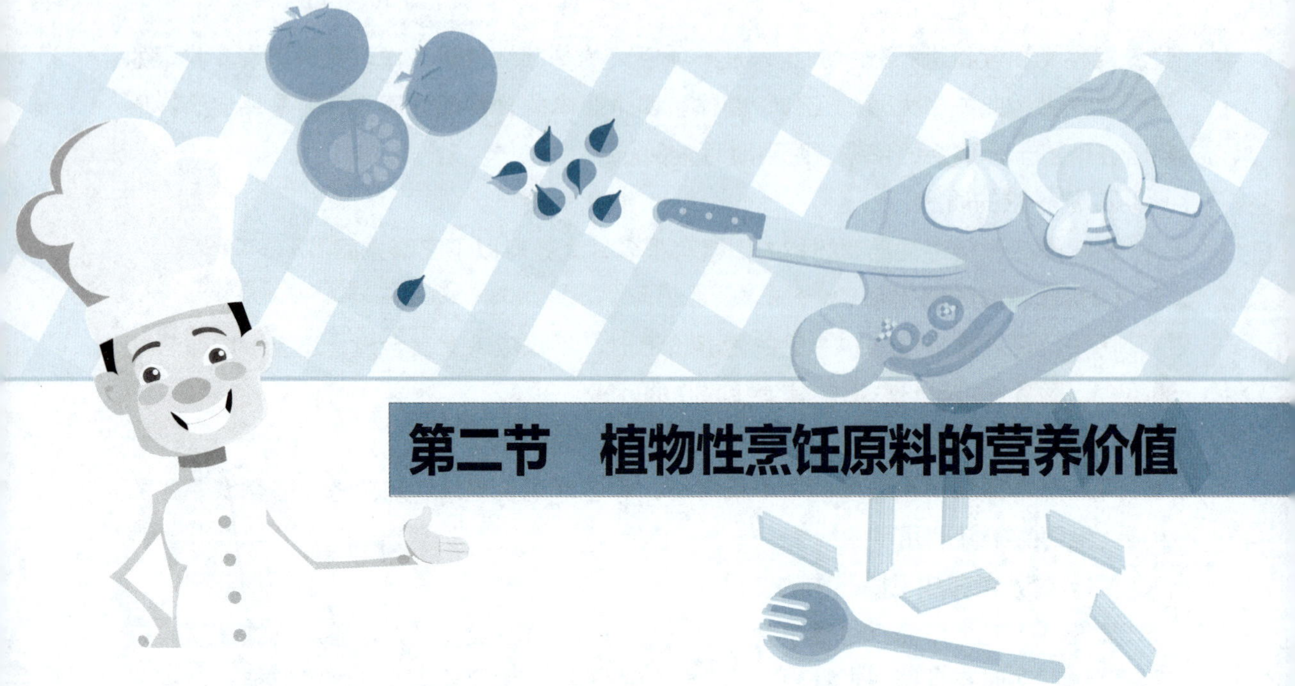

第二节　植物性烹饪原料的营养价值

植物性烹饪原料种类繁多，是烹饪原料中的重要组成部分，也是我国居民膳食结构的主体。常见的植物性烹饪原料主要有谷类、豆类、薯类、蔬菜、水果及其他植物性干货原料等，它们主要为人体提供碳水化合物、维生素、无机盐以及少量的蛋白质和脂肪等营养素。植物性烹饪原料特有的纤维素、果胶等，对维持肠道生理功能具有重要的作用。

一、谷类的营养价值

谷类即通常所说的粮食，其品种很多。我国居民膳食以大米和小麦为主，并配有少量的杂粮，如玉米、小米、高粱、大麦、荞麦等，有的地区也把薯类作为代粮食品。

1. 谷粒的结构

谷粒的结构因品种不同而有一定的差异，但基本结构相似，一般可分为谷皮、胚乳、糊粉层、胚芽等几部分。谷粒的纵切面如图 2–1 所示。

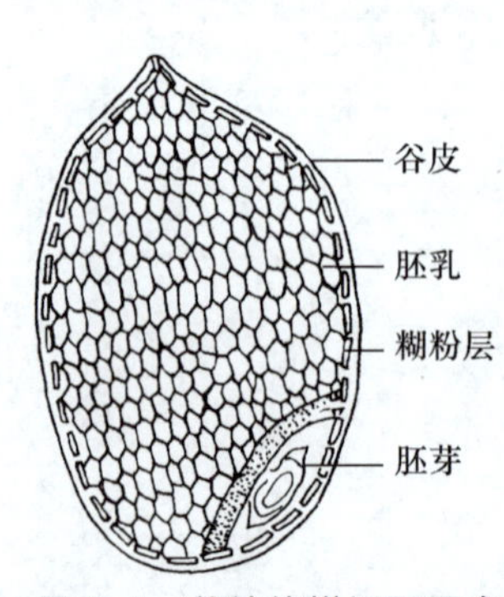

图 2–1　谷粒的纵切面示意图

（1）谷皮

谷皮为谷粒的外壳，占谷粒总重的 13% ~ 15%，主要成分为纤维素、半纤维素和木质素等，并含有少量的蛋白质、脂肪、B 族维生素和钙、磷、铁等无机盐，加工时应去除掉，营养价值不大。

（2）胚乳

胚乳是谷类的主要部分，约占谷粒总重的 83.5%。胚乳中含有大量的淀粉、蛋白质及少量脂肪，无机盐、维生素和纤维素含量极少。

（3）糊粉层

糊粉层位于谷皮和胚乳之间，由厚壁细胞组成，约占谷粒总重的 8%，纤维素含量较多，蛋白质、脂肪、B 族维生素和无机盐含量也较高，有重要的营养价值，但在碾磨加工时易与谷皮同时脱落而混入糠麸中。

（4）胚芽

胚芽占谷粒总重的 2% ~ 3%，是种子发芽的关键部位，所以各种营养素和酶类的含量都较多，但加工精细的制品易将其丢失。

2. 谷类所含的营养素

谷类作为大众日常生活中的主食，是大多数人最重要的能量来源。谷类主要为人体提供碳水化合物、维生素、无机盐以及少量的蛋白质和脂类等营养素，对人体发挥着重要的生理作用。

（1）碳水化合物

谷类中的碳水化合物含量约占 70%，以淀粉为主，这些碳水化合物多集中在胚乳中。淀粉经烹调后易被人体消化吸收，利用率很高，例如，大米的利用率约为 95%，面粉的利用率约为 93%。所以说，谷类是碳水化合物含量多而且质量好的一类食物，是人体摄取碳水化合物最理想的食物来源，也可以认为谷类是人体能量最理想和最经济的来源。

谷类除含有淀粉外，还含有不能被人体消化吸收但有重要生理意义的纤维素、半纤维素和木质素等膳食纤维，含量占 1% ~ 10%，具体取决于谷粒加工的精细程度。

（2）蛋白质

谷类中的蛋白质是人体蛋白质的重要来源，其含量一般占 8% ~ 12%。但谷类蛋白质的氨基酸组成不均衡。每 1 g 谷类蛋白质中必需氨基酸的含量见表 2–1。

表 2–1　每 1 g 谷类蛋白质中必需氨基酸的含量　mg

必需氨基酸	籼米	粳米	糯米	小麦	玉米	小米	高粱米	甘薯	马铃薯
赖氨酸	38	35	31	24	37	28	22	26	93
蛋氨酸	19	17	19	14	18	30	17	15	30
色氨酸	16	17	12	12	7	20	10	15	32
亮氨酸	90	84	86	71	152	149	160	55	113
异亮氨酸	34	35	44	36	33	38	37	31	70

续表

必需氨基酸	籼米	粳米	糯米	小麦	玉米	小米	高粱米	甘薯	马铃薯
缬氨酸	55	54	61	42	50	55	52	64	113
苏氨酸	39	39	36	31	44	47	36	37	71
苯丙氨酸	47	48	50	45	50	56	54	49	81

若某一谷类中氨基酸含量不足，可采取多种措施来补足。例如，可在面粉中加入适量的赖氨酸，或根据蛋白质互补作用的原理与相应的食物（如大豆制品、蛋类、鱼类、乳类、肉类等）共食，选择其中一种或几种与谷类混食即可显著提高其蛋白质的营养价值。

（3）脂类

谷类所含的脂类以脂肪为主，且所含脂肪酸多数为不饱和脂肪酸，其中亚油酸含量最高，约占不饱和脂肪酸的 60%，所以谷类的营养价值较高。另外，谷类还有少量卵磷脂和植物固醇，这些物质都有降低血液胆固醇水平和防止动脉硬化等作用。所以，以玉米油为代表的谷类提取油，对人体具有营养和食疗的双重作用，应受到重视。

（4）维生素

谷类主要含有 B 族维生素，如硫胺素、核黄素、泛酸等。B 族维生素主要集中在胚芽、糊粉层中，胚芽中还含较多的维生素 E。由于维生素主要集中在谷粒的外层，所以加工越精细的制品维生素的含量越低。

（5）无机盐

谷类中的无机盐总含量占 1.5% ~ 3%，含量较多的为磷（占无机盐总量的 50% ~ 60%），其次为钙（约占无机盐总量的 40%），另外还有少量的铁、硒、锌、铜、钼、锰等元素。无机盐的吸收率受含磷植酸盐的影响较大，若用酵母发酵，则可降低含磷植酸盐的干扰作用，提高无机盐的吸收率。

甘薯类食物是某些地区的代谷类食物。以鲜甘薯为例，其营养价值与大米营养价值的比较见表 2–2（按产生 100 kcal 能量的标准计算相应的营养素含量）。

表 2–2　　鲜甘薯营养价值与大米营养价值的比较

营养素 / 食物	蛋白质（g）	钙（mg）	胡萝卜素（mg）	维生素 B_1（mg）	维生素 B_2（mg）	烟酸（mg）	维生素 C（mg）
鲜甘薯	1.7	27.5	3.3	0.083	0.042	0.42	25
大米	2.2	2.8	0	0.048	0.008 5	0.39	0

由表中可以看出，在同样产生 100 kcal 的能量时，鲜甘薯除蛋白质含量一项稍低于大米外，其他各项都明显高于大米，这说明鲜甘薯也具有很高的营养价值。在烹饪过程中，人们很少直接选用整粒的谷粒，一般使用其加工制品，如面粉、大米、小米等。表 2–3 列出了不同出粉率面粉（100 g）的营养素含量，大米、小米等加工制品的营养素含量可参照此表。

表 2–3　　　　不同出粉率面粉（100 g）的营养素含量

营养素＼出粉率	72%（精白粉）	85%（标准粉）	98%（全麦粉）
淀粉（g）	65 ~ 70	64 ~ 68	65 ~ 67
蛋白质（g）	8 ~ 13	9 ~ 14	10 ~ 14
无机盐（g）	0.3 ~ 0.6	0.7 ~ 0.9	1.4 ~ 1.6
粗纤维（g）	微量~ 0.2	0.4 ~ 0.9	1 ~ 2.2
铁（mg）	1	2.2	2.7
钙（mg）	18	38	50
维生素 B_1（mg）	0.11	0.31	0.4
维生素 B_2（mg）	0.035	0.07	0.12
烟酸（mg）	0.72	1.6	6
泛酸（mg）	0.6	1.1	1.5

想一想　精白粉、标准粉、全麦粉三种面粉哪一种最适宜作为主食？为什么？

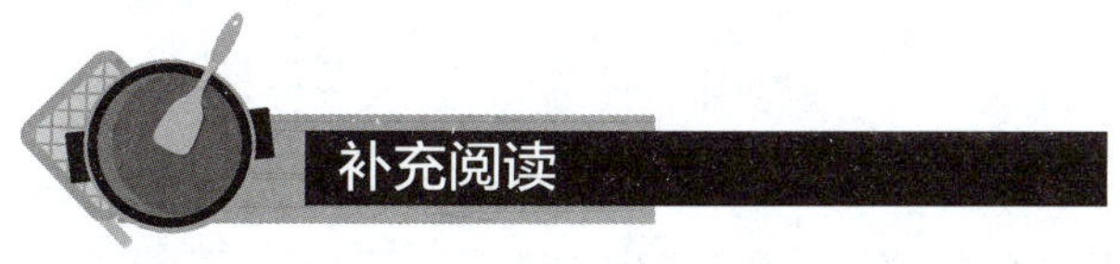

多吃谷物早餐好处多

所谓的“早餐逃跑族”是指那些长期不吃早餐的人。

一个人早餐摄入能量应达到全天饮食摄入能量的 30%，但现在这个指标远远没有达到。据统计，35 岁以下的年轻人是“早餐逃跑族”的主力军，他们的早餐结构很不合理或者长期不吃早餐，严重的会出现低血糖昏迷、贫血等症状，直接影响一天的学习和工作效率。早餐应该多吃一些低脂、低盐、高膳食纤维的谷类食物，辅之以果蔬、牛奶及少量肉蛋类食物。特别是小麦、玉米、燕麦等谷类食物富含膳食纤维，经常食用可以促进肠胃消化，治疗便秘，预防肥胖和代谢性慢性病的发生。

二、豆类的营养价值

豆类种类很多，根据所含蛋白质和碳水化合物的不同，豆类可分为大豆类和其他豆类。在我国，大豆类产量最高，分布最广。大豆类主要包括黄豆、黑豆、青豆等，大豆类中的蛋白质和脂类含量高，而碳水化合物含量较低。其他豆类包括蚕豆、豌豆、绿豆、红小豆等，碳水化合物含量高，蛋白质含量较大豆类低，脂类含量很少。此外，豆类及其制品中还含有丰富的 B 族维生素、维生素 C、维生素 E，以及钙、磷、铁等无机盐。

1. 蛋白质

大豆类中蛋白质含量占 35% ~ 40%，其他豆类约占 20%。豆类是我国居民膳食中蛋白质的重要来源。因为大豆蛋白是来自植物性食物的优质蛋白质，尤其是赖氨酸含量丰富，而粮豆混食可以弥补谷类的不足，所以，大豆类是谷类理想的互补食物。除蛋白质外，大豆类还可补足脂类、B 族维生素、钙、铁等营养素。

2. 脂类

大豆类中脂类的含量占 18% ~ 20%，其他豆类低于 2%。大豆油中的主要成分是中性脂肪，脂肪分子中不饱和脂肪酸高达 85%。其中亚油酸含量最多，占不饱和脂肪酸总量的 51.5%；其次是油酸，占不饱和脂肪酸总量的 35.6%；亚麻酸占不饱和脂肪酸总量的 2.9%。另外，大豆油中还含有卵磷脂（约占 1.64%），以及少量的豆固醇（可抑制胆固醇的吸收），而且大豆油的天然抗氧化能力较强，所以大豆油是一种营养价值很高的食用油。

3. 碳水化合物

大豆类中碳水化合物的含量约占 25%，其他豆类占 50% ~ 60%。这些碳水化合物只有大约一半可被人体消化吸收，主要包括蔗糖、糊精和淀粉等；另一半不能被人体消化吸收的碳水化合物主要为棉籽糖、水苏糖等，且易被体内肠道细菌分解产生二氧化碳和氨气从而引起腹部胀气，所以有胃肠疾病的人应尽量少吃整粒烘炒的豆类。由于导致腹部胀气的物质大多靠近豆类外层，所以经加工制成的豆腐、豆浆、豆沙等豆制品基本去除了这些物质，可以放心食用。

4. 维生素

豆类含丰富的 B 族维生素和维生素 E，另外还含有少量的胡萝卜素。

5. 无机盐

豆类中无机盐总含量占 2% ~ 3%，其中钙、磷、铁含量都较多。

获取豆类中各类营养素的途径一般是食用豆制品，而加工方法不同的豆制品其营养特点也不相同。整粒黄豆中的蛋白质消化率为 65.3%，而豆腐中的蛋白质消化率则提高到 92.7%，钙含量也明显提高，约为 250 mg/100 g。每 100 g 豆浆与牛奶中营养素含量的比较见表 2–4。

表 2–4　　　　每 100 g 豆浆与牛奶中营养素含量的比较

营养素 食物	蛋白质（g）	钙（mg）	铁（mg）	锌（mg）	脂肪（g）	碳水化合物（g）
豆浆	3.0	5	0.4	0.28	1.6	1.2
牛奶	3.3	107	0.3	0.28	3.6	4.9

豆芽含有干豆类中没有的维生素 C，而且胡萝卜素和核黄素的含量也明显增多。大豆的发酵制品如豆豉、豆酱、豆腐乳等，由于生产过程中微生物的作用，其含有丰富的维生素 B_{12}，而一般植物性食物中几乎不含有维生素 B_{12}，同时，其所含蛋白质的消化率也明显提高。由红小豆加工成的豆沙，除口感细腻外，还有一定的甜度，既可增进食欲又含有较多的能量，适合作为早餐食物。

想一想　为什么说豆类与谷类是理想的互补食物？

有的人不宜吃蚕豆

蚕豆不但营养丰富，而且可作药用，有健胃、益脾、和中的功效。但是，吃蚕豆也会给某些人带来“蚕豆病”。此病一般是在吃蚕豆后几小时或一两天后发病。患者起初全身无力、头晕、恶心、发低烧，也有发高烧的，随后全身皮肤呈淡黄色，小便呈棕红色（血色蛋白尿），严重的可发生昏迷，甚至死亡。这是吃蚕豆引起的一种急性溶血性贫血。患者红细胞里往往缺乏葡萄糖 –6– 磷酸脱氢酶，缺乏这种酶的红细胞易与蚕豆中某些成分发生反应而受到破坏，发生溶血。有的学者认为，“蚕豆病”的发病还可能与其他因素有关。多数人认为：食用新鲜嫩蚕豆时的发病率高于食用煮熟蚕豆时的发病率；一次吃得过多或连续食用过多，发病率也会增高。据国外报道，20% 的此类病人病因与遗传有关。国内医学资料表明，约有 41.3% 的患者有家族病史可查，而且 90% 左右发生于男性，其中三分之二是 3 岁以下的儿童。

三、薯类的营养价值

薯类食物在我国居民的膳食结构中占有较大的比重，适用的范围比较广，它既可以作为主食，又可以作为副食。薯类所含的碳水化合物以淀粉为主，此外还含有蛋白质、脂肪、维生素、无机盐等营养素。常见的薯类有马铃薯、甘薯、木薯、魔芋等。

1. 马铃薯

马铃薯俗称地蛋、洋芋、土豆等，营养价值很高，除富含淀粉外，还含有大量的维生素 C、B 族维生素、钾、铁、钙、磷、镁等营养成分。它所含的蛋白质属于完全蛋白质，能够被人体很好地吸收和利用。马铃薯中含有丰富的膳食纤维，有促进胃肠蠕动、疏通肠道等作用。

2. 甘薯

甘薯除含有碳水化合物、蛋白质、无机盐外，还富含胡萝卜素、维生素 C 等营养成分。甘薯最大的特点是能产生大量的黏液物质，它对人体消化系统、呼吸系统和泌尿系统中各器官的黏膜有特殊的保护作用。

3. 木薯

木薯是世界三大薯类之一，广泛栽培于热带和亚热带地区。在我国南方亚热带地区，木薯是仅次于水稻、甘薯、甘蔗和玉米的第五大作物。木薯粉品质优良，可供食用或在工业上用于制作酒精、果糖、葡萄糖等。木薯（鲜薯）富含淀粉，一般淀粉含量占 24% ~ 32%，还含有蛋白质、脂肪、维生素 A、B 族维生素等营养成分。木薯的各部位均含有毒的氰苷，所以鲜木薯的肉质部分须经水泡、干燥等去毒加工处理后才可食用。鲜木薯易腐烂变质，一般在收获后宜尽快加工成淀粉、干薯片、干薯粒等。

4. 魔芋

魔芋是一种理想的天然纤维食物，其块茎呈扁圆形，宛如大个儿的荸荠。魔芋营养十分丰富，含有多种维生素和钾、磷、硒等元素，以及人类所需要的魔芋多糖，它还具有低能量、低脂肪和高纤维素的特点。魔芋还是有益的碱性食物，可有效调节人体酸碱平衡，对人体健康有利。生魔芋有毒，必须煎煮 3 小时以上才可食用，且每次食量不宜过多，推荐摄入量为每人每餐 80 g 左右。

四、蔬菜和水果的营养价值

蔬菜和水果的种类很多，在人类的膳食结构中占有重要地位。它们的含水量大多占 90% 左右，碳水化合物、脂肪、蛋白质的含量一般很低，所以蔬菜和水果不能作为膳食中能量的主要来源。食用蔬菜和水果的意义在于摄取维生素、无机盐和膳食纤维等成分。

1. 维生素

蔬菜和水果中含有多种维生素，而且含量丰富，其中最突出的是维生素 C 和核黄素。此外，很多蔬菜和水果中还含有丰富的胡萝卜素。

（1）维生素 C

新鲜蔬菜和野菜中维生素 C 的含量都很多，如菜花、雪里蕻、白菜、荠菜等，深绿色的新鲜蔬菜每 100 g 中维生素 C 的含量一般在 30 mg 以上，其次是根茎类和瓜茄类蔬菜。而辣椒无论形状大小、颜色青红，其维生素 C 的含量都很高，比一般蔬菜高数倍。

在常见的新鲜水果和野果中，每 100 g 果品含维生素 C 较丰富的有猕猴桃、酸枣、鲜枣、山楂、柑橘。但一些常见的水果（如苹果、香蕉、梨、桃、杏等）的维生素 C 含量却较低。

（2）核黄素

单一食物中核黄素的含量都较低。要满足人体对核黄素的需要，必须选用多种食物，新鲜的蔬菜水果就是来源之一。蔬菜如西蓝花、雪里蕻、香椿、香菜、苋菜等核黄素含量较多，一般每 100 g 中含 0.1 ~ 0.15 mg 核黄素。每 100 g 水果中核黄素的含量一般为 0.02 ~ 0.04 mg。

（3）胡萝卜素

由于胡萝卜素属于有色化合物，所以一般它在绿色、黄色等较深色蔬菜水果中的含量比浅色蔬菜水果中的含量多。例如，颜色较深的菠菜、韭菜、芹菜、油菜、荠菜、胡萝卜中胡萝卜素的含量就远大于颜色较浅的菜花、白萝卜、藕中胡萝卜素的含量，所以，在膳食调配时应注意蔬菜色彩的搭配。

2. 无机盐

蔬菜和水果是无机盐的重要来源，蔬菜和水果主要含有钾、钙、磷、铁、硒、锌等多种碱性元素，它们对维持人体酸碱平衡有重要意义。一般蔬菜尤其是叶菜类蔬菜中钙的含量要高于水果，但应注意除去其中的草酸。蔬菜和水果的含铁量差别不大。

想一想　有酸味的苹果一定是酸性食物吗?

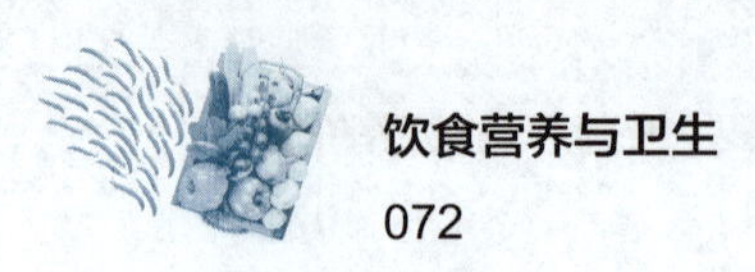

抗癌蔬菜排行榜

蔬菜对人体除具有一定的营养作用外，还具有抗癌作用。日本某研究机构对 26 万人的饮食与癌症的关系进行了调查统计，证实了蔬菜确实具有较好的抗癌作用。该机构对 20 种蔬菜的抗癌能力进行了综合分析并进行了抑癌实验，实验结果（抗癌率）如下：

熟甘薯（98.7%）、生甘薯（94.4%）、芦笋（93.7%）、花椰菜（92.8%）、卷心菜（91.4%）、西蓝花（90.8%）、欧芹（83.7%）、茄子（74%）、甜椒（55.5%）、胡萝卜（46.5%）、黄花菜（37.6%）、荠菜（35.4%）、苤蓝（34.7%）、芥菜（32.9%）、雪里蕻（29.8%）、西红柿（23.8%）、大葱（16.3%）、大蒜（15.9%）、黄瓜（14.3%）、大白菜（7.4%）。

五、植物性干货原料的营养价值

植物性干货原料是将各种植物的根、茎、叶、花、果实等经过脱水加工处理而制成的烹饪原料。植物性干货原料的种类很多，一般可分为陆生植物性干料、海味植物性干料和菌类干料三类。这类原料经初加工后，碳水化合物、无机盐等成分受影响不大，但维生素损失较大，尤其维生素 C 损失严重。所以，在选购植物性干货原料时，应特别注意搭配维生素 C 含量丰富的原料。下面介绍几种常见植物性干货原料的营养价值。

1. 黄花菜

黄花菜又名金针菜，是将鲜黄花的花蕾晾晒或烘干而成的干品，以色黄、有光泽、味香、条长肥壮、干燥者为佳。黄花菜富含胡萝卜素和磷、钙、铁等营养物质，食用价值高，其中磷的含量远远高于各种蔬菜。

2. 玉兰片

玉兰片以鲜嫩的冬笋或春笋为原料，经加工干制而成，因形如玉兰花，色白如玉，故名玉兰片。按采收时间不同可将其分为冬片、桃片和春片，冬片质量最好。玉兰片富含蛋白质、维生素、钙、磷、铁等营养成分，还含有大量纤维素。它味道鲜美，质地脆嫩，在烹饪中常作为菜肴配料。

3. 花生

花生是我国产量较大且食用面较广的一种干果。其氨基酸组成特点是精氨酸和组氨酸较多，赖氨酸、蛋氨酸、异亮氨酸较少，故营养价值较大豆蛋白低。

花生含有丰富的维生素 B_1、维生素 B_2、烟酸等，尤其维生素 B_1 的含量是已知天然食物中最多的。

4. 红枣

红枣又名大枣，营养十分丰富，富含蛋白质、脂肪、碳水化合物、胡萝卜素、B族维生素、维生素C以及钙、磷、铁等成分，其中维生素C的含量在果品中名列前茅，因此红枣有“活的维生素C丸”之美称。

红枣的另外一个特点是所含能量极高，每100 g干红枣可产能量1 100 ~ 1 400 kJ。红枣可提高免疫力、补气养血、美容养颜，民间有“一日食三枣，百岁不显老”以及“要使皮肤好，粥里加红枣”之说。

5. 莲子

莲子中碳水化合物含量最丰富，以淀粉为主。莲子中的维生素主要为B族维生素，并含少量的维生素C。莲子中的无机盐以磷居多，钙、铁含量较少。莲子在烹饪中常作为甜菜用料，成菜如“冰糖莲子羹”等。

6. 桂圆

桂圆的鲜果称为龙眼，是我国特有的名贵水果，被誉为“益寿神品”。龙眼、桂圆均可生食，前者以生津止渴为主，后者以补血为主。桂圆营养价值较高，含有多种维生素和无机盐，尤以维生素C、维生素 B_1、维生素 B_2、烟酸的含量最为丰富。此外，桂圆中还含有有机酸、腺嘌呤、胆碱等成分。桂圆有明显的抗衰老作用，还可抑制癌细胞的生长，常食桂圆可提高智力、抗衰驻颜，对健忘、神经衰弱者也有很好的食疗作用。

7. 木耳

木耳也称黑木耳，是我国主要的食用菌之一。木耳铁含量高，具有润肺和清洁肠道等作用，是一种重要的保健食品。

8. 银耳

银耳又称白木耳，属于木质寄生菌类，形状似鸡冠或花瓣，以朵大肉厚、呈黄白色、味清香、底板小、干燥、涨发率高、胶质重者为佳。银耳含蛋白质、脂肪、碳水化合物和多种维生素、无机盐，并有补肾、润肺、生津、提神、益气、健脑等功效，常被誉为“延年益寿之品、长生不老之药”，在烹饪中多用于汤羹类菜肴的制作。

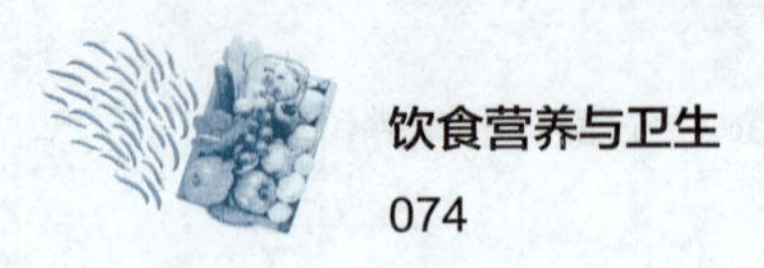

9. 香菇

香菇味道鲜美，香气沁人，营养丰富，是高蛋白、低脂肪的保健食品。

香菇中含有 18 种氨基酸，其中包括 7 种人体所必需的氨基酸，且这些氨基酸活性强，易被人体吸收。香菇中还含有 30 多种酶，能抑制血液中胆固醇升高，还可降低血压。香菇中含有的干扰素诱导剂能抑制病毒的繁殖。香菇多糖能增强人体的抑癌功能。香菇中含有的麦角固醇可防治佝偻病和软骨病。香菇由于其特殊的保健功效而在烹饪中应用广泛，既可作主料，也可作配料，成菜柔滑香醇，别具风味。

10. 海带

海带素有“长寿菜”“海上之蔬”“含碘冠军”的美誉，属于海藻的一类。它柔韧且长如带子，故得其名。日常所见的海带通体呈橄榄褐色，干燥后变为深褐色、黑褐色，上附白色粉状物。

海带富含碘、铁、钙、蛋白质、脂肪、淀粉、甘露醇、胡萝卜素、维生素 B_1、维生素 B_2、烟酸、褐藻酸等人体所需要的营养成分。经常吃些海带，对防治地方性甲状腺肿有特殊功效，对淋巴结核、消化不良、皮肤溃疡等疾病也有较好的辅助治疗效果。从营养价值来看，海带是一种保健食品，但海带性寒，脾胃虚弱的人不宜多吃。

想一想　菌藻类食物含有的主要营养成分有哪些？

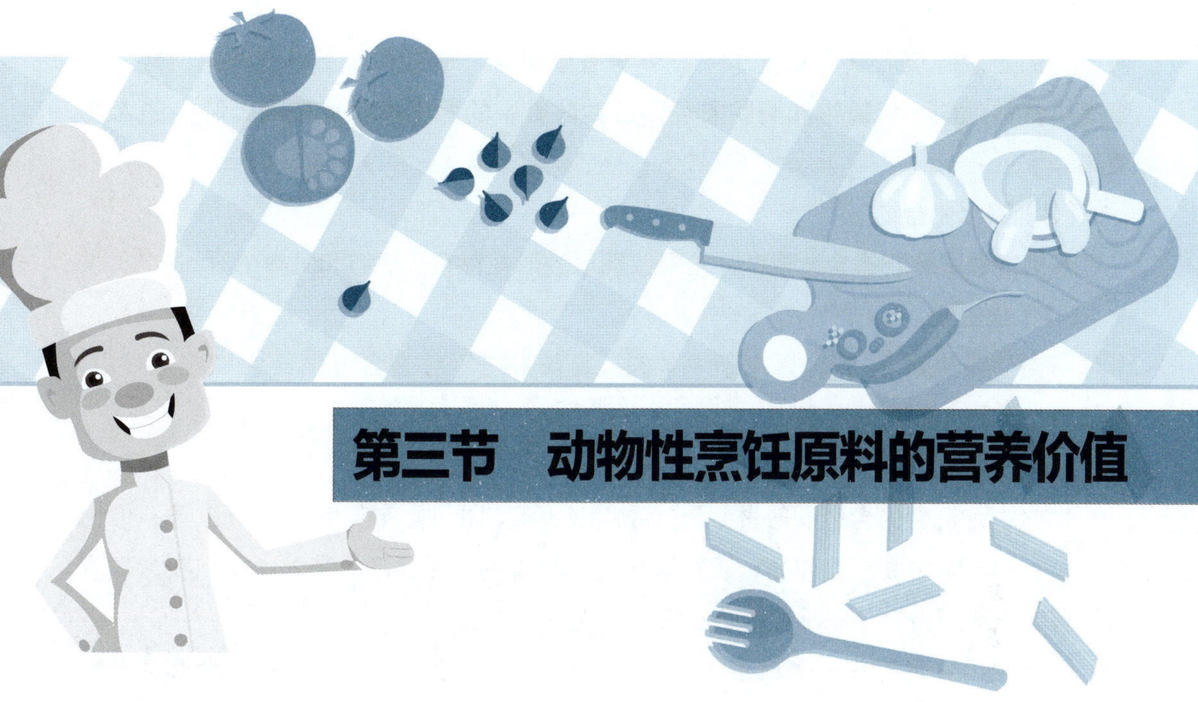

第三节 动物性烹饪原料的营养价值

动物性烹饪原料主要包括畜禽肉类、蛋类、乳类、水产品类等，是烹饪原料的重要组成部分，也是人体中优质蛋白质、脂肪、维生素和无机盐等营养素的主要来源。

一、畜禽肉类的营养价值

膳食中常用的畜禽肉类有猪、牛、羊、鸡、鸭、鹅等的肌肉、脂肪组织、内脏（心、肝、肾、胃、肠）、脑、舌及其制品等。它能提供必需氨基酸、脂肪酸、维生素和无机盐。肉类食品消化率高，饱腹作用强，味道鲜美，含有多种风味物质，可烹调成色、香、味俱全的各式菜肴，具有较高的食用价值。

1. 畜肉的营养价值

烹饪中常用的畜肉品种有很多，营养成分随动物种类、动物年龄、部位及肥瘦程度的不同而有显著差异。

（1）蛋白质

畜肉的蛋白质含量占 10% ~ 20%，瘦肉中蛋白质的含量高于肥肉。畜肉中蛋白质的利用率较高，但结缔组织中的胶原蛋白和弹性蛋白所含色氨酸、蛋氨酸及酪氨酸极少，它们属于不完全蛋白质，营养价值较低。

（2）脂类

畜肉中的脂类主要是中性脂肪和胆固醇，一般含量占 10% ~ 60%，具体含量取

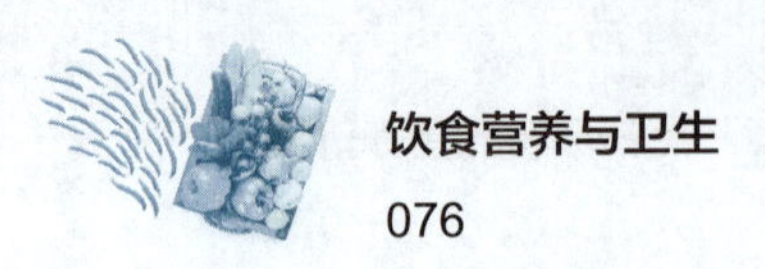

决于肉的肥瘦程度。其脂肪分子中主要含有硬脂酸、软脂酸等高级饱和脂肪酸，还含有少量的油酸、低级饱和脂肪酸等。畜类内脏中的胆固醇含量较高，脑中的含量更高。

（3）碳水化合物

畜肉的碳水化合物含量很低，主要以糖原的形式存在于肝脏和肌肉中。

（4）维生素

猪肉中维生素 B_1 的含量高于牛羊肉。畜类肝脏不仅富含维生素 A 和维生素 D，其他维生素的含量也很丰富。

（5）无机盐

畜肉中无机盐的含量一般占 0.8% ~ 1.2%，畜肉是铁、锌、铜的良好来源，但钙含量少。猪血中的铁含量较高，因此猪血是铁元素的理想来源。另外，畜肉在烹煮时可溶解出一些浸出物，包括含氮浸出物和非氮浸出物。

含氮浸出物是对在烹煮时浸出的一类能溶于水的含氮物质的总称。含氮浸出物包括核苷酸、肌苷、游离氨基酸、嘌呤生物碱等。非氮浸出物包括糖原、葡萄糖、琥珀酸、乳酸等。肉汤中的含氮浸出物越多，味道越鲜美，刺激胃液分泌的作用越大，越有利于消化吸收。一般来说，幼小动物肉浸出物比成年动物肉浸出物的含量要少。

2. 禽肉的营养价值

禽肉通常指鸡肉、鸭肉、鹅肉，有时也包括鸽肉和鹌鹑肉等，其营养特点与畜肉相近。

（1）蛋白质

禽肉蛋白质的含量及氨基酸组成与畜肉相似，含氮浸出物的含量高于畜肉，这是禽肉比畜肉味道鲜美的原因之一。

（2）脂类

禽肉中的脂肪含量差别较大，肥的禽肉脂肪含量是普通禽肉的数倍乃至数十倍。禽类的内脏含胆固醇较多。

（3）维生素

禽肉中维生素的含量也与畜肉相似，但鸡胸脯肉中烟酸含量高于畜肉。禽肉含一定量的维生素 E，由于维生素 E 具有抗氧化作用，故禽肉在 −18 ℃下冷冻一年不会酸败。鸡肝中维生素 A 的含量比畜类肝脏高得多，因此鸡肝是夜盲症患者最理想的食疗食品。

（4）无机盐

鸡肉中钙的含量与猪肉相当，铁的含量比畜肉略高。

想一想　炖鸡汤时应选用老母鸡还是仔鸡？为什么？

二、蛋类的营养价值

蛋类包括鸡蛋、鸭蛋、鹅蛋、鹌鹑蛋等，一般以鸡蛋为主。各种蛋类的结构都很近似，主要由蛋壳、蛋白和蛋黄 3 部分组成。

蛋壳质量占全蛋总质量的 11% 左右，蛋壳质量的 96% 为碳酸钙，其余成分为碳酸镁和蛋白质。蛋白又称蛋清，约占全蛋总质量的 58%。蛋白包括两部分，外层为中等黏度的稀薄蛋白，内层为包围在蛋黄周围的胶质冻样的浓厚蛋白。蛋黄质量占全蛋总质量的 31% 左右，由两条系带固定在蛋的中央，蛋黄呈黄色是由于含有叶黄素。各种蛋的营养价值基本一致。

1. 蛋白质

蛋类蛋白质的含量一般占 13% ~ 15%，其分子中的必需氨基酸组成非常接近人体需要，其生物价（反映食物中蛋白质消化吸收后被人体利用程度的指标，生物价的值越高，表明其被人体利用的程度越高）是已知天然食物中最高的。

2. 脂类

蛋类中脂类的含量占 11% ~ 15%，几乎全部存在于蛋黄中。蛋黄的脂类中约含 15% 的卵磷脂、5% 的胆固醇，即一个鸡蛋约含卵磷脂 600 mg、胆固醇 200 mg。由于卵磷脂的强乳化作用可协助胆固醇代谢，所以不能单纯以蛋黄中胆固醇的含量来确定蛋类对心血管的影响，而应全面考虑其营养价值。

3. 维生素

蛋类的维生素集中在蛋黄内，其中维生素 A、维生素 D、维生素 B_2 含量丰富，维生素 B_1 和烟酸含量相对较少。生蛋清中含抗生物素蛋白和抗胰蛋白酶，能妨碍生物素的吸收和蛋白质的消化。所以单从营养学角度分析，生食或食用半生不熟的蛋类都是不科学的，不宜提倡。

4. 无机盐

蛋类也是钙、磷、铁、锌等无机盐的良好来源。由于蛋黄食用方便，而且其中的铁吸收后可以完全被利用，所以蛋黄是婴幼儿补铁的理想食品。

除鲜蛋外还有一些蛋制品，如咸蛋、松花蛋、糟蛋、醋蛋等，其营养价值与鲜蛋基本一致，只是由于加工方法不同，所以又各自具有一些特点。咸蛋的钠盐含量高，故高血压和肾病患者不宜多食。松花蛋在制作过程中加碱，所以，蛋中的 B 族维生素

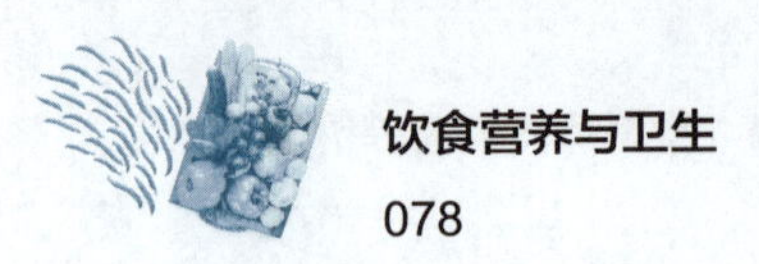

被破坏。若加工过程中加入了黄丹粉，则铅含量易超标，故不宜多食。不同种类蛋的主要营养素含量见表 2–5。

表 2–5　　不同种类蛋的主要营养素含量

食物＼营养素	蛋白质（g）	脂肪（g）	碳水化合物（g）	维生素 B_1（mg）	维生素 B_2（mg）	钙（mg）	铁（mg）	胆固醇（mg）
鸡蛋（代表值）	13.1	8.6	2.4	0.09	0.20	56	1.6	648
鸡蛋白	11.6	0.1	3.1	0.04	0.31	9	1.6	—
鸡蛋黄	15.2	28.2	3.4	0.33	0.29	112	6.5	1 510
鸭蛋	12.6	13.0	3.1	0.17	0.35	62	2.9	565
咸鸭蛋（生）	12.7	12.7	6.3	0.16	0.33	118	3.6	647
松花蛋（鸭蛋）	14.2	10.7	4.5	0.06	0.18	63	3.3	608

注：以每 100 g 可食部计。

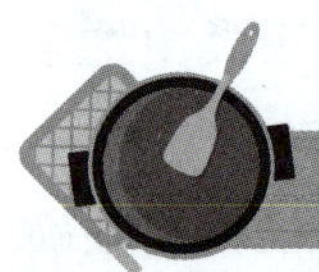

补充阅读

双黄蛋是怎样形成的?

双黄蛋是指一个蛋壳中含有两个蛋黄的蛋，它通常比正常蛋要大一些。双黄蛋是由于两个卵细胞同时成熟并一起脱离滤泡被纳入输卵管，在输卵管依次被蛋白、蛋壳膜和蛋壳等物质包裹而形成的。甚至，有时还会出现多个卵细胞同时成熟并一起纳入输卵管而成为多黄蛋的情况。

家禽产双黄蛋往往与食物丰盛充足及禽体健壮有关。双黄蛋内含两个蛋黄，营养很丰富。如今，人们已经开始人工培育双黄蛋，并有专门出售双黄蛋的厂家。不过也有人认为，双黄蛋是雌鸡因为内分泌失调和其他生理原因所产生的，最好不要过多食用。

三、乳类的营养价值

乳类主要包括牛奶、羊奶、马奶等。牛奶是人们最普遍食用的乳类食品。乳类的营养价值受动物品种、饲养方法、季节、挤奶时间、运输和储存方式等因素的影响较大，乳类含有的营养成分大致如下：

1. 蛋白质

鲜奶的蛋白质分子中含有人体需要的各种氨基酸，是一种完全蛋白质。由于牛奶的蛋白质含量约是人乳的 2 倍，所以用牛奶喂婴儿时，应加水或米汤稀释，以适应其消化吸收的能力。

2. 脂类

牛奶的脂类成分与人乳相近，而且以乳糜化的小颗粒形式均匀地分布在乳汁中，易被消化吸收。

3. 乳糖

牛奶中的乳糖含量约是人乳的一半，所以饮牛奶时可适量加糖。牛奶中的乳糖对促进肠胃蠕动、消化液的分泌以及钙的吸收等都有重要作用。

4. 无机盐

牛奶中的无机盐主要有钙、磷、镁、钾、硫等。牛奶中钙的含量较高，且吸收率和利用率较高，能满足婴幼儿生长发育的需要。但牛奶中铁含量较低，故牛奶属于高钙低铁食品。用牛奶喂养满 4 个月的婴儿时，应适当补充含铁丰富的食品，如肉末、肝泥、蛋黄等。

5. 维生素

牛奶中含有多种维生素，尤其是在有青饲料的放牧季节，牛奶中的维生素 A、维生素 D、维生素 B_2、维生素 C 的含量特别丰富，同时也含有一定量的其他维生素。应注意的是，牛奶中的维生素 B_2 多为游离态，日光照射会将其破坏，所以乳类应避光存放。

乳类食品除鲜奶外还包括奶酪、乳粉、豆乳粉、花生乳粉、咖啡奶、酸奶等乳制品，其营养价值一般要高于鲜奶，尤其是强化了铁和某些维生素的乳制品应提倡饮用。酸奶是一种重要的乳类制品，是将鲜奶用乳酸菌等有益菌发酵而成的，其营养价值略高于鲜奶。因微生物的发酵作用，酸奶的蛋白质、B 族维生素均有增加，产生的乳酸不仅有利于消化吸收，而且还能抑制肠道中有害菌的生长，同时还避免了饮用鲜奶易发生肠胀气的缺点，所以饮用酸奶比鲜奶更好。

想一想　鲜奶和酸奶哪个营养价值更高？为什么？

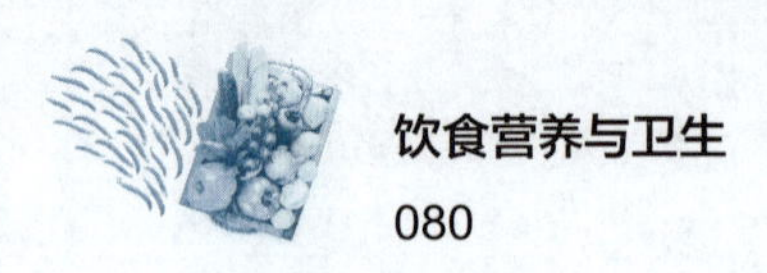

教你科学喝奶

人人都知道喝牛奶好，但喝牛奶有许多讲究。若搭配不当，牛奶不但于身体无益，还可能造成一些危害。在日常生活中，需要注意下列食物不宜与牛奶一起食用。

1. 橘子

在喝牛奶前后 1 小时左右，不宜吃橘子。因为牛奶中的蛋白质一旦与橘子中的果酸相遇就会发生凝固，从而影响牛奶的消化与吸收。在这个时间段里也不宜进食其他酸性水果。

2. 果汁

牛奶中的蛋白质 80% 为酪蛋白，当牛奶的酸度在 4.6 以下时，大量的酪蛋白便会发生凝集、沉淀，难以消化吸收，严重者还可能导致消化不良或腹泻，所以牛奶中不宜添加果汁等酸性饮料。牛奶含有的赖氨酸在加热条件下能与果糖发生反应，生成有毒的果糖基赖氨酸，有害于人体。鲜牛奶在煮沸时不要加糖，煮好的牛奶应稍凉后再加糖。

3. 巧克力

牛奶含有丰富的蛋白质和钙，而巧克力含有草酸，两者同食后会结合成不溶性草酸钙，极大地影响钙的吸收。二者长期同时饮用会出现头发干枯、腹泻、生长缓慢等现象。

4. 含单宁的饮品或食物

牛奶不宜与含单宁的饮品或食物如浓茶、柿子等同食。这些食物易与牛奶发生反应后结成块团，影响消化。

四、水产品类的营养价值

种类繁多的水产品类具有鲜美独特的味道、奇特的外观、优质的营养成分，为人类提供多种营养成分。水产品类一般包括鱼类、虾蟹类和贝类等。

1. 鱼类的营养价值

鱼类分为淡水鱼和海水鱼，其营养价值与畜肉类相似，所以鱼类食品也是营养价值较高的食品之一。

（1）蛋白质

鱼类约含 15% 的蛋白质，其氨基酸组成与畜肉类相似，尤其是蛋氨酸、苏氨酸和赖氨酸的含量较多，是谷类食物理想的互补食物。同时，鱼类肌纤维较短，结构较疏松，水分含量多，容易被人体消化吸收，是蛋白质的理想来源。

（2）脂类

多数鱼类中脂类的含量占 1% ~ 10%。由于鱼类不饱和脂肪酸含量多，熔点低，故其消化率高，特别是鱼油中的 DHA 有健脑和预防动脉硬化等作用，再加上鱼肉中胆固醇含量较低，所以，鱼类是膳食中的理想食品。

（3）无机盐

鱼类中所含的无机盐主要为钙、磷、铁、锌、铜、碘等。淡水鱼含碘量较高，海水鱼含碘量更高，后者含碘量一般是畜禽肉类的数倍甚至十多倍。所以，鱼类是治疗碘缺乏症的理想食品。

（4）维生素

鱼肉是维生素 B_1、维生素 B_2 和烟酸的良好来源，但所含的维生素 B_1 易被鱼肉中的酶分解，鱼类离水时间越长其受破坏越多，所以鱼肉应尽量及时烹制，缩短存放时间，以减少其损失。鱼内脏中富含维生素 A、维生素 D、维生素 B_2 等。鱼肝中含有大量的维生素 A 和维生素 D，所以鱼肝也是医药工业中制作维生素 A 和维生素 D 制剂的重要原料。从某种意义上说，食用带内脏的小鱼所获得的营养价值要高于只食用大鱼的鱼肉所获得的营养价值。

2. 虾、蟹、贝类的营养价值

虾、蟹、贝类在江、河、湖、海中都有分布，种类繁多，常见的有对虾、海蟹、河蟹、牡蛎、扇贝、贻贝、蛤蜊等，属于营养价值和价格都较高的一类烹饪原料。

（1）蛋白质

虾、蟹、贝类中蛋白质的含量一般占 15% ~ 20%。虾、蟹、贝类蛋白质分子中的氨基酸组成较全面，它们属于完全蛋白质。

（2）脂类

虾、蟹、贝类中脂类的平均含量占 1% ~ 3%，其脂类中含有较多不饱和脂肪酸，例如，对虾脂肪中含约 60% 的不饱和脂肪酸，与鱼类相似。其脂肪呈液态，易被人体消化吸收。

（3）无机盐

虾、蟹、贝类富含钙、铁、磷、钾、碘、锌、铜等元素，是多种无机盐的理想

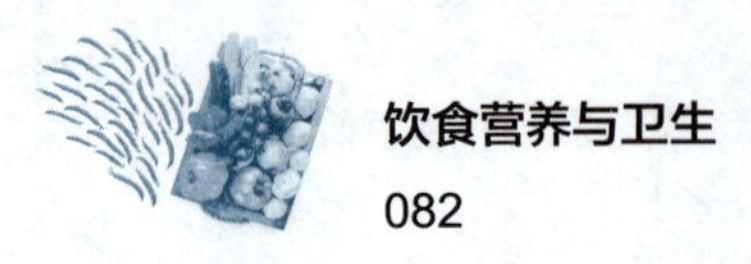

来源。

（4）维生素

虾、蟹、贝类是维生素 B_2 的良好来源。虾、蟹、贝类中维生素 A 的含量也很丰富。

五、动物性干货原料的营养价值

动物性干货原料是指将各种动物原料个体的全部或局部组织进行脱水加工而制成的烹饪原料，常见的品种有鱼翅、海参、干贝、蹄筋等。

动物性干货原料一般具有以下特点：蛋白质含量高，但有些制品的利用率低，且大多为胶原蛋白；脂肪含量低，不含胆固醇或含量很低；干制过程中，维生素、脂类、无机盐等都有不同程度的损失。下面简要介绍几种常见动物性干货原料的营养价值。

1. 鱼翅

鱼翅中蛋白质含量很高，主要为软骨黏蛋白、胶原蛋白和弹性蛋白，其氨基酸组成中缺少色氨酸、胱氨酸、酪氨酸，因此其是一类不完全蛋白质，不易被人体消化吸收和利用。鱼翅中脂肪含量很低。

2. 海参

海参是一种高蛋白、高硒、低脂肪、低胆固醇食品。海参具有一定的食疗价值，尤其对患有高血压、冠心病、肝炎、贫血等病的患者有益。

3. 干贝

干贝是用扇贝的闭壳肌制成的干制品，蛋白质含量较高，脂肪含量较低。由于干贝含有少量的琥珀酸钠，所以它具有特殊的鲜美味道，有很好的促进食欲的作用。

4. 淡菜

淡菜是贻贝的熟干制品，也是一种高硒食品，营养价值较高。由于其硒含量丰富，故对内陆缺硒地区的居民具有特殊的营养意义。另外，硒对黄曲霉毒素 B_1 等致癌物质具有破坏作用，还能抑制体内主要致癌和致衰老物质自由基的生长，提高免疫系统的抵抗力，而且由于其价格较低，所以日常膳食中可适当选用。

5. 虾米

虾米即干虾仁，属于高蛋白、高钙、高铁食品。虾仁蛋白质的氨基酸组成合理，它属于完全蛋白质。

6. 虾皮

虾皮是将小虾制熟后干制而成的，蛋白质和无机盐含量较高，尤其富含钙、磷、钾、钠、硒等元素，是一种价格低、营养价值高的食品，其所含的钙对人体具有非常重要的营养价值。

7. 蹄筋

蹄筋是猪、牛、羊等动物四肢韧带的干制品，其蛋白质含量较高，脂肪含量较低。蹄筋所含的蛋白质主要是胶原蛋白，属于不完全蛋白质，消化率和利用率比肌肉中蛋白质的要低，故蹄筋蛋白质的营养价值较低。

想一想 鱼翅和蹄筋的价格较高，其营养价值也高吗？为什么？

常见鱼类的保健功效

鱼类营养丰富，对人体有着较强的保健功能，故人们普遍爱吃鱼。但鱼的种类繁多，不同的鱼具有不同的保健功能。

1. 鲤鱼

鲤鱼有健脾开胃、利水消肿、止咳平喘、安胎通乳、清热解毒等功能。鲤鱼与冬瓜、葱白煮汤服食，治肾炎、水肿。鲤鱼与川贝末少许煮汤服用，治咳嗽、气喘。

2. 鲫鱼

鲫鱼有益气健脾、利水消肿、清热解毒、通络下乳等功能。鲫鱼油可降低血液黏度，促进血液循环。

3. 草鱼

草鱼有暖胃和中、平肝祛风等功能，是温中补虚的养生食品。

4. 鲢鱼

鲢鱼有温中益气、暖胃、润肤等功能，是温中补气的养生食品。

5. 带鱼

带鱼有暖胃、补虚、润肤、祛风、补五脏等功能，可用于迁延性肝炎、慢性肝炎的辅助治疗。肝炎患者可将鲜带鱼蒸熟后，取上层油食之，久服可改善症状。

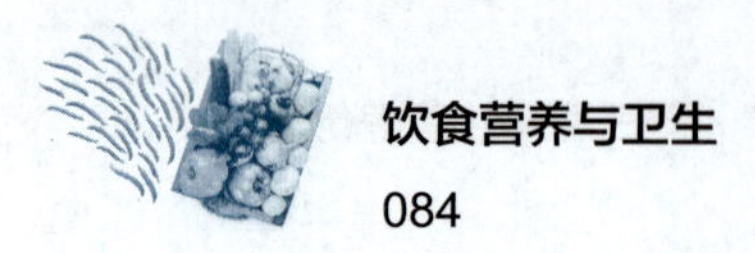

6. 泥鳅

泥鳅有补中益气、祛除湿邪、解渴醒酒、祛毒除痔、消肿护肝等功能。泥鳅用油煎至焦黄，加水煮汤可治小儿盗汗。“泥鳅炖豆腐”可治湿热黄疸。

7. 金枪鱼

金枪鱼能补虚壮阳、除风湿、强筋骨、调节血糖，其鱼眼、鱼背、鱼油等还有健脑、降胆固醇、降血压等作用。

第四节　加工性烹饪原料的营养价值

常见的加工性烹饪原料有食用油脂、调味品、酒类及饮料等。各类加工性烹饪原料具有独特的味道和口感，在烹饪中常用于制作各类菜肴。

一、食用油脂的营养价值

食用油脂依其来源不同可分为动物油脂和植物油脂两类。前者包括动物体脂、乳脂和鱼类脂肪，后者包括大豆油、菜籽油、花生油、芝麻油、玉米油、棉籽油等。

食用油脂主要含有甘油三酯，而且还有少量的游离脂肪酸、磷脂、固醇类及维生素 A、维生素 D、维生素 E 和胡萝卜素等。食用油脂是人体能量、必需脂肪酸和脂溶性维生素的重要来源，通常认为植物油脂的营养价值高于动物油脂。食用油脂在烹饪中有调味和传热的作用，是烹制菜肴、制作面点不可缺少的原料，并可改善食物的感官性状。不同油脂在烹饪中的运用方法也不相同，例如，芝麻油多在菜肴出锅时加入用于增香，而鸡油则多用于制作汤菜。

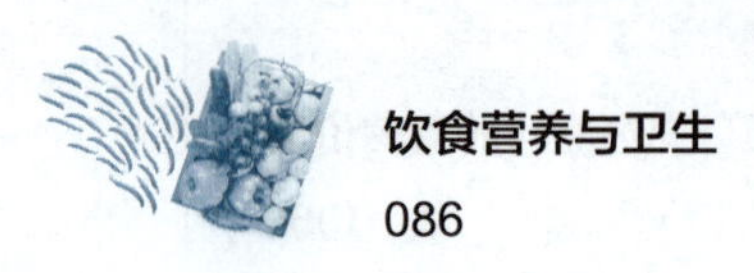

调　和　油

调和油是指根据使用需要，将两种以上经精炼的油脂（香味油除外）按比例调配制成的食用油。调和油透明，可作为熘、炒、煎、炸或凉拌用油。调和油一般选用精炼大豆油、菜籽油、花生油、葵花籽油、棉籽油等为主要原料，还可配有精炼过的米糠油、玉米胚芽油、油茶籽油、红花籽油、小麦胚芽油等特种油。加工时，根据需要选择上述两种以上精炼过的油脂，再经脱酸、脱色、脱臭、调和成为调和油。调和油的保质期一般为 12 个月。

二、调味品的营养价值

调味品能调节和改善食物的味道和气味，对食物的色、香、味、形等感官性状有重要影响。与人们饮食密切相关的调味品主要有食盐、酱、酱油、食醋、食糖、味精、料酒、葱、姜、蒜、辣椒、八角、小茴香、桂皮、花椒等。

1. 食盐

食盐是海水或盐井、盐池、盐泉中的盐水经煎晒而形成的结晶物，无色或呈白色，主要成分是氯化钠。食盐溶液渗透能力很强，能将原料中固有的鲜味物质析出，故食盐有“百味之王”的美称。目前烹饪中使用的食盐主要是含强化碘的加碘盐。加碘盐是人体中钠、氯、碘元素的主要来源，一般每人每天摄入 6 g 左右即可满足需要。

食盐是人们日常生活中必不可少的调味品，对人体健康也有重要影响，如果人体长期缺盐，就会引发食欲不振、消化不良、四肢无力等不适症状。但长期摄入过量的盐，又会诱发高血压等疾病。一般情况下，大多数人易出现盐过量，所以应尽量淡食。

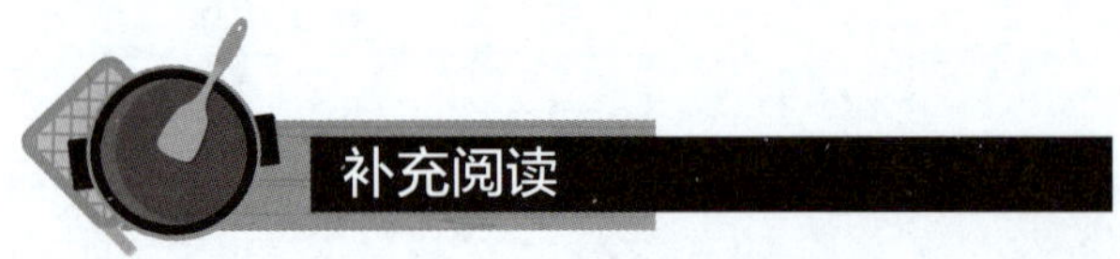

如何计算每日食盐的摄入量？

世界卫生组织建议，一般人群每人每日食盐摄入量以 6～8 g 为宜。《中国居民膳食指南（2016）》提倡每人每日食盐摄入量应少于 6 g。对于轻度高血压患者，美国某机构建议应控制在 4 g，这个标准对我国心脑血管病患者也是适宜的。

每日食盐的摄入量可按下述方法粗略估算。当购买 500 g 食盐后，记下购买的日期，吃完后再记下日期，就可以知道这 500 g 食盐吃了多少天。用所吃盐量除以吃盐的天数，再除以家中就餐人数，就可得出粗略的人均食盐摄入量。

另外还要注意一个问题，就是酱油也是人们膳食中盐分摄入的重要来源，所以在计算食盐摄入量时应加上通过酱油摄入的食盐量，计算方法同上。但要说明一点，酱油中食盐含量占 18% 左右，要将酱油用量乘以 18% 才能得出通过食用酱油摄入的食盐量。如果食用酱菜或咸菜，须根据其含盐量再进行折算，加上日常摄入的食盐量，便可得出每人日均摄入的食盐量。

2. 酱

酱是以富含蛋白质的大豆、蚕豆和富含淀粉的面粉、谷物等为主要原料，经制曲、发酵以及在生物酶作用下分解制成的糊状调味品。烹调中常用的酱有面酱、大豆酱、豆瓣酱及其加工制品（如复合酱）等。酱类制品酱香味浓郁，营养丰富，易于消化吸收，是一种深受大众喜爱的调味品。

3. 酱油

酱油是用豆、麦、麸皮酿造的液体调味品，呈红褐色，有独特酱香。酱油的成分比较复杂，除食盐外，还有多种氨基酸、碳水化合物、有机酸、色素及香料等。按生产工艺和方法不同，酱油可分为酿造酱油和配制酱油。酱油的品种很多，配料各异，色味有别，一般以咸味为主。酱油能改善菜肴的味道和色泽，有助于促进食欲。

常见的酱油品种有老抽和生抽两种。生抽较咸，用于提鲜；老抽较淡，用于提色。酱油的鲜味和营养价值取决于其氨基酸态氮含量的高低，一般来说，氨基酸态氮含量越高，酱油的等级越高，品质越好。但氨基酸态氮含量特别高的酱油不要用太多，以免使味蕾慢慢变得麻木，品尝不出食物的原味。

想一想　如何区分老抽和生抽？其营养成分有没有差别？

4. 食醋

食醋历史悠久、用途广泛，它酸味醇厚，香气柔和，是烹饪中必不可少的调味佳品。食醋以粮食等为原料，经醋酸菌发酵而成，按加工方法不同可分为酿造醋和调配醋两大类。酿造醋主要有米醋、陈醋、熏醋、麸醋、红曲老醋、香醋、白醋、果醋等。调配醋是在食用醋酸的稀释液里添加碳水化合物、酸味剂、调味料、食盐、香辛料、食用色素、酿造醋等制成的食醋。

食醋的主要化学成分是醋酸，醋酸的含量一般在 3.5% 以上。酸度不同的食醋，食用方法也各有不同。烹饪中加醋，可改善菜肴口味，促进食欲，帮助消化，还可软化植物纤维，溶解动物性食物中的骨质，促进钙、磷、铁的吸收。同时，加醋还有利于维生素 C、维生素 B_1、维生素 B_2 等成分的吸收。

5. 食糖

食糖是用甘蔗、甜菜等植物加工制成的一种最常用的甜味调味品，主要成分是蔗糖。食糖能够增加食物的甜、香口感，刺激味觉，增强食欲。人体吸收糖分速度很快，摄入的糖分一旦超过人体需要量，就容易诱发糖代谢失衡，使人发胖，或导致血糖和血脂增高，诱发中老年人心血管疾病和代谢性疾病。

食糖的主要品种有绵白糖、白砂糖、赤砂糖、红糖、冰糖、饴糖、蜂蜜等。食糖常用于菜肴、食品、饮料等的调味，并在烹调中有一些特殊应用，例如，制作红烧、糖醋、拔丝、挂霜、蜜汁类菜肴及制作一些甜汤等，还可利用糖腌、糖渍的方法制作果脯、蜜饯等。

6. 味精

味精的化学名称叫谷氨酸钠，由蛋白质水解或以淀粉为原料利用微生物发酵制成。味精被广泛应用于食品和菜肴的调味，能改善食品和菜肴的口感，从而增强食欲。味精易溶于水，味道鲜美，尤其在弱酸溶液中具有强烈的肉鲜味。如果长时间处于高热环境，味精中的谷氨酸钠会变成焦谷氨酸钠，失去鲜味。用味精给热菜调味时，最适宜在菜肴出锅前添加，以缩短味精加热时间，用于凉菜调味时可将其提前放入调味汁中。

味精没有毒副作用，但也不宜使用过多，不可掩盖菜肴的主味，否则会引起氨基酸的不平衡。成人每日摄入量以 2 g 以下为最佳，婴幼儿食品不宜加入味精。

烹饪过程中使用的调味品种类较多，料酒、葱、姜、蒜、辣椒、八角、小茴香、桂皮、花椒等调味品的相关知识，本书不再赘述。

不同种类味精的区别

味精一般分为普通味精、特鲜味精、复合味精、营养强化味精四类。

1. 普通味精

普通味精是指以小麦、玉米、大豆或淀粉等为原料，利用水解法或发酵法制成的一种粉末状或结晶状的鲜味调味品。

2. 特鲜味精

特鲜味精又称强力味精，是在普通味精中添加一定比例的鸟苷酸钠或肌苷酸钠混合而成的调味品，其鲜度比普通味精高 5 倍左右。

3. 复合味精

复合味精是按一定的比例由味精加调味料配制而成的混合型鲜味调料，如鸡肉味精、牛肉味精、香菇味精等。

4. 营养强化味精

营养强化味精是由味精和某些营养素加工制成的，如赖氨酸味精、维生素 A 强化味精等。

三、酒类的营养价值

酒既是人们日常生活中的饮品，又是烹调中常用的重要调味品。按生产工艺特点不同，可将酒分为蒸馏酒、发酵酒和配制酒三类；根据酒精含量不同，可将酒分为低度酒、中度酒和高度酒。一般认为，酒精浓度低于 20% 的为低度酒，20% ~ 40% 的为中度酒，高于 40% 的为高度酒。酒中的主要成分是酒精（乙醇），此外还含有其他的高级醇、酯类、氨基酸等多种成分。酒具有去腥除异、增香增色、助味渗透的作用。下面对烹饪中常用酒类的营养价值进行简要介绍。

1. 啤酒

啤酒是发酵酒中酒精含量最低的一种酒。它的成分除酒精和水以外，还有可溶性碳水化合物、蛋白质、甘油、二氧化碳、维生素 B_1、维生素 B_2、烟酸等。发酵后的啤酒称为生啤酒或鲜啤酒，经巴氏杀菌后的啤酒称为熟啤酒。鲜啤酒口味鲜美，营养成分含量也较高。

2. 葡萄酒

葡萄酒含糖量相对较高，其糖分主要为葡萄糖和果糖，易被人体吸收。甜葡萄酒含糖量在 10% 以上，半甜葡萄酒含糖量占 6% ~ 10%，不甜葡萄酒含糖量在 2% 以下。葡萄酒含多种氨基酸，还含有钾、钙、铜、锰等无机盐，尤其是钾含量丰富。此外，葡萄酒中还含有丰富的 B 族维生素。适量饮用，能增进食欲，消除疲劳。

3. 黄酒

黄酒又称料酒、绍酒、烹调酒，是烹调菜肴专用的酒类调味品，是以糯米、大米或小米为主要原料制成的酒。黄酒的酒精浓度较低，一般在 15% 左右。黄酒香味浓郁，味道醇厚，在烹调中主要起去腥臊异味、调味增香的作用。黄酒中除酒精和水外，还含有麦芽糖、葡萄糖、蛋白质、有机酸、无机盐等，具有较高的营养价值。黄酒以

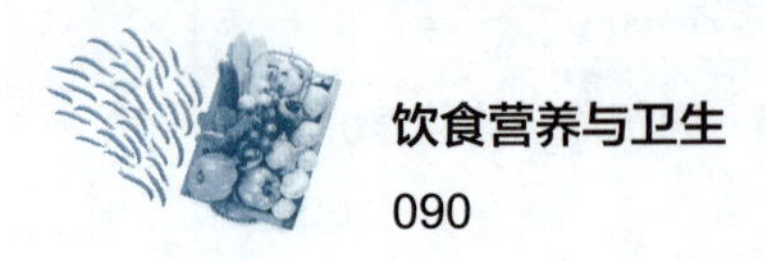

橙黄、清澈、透明、香味浓郁、味道醇厚、酒精浓度低者为佳。

4. 白酒

白酒增色、增鲜效果差，但除腥效果好，对味的渗透及增香效果突出。由于它含酒精量多，故杀菌防腐能力强。烹制加热时间长、原料腥味大的菜肴，可选用白酒作为调味品。

水和酒精是酒类的主要成分。若空腹饮酒，则有 60% 的酒精在胃中吸收，易损伤胃黏膜，并诱发多种胃病。少量饮用低度酒，有利于人体健康，但若经常大量饮酒，则会损害心脏、肝、肾、脑、消化系统等，对人体健康极为不利。所以，饮酒要有节制，严禁酗酒。

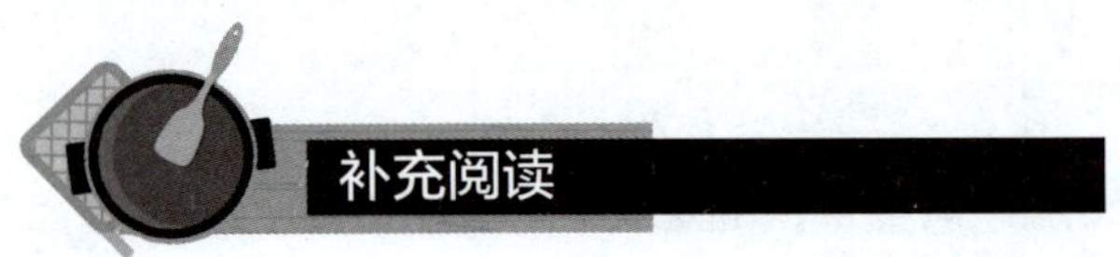

饮料营养各有千秋

市场上常见的饮料产品很多。健康专家认为，经过国家认定的功能饮料对人体具有良好的保健作用，以纯天然植物为原料的茶饮料、果汁饮料也有很高的营养价值。常见几类饮料的营养价值如下：

1. 瓶装水饮料

瓶装水饮料以补充人体水分为主要功能。瓶装矿泉水能够为人体提供一定的无机盐，瓶装纯净水因缺少人体必需的无机盐和有益菌类而不宜经常饮用。

2. 茶饮料

绿茶饮料具有抗氧化、抗疲劳作用，是良好的饮料，适合长期饮用。红茶饮料的抗氧化和抗疲劳效果则不明显。

3. 果汁饮料

果汁饮料具有丰富的维生素、胡萝卜素等营养素，具有抗氧化、助消化和增强体能等作用。

4. 蔬菜饮料

蔬菜饮料具有抗氧化、补充维生素、补充膳食纤维等作用，具有良好的营养价值。

5. 含乳饮料

普通含乳饮料可为人体补充一定的营养素，部分含营养强化剂的含乳饮料可提供人体所需的维生素 A、维生素 D、铁、锌等营养素，但直接饮用鲜奶或酸牛奶效果更好。

6. 植物蛋白饮料

植物蛋白饮料可提供能量和蛋白质。杏仁饮料还具有润肺作用，核桃饮料因含有磷脂而具有健脑作用。植物蛋白饮料是营养价值较高的饮料。

7. 碳酸饮料

从市场消费的整体状况看，目前以可乐为代表的碳酸饮料虽然具有良好的口感和消暑效果，但这类饮料几乎不含营养素，一般只能补充水分，为人体提供能量，过量饮用还会对身体健康造成危害。

选择饮料必须以自身的健康状况和实际需求为依据，口味偏好和消费习惯可以适当满足，但不能以牺牲健康为代价。不要轻信企业的广告宣传，要仔细阅读饮料的成分说明，并结合医学保健知识选择适合自己的产品。对于保健饮料还要认准保健食品标志。

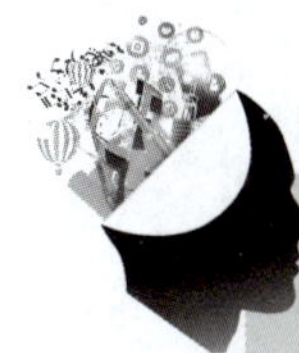

思考与练习

1. 简要说明谷类、豆类、蔬菜和水果的营养价值。
2. 试比较禽肉、乳类、蛋类、水产品的营养价值。
3. 哪几种因素影响食物的营养价值？
4. 如何对食物的营养价值进行评定？
5. 评定食物营养价值具有什么意义？

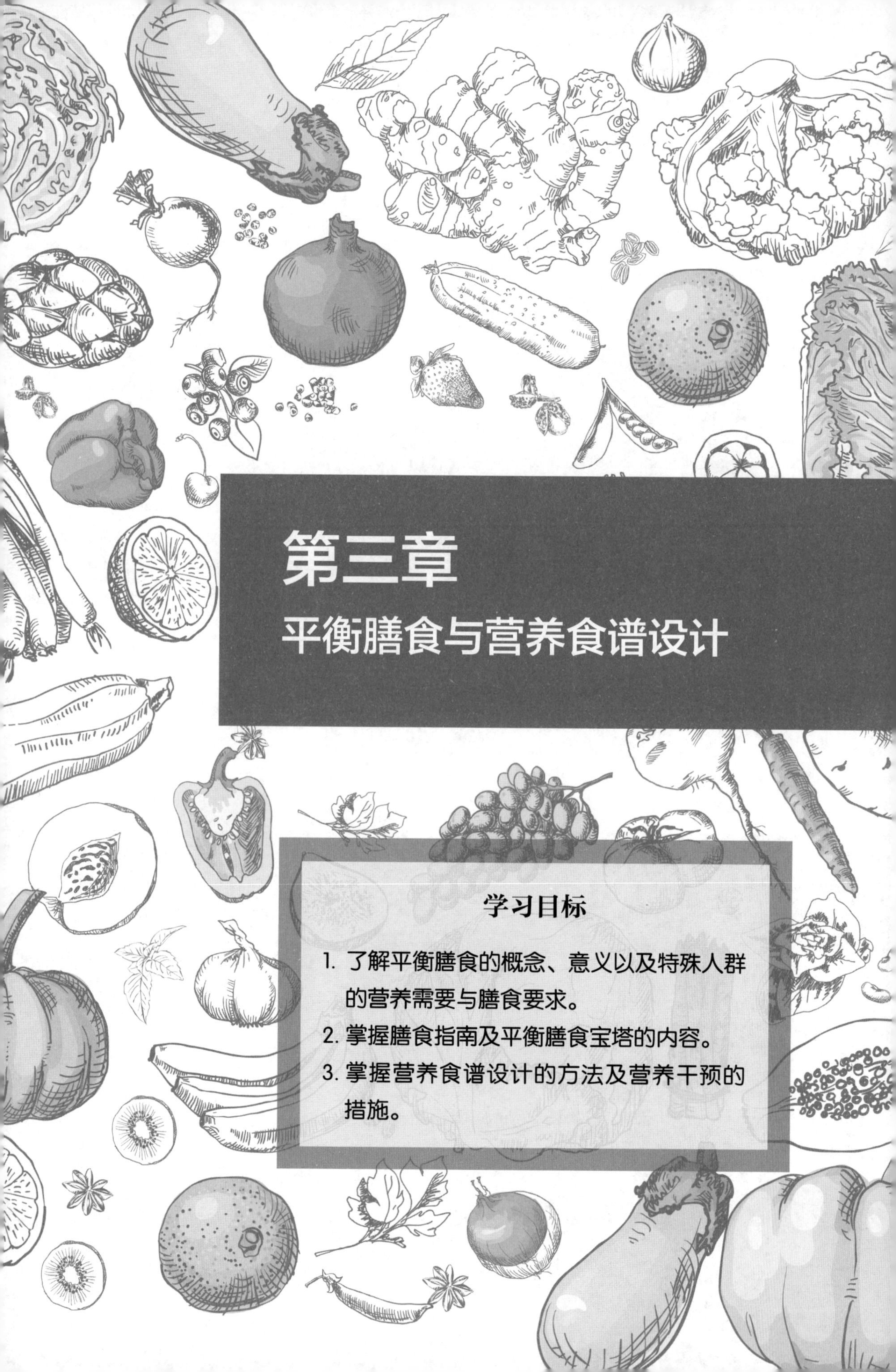

第三章
平衡膳食与营养食谱设计

学习目标

1. 了解平衡膳食的概念、意义以及特殊人群的营养需要与膳食要求。
2. 掌握膳食指南及平衡膳食宝塔的内容。
3. 掌握营养食谱设计的方法及营养干预的措施。

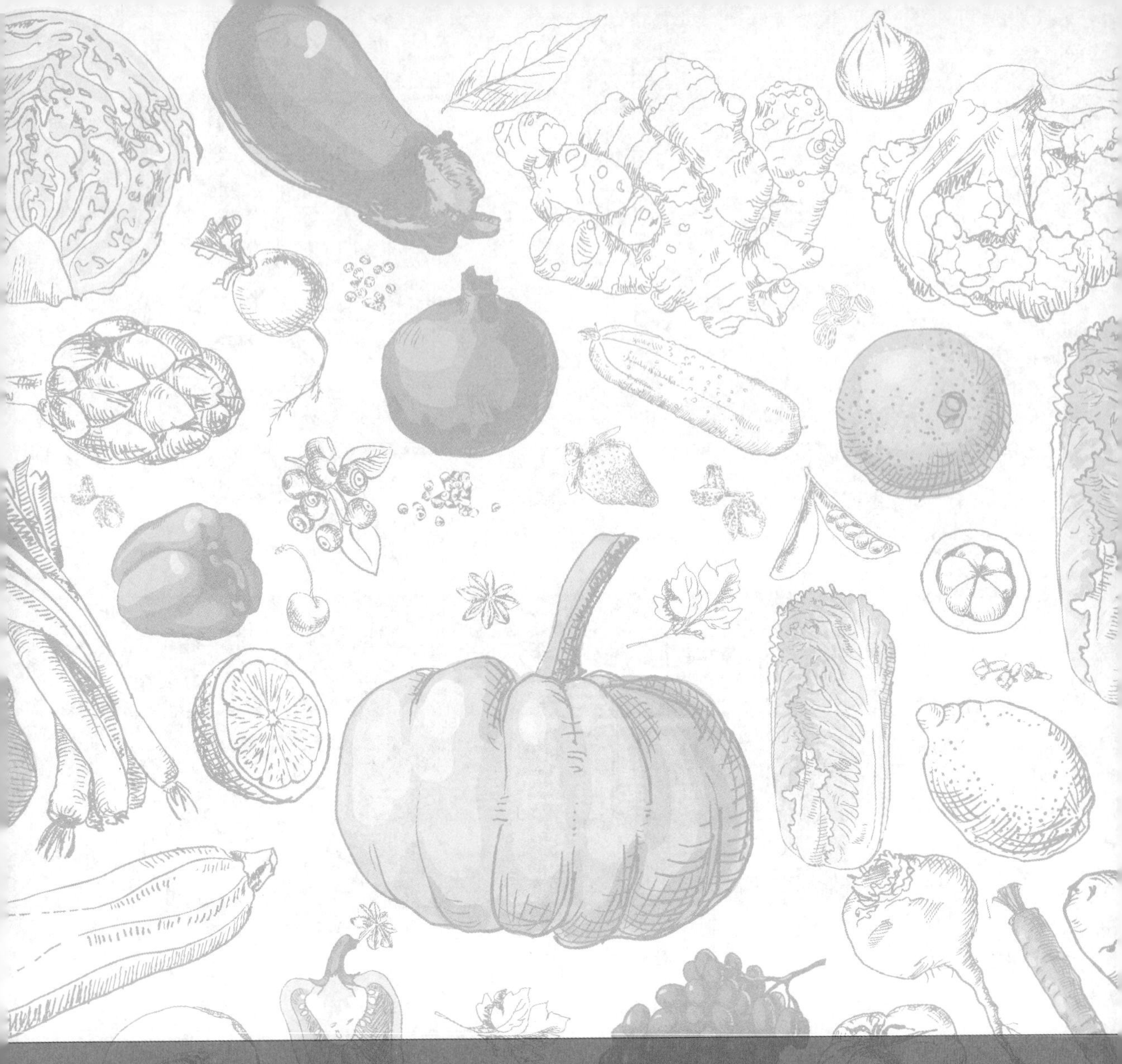

平衡膳食模式是充分维持人体营养和健康的基础，能最大限度地满足人体正常生长发育及各种生理活动的需要，并且可降低心血管疾病等多种疾病的发病风险。“什么好吃、什么香就多吃什么”的饮食观念不仅忽略了合理的配膳，还容易导致人体营养失衡，影响身体健康。

第一节　平衡膳食

要维持人体正常的新陈代谢，保持身体健康，必须通过科学的膳食为人体提供各种符合要求的营养素。任何偏食、挑食的习惯，都会影响人体健康。

一、平衡膳食的概念及意义

平衡膳食又称合理膳食或健康膳食，是根据人体的营养需要，通过合理的膳食制度、合理的食谱编制以及合理的选料、加工、烹调等过程组成符合卫生要求、达到合理营养目的、品种多样化的膳食，为人体提供足够数量的能量和恰当比例的各类营养素，保持人体新陈代谢的供需平衡。

平衡膳食是通过调节特定人群的食物组成及个人每日、每月、每年实际摄入的食物来实现的。保证膳食平衡、营养、卫生、易于消化吸收，是维持人体良好营养状态的首要条件。我国古代学者对平衡膳食曾有完整而科学的论述。《黄帝内经》记载了“五谷为养，五果为助，五畜为益，五菜为充”的饮食观点。这一论述不仅指出了平衡膳食所应包括的食物种类，还阐明了各类食物在平衡膳食中所应占据的地位。按照现代营养学观点，这 4 条的次序应调整为“五谷为养，五畜为益，五菜为充，五果为助”。

合理营养是为了满足人体生长发育和各种生理需要，以及劳动强度和生活环境的需要，在各种营养素间建立起生理上的平衡关系，平衡膳食所提供的能量和全部营养素的数量。

饮食的最终目的是达到合理营养，满足人体正常代谢的需要。讲究营养的核心是

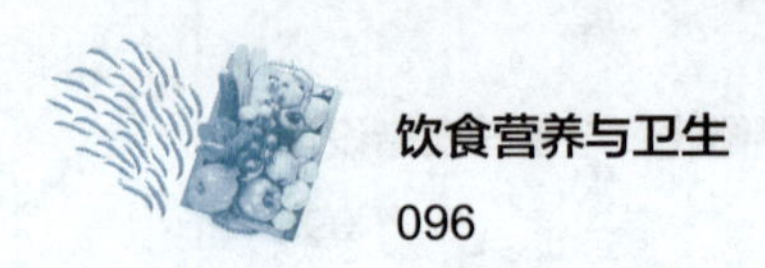

合理，要想得到合理的膳食营养，就必须对膳食进行合理的调配，制定合理的膳食制度，采取科学的烹饪方法，避免由于膳食构成比例失调而导致某些营养素摄入过多或不足，避免在烹调中产生有害物质，给人体健康造成不良影响。

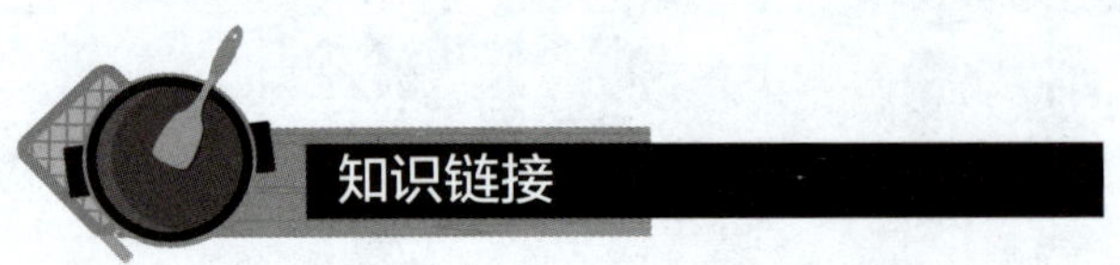

合理营养应具备的几个条件

饮食营养是影响身体一切活动的基本因素。合理的营养可以促进发育，增强身体抵抗力，使人保持旺盛的精力。营养不足或营养过量则会导致疾病的发生。如果摄入的能量太多，多余的能量就会转化为脂肪，进而引起高脂血症、动脉硬化、血压增高、心肌供血不足、脑血管功能障碍、肥胖症、癌症等；反之，营养素不足或调配不当，又会引起各种各样的营养缺乏症，轻则影响健康，重则导致劳动力丧失。

所以，合理营养要满足以下几个条件：一是总能量必须满足人体的需要，二是蛋白质特别是优质蛋白质必须占有一定的比例，三是各种营养素之间配比要合理，四是要避免营养素供给不足或过多。

二、膳食指南及平衡膳食宝塔

1. 膳食指南

膳食指南又称膳食指导方针或膳食目标，是根据营养学原则，结合国情制定的，是指导人们采用平衡膳食合理摄取营养素，提高健康水平的一种指导性建议。

为了指导居民合理选择食物，科学搭配食物，吃得营养，吃得健康，从而增强体质，预防疾病，我国于 1989 年首次发布了《中国居民膳食指南》，之后又于 1997 年、2007 年、2016 年进行了三次修订。《中国居民膳食指南》提出了符合我国居民营养健康状况和基本需求的膳食指导建议。

《中国居民膳食指南（2016）》由一般人群膳食指南、特定人群膳食指南和中国居民平衡膳食实践三个部分组成。其中，一般人群膳食指南适用于 2 岁以上健康人群。《中国居民膳食指南（2016）》的主要建议包括：

（1）食物多样，谷类为主

食物多样是平衡膳食模式的基本原则。食物可分为五大类，即谷薯类、蔬菜水果类、畜禽鱼蛋乳类、大豆坚果类和油脂类。不同食物中的营养素及有益膳食成分的种类和含量不同。只有由多种食物组成的膳食才能满足人体对能量和各种营养素的需要。我国居民的平衡膳食应做到食物多样，平均每天摄入 12 种以上食物，每周摄入 25 种以上食物。

谷类为主是指谷薯类食物所提供的能量占膳食总能量的一半以上，这也是中国人平衡膳食模式的重要特征。谷类食物含有丰富的碳水化合物，是提供人体所需能量的最经济和极重要的食物来源，也是提供 B 族维生素、无机盐、膳食纤维和蛋白质的重要食物来源，在促进儿童和青少年生长发育、维持人体健康方面发挥着重要作用。

近几十年来，我国居民的谷类消费量逐年下降，动物性食物和油脂摄入量逐年增多，导致能量摄入过剩，同时，谷类过度精加工又导致 B 族维生素、无机盐和膳食纤维丢失而引起摄入量不足，这些因素都可能增加慢性非传染性疾病（以下简称慢性病）的发生风险。所以，应坚持以谷类为主，特别是增加全谷物摄入，这样有利于降低Ⅱ型糖尿病、心血管疾病、结（直）肠癌等与膳食相关的慢性病的发病风险，以及减少体重增加的风险。建议一般成人每天摄入谷薯类 250 ~ 400 g，其中全谷物类和杂豆类 50 ~ 150 g，薯类 50 ~ 100 g。

（2）吃动平衡，健康体重

食物摄入量和身体活动量是保持能量平衡、维持健康体重的两个主要因素。如果吃得过多或活动不足，多余的能量就会在体内以脂肪的形式积存下来，使体重增加，造成超重或肥胖；相反，若吃得过少或活动过多，会造成能量摄入不足或能量消耗过多，引起体重过低或消瘦。食不过量可以保证每天摄入的能量不超过人体的需要，增加运动可增加代谢和能量消耗。

我国成人正常的身体质量指数（BMI）应为 18.5 ~ 23.9。身体质量指数是用体重（单位为 kg）除以身高（单位为 m）的平方得出的数字（单位为 kg/m^2），是目前国际上常用的衡量人体胖瘦程度以及是否健康的一个标准。其计算公式为：

身体质量指数 = 体重 / 身高的平方值

增加身体活动或运动有助于保持健康体重，能够调节人体代谢，增强体质，降低全因死亡风险和冠心病、脑卒中、Ⅱ型糖尿病、结肠癌等疾病的发生风险，同时，也有助于人们调节心理平衡，有效消除压力，缓解抑郁和焦虑等不良精神状态。各个年龄段人群都应该天天运动，保持能量平衡和健康体重。推荐成人积极参加日常活动和运动，每周至少进行 5 天中等强度身体活动，累计 150 分钟以上，平均每天主动身体活动 6 000 步。

（3）多吃蔬果、乳类、大豆

新鲜蔬菜、水果、乳类、大豆及豆制品是平衡膳食的重要组成部分，坚果是膳食的有益补充。

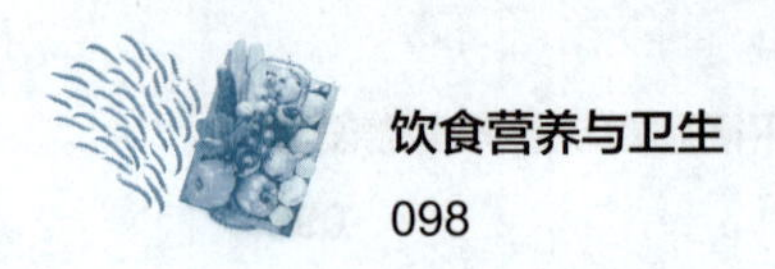

蔬菜、水果是维生素、无机盐、膳食纤维和植物化学物的重要来源，对提高膳食微量营养素和植物化学物的摄入量起到重要作用。提高蔬菜、水果摄入量，可保持人体健康，有效降低心血管疾病、肺癌和糖尿病等疾病的发病风险。

乳类富含钙，是优质蛋白质和B族维生素的良好来源。增加乳类摄入有利于儿童和青少年生长发育，促进成人骨骼健康。

大豆富含优质蛋白质、必需脂肪酸、维生素E，并含有大豆异黄酮、植物固醇等多种植物化学物。多吃大豆及其制品可以降低乳腺癌和骨质疏松症的发病风险。

坚果富含脂类和多不饱和脂肪酸、蛋白质等营养素，适量食用有助于预防心血管疾病。

近年来，我国居民蔬菜摄入量逐渐下降，而水果、大豆、乳类的摄入量仍处于较低水平，应增加蔬菜、水果、乳类、大豆及其制品的摄入。推荐每天摄入蔬菜300～500 g（其中深色蔬菜占1/2）、水果200～350 g、大豆和坚果25～35 g，饮奶300 g或相当量的乳制品。坚持餐餐有蔬菜，天天有水果，把牛奶、大豆当作膳食重要组成部分。

（4）适量吃鱼、禽、蛋、瘦肉

鱼、禽、蛋和瘦肉均属于动物性食物，富含优质蛋白质、脂类、脂溶性维生素、B族维生素和无机盐等，是平衡膳食的重要组成部分。此类食物的蛋白质含量普遍较高，其氨基酸组成更符合人体需要，利用率高，但脂肪含量较多，能量高，有些含有较多的饱和脂肪酸和胆固醇，摄入过多可增加肥胖症和心血管疾病的发病风险，应当适量摄入。

水产品类的脂肪含量相对较低，且含有较多的不饱和脂肪酸，对预防血脂异常和心血管疾病等有一定作用，可作为首选。禽类脂肪含量也相对较低，其脂肪酸组成优于畜类脂肪，应先于畜肉选用。蛋类各种营养成分比较齐全，营养价值高，但胆固醇含量也高，摄入量不宜过多。畜肉类的脂肪含量较高，但瘦肉中脂肪含量较低，所以吃畜肉应当选瘦肉。熏制和腌制肉类在加工过程中易受一些致癌物污染，过多食用可增加癌症发生的风险，应当少吃或不吃。

目前我国多数居民摄入畜肉较多，禽肉和鱼肉较少，对居民营养健康不利，需要调整比例。建议成人每天平均摄入水产品类40～75 g、畜禽肉类40～75 g、蛋类40～50 g，平均每天摄入总量为120～200 g。

（5）少盐少油，控糖限酒

油盐过多摄入是我国居民发生肥胖和慢性病的重要影响因素。食盐摄入过多可增加高血压发生的风险。目前我国多数居民食盐摄入普遍过多，应当减少食盐的摄入量。调查表明，我国居民烹调油和脂肪摄入过多，而过多的脂肪摄入是发生超重肥胖的重要原因。

添加糖是纯能量物质，我国居民糖的摄入主要来自加工食品。儿童及青少年中，含糖饮料是添加糖的主要来源，长期过多饮用不但增加发生超重肥胖的风险，也会引发多种慢性病，建议不喝或少喝含糖饮料。烹调用糖要尽量控制到最小量，同时也要少食用高糖食品。

酒的主要化学成分是酒精，过量饮用可引起肝损伤，也是发生胎儿酒精综合征、痛风、癌症和心血管疾病的重要原因，所以一般不推荐饮酒。成人若饮酒，应限量。

水是构成人体组织和细胞的重要成分，参与人体摄入膳食后物质的代谢过程。饮水不足可影响人体的正常生理功能，应足量饮水。饮用白开水或茶水是我国的传统饮水方式，能满足人体健康需要。各年龄段油、盐和水的摄入量应控制在一个适宜的范围内。

（6）杜绝浪费，兴新食尚

食物是人类获取营养、赖以生存和发展的物质基础，勤俭节约是中华民族的传统美德。食物资源宝贵、来之不易，应尊重劳动，珍惜食物，杜绝浪费。新食尚鼓励优良饮食文化的传承和发扬。家庭应按需选购食物，适量备餐。在外点餐应根据人数确定数量，集体用餐时采取分餐制和简餐，应文明用餐，反对铺张浪费。倡导在家吃饭，与家人一起分享食物和享受亲情。

食物在生产、加工、运输、储存等过程中如果遭受致病性微生物、寄生虫和有毒有害物质的污染，可导致食源性疾病，威胁人体健康。所以，应选择新鲜卫生的食物、当地当季的食物，学会阅读食品标签，合理储藏食物，采用适宜的烹饪方式，提高饮食卫生水平。

我国人口众多，且食物浪费问题比较突出，食源性疾病状况不容乐观。减少食物浪费，注重饮食卫生，兴饮食文明新风，对我国社会可持续发展、维护公共健康具有重要意义。

2. 平衡膳食宝塔

中国居民平衡膳食宝塔是中国营养学会根据中国居民膳食结构的现状而设计的。宝塔把平衡膳食的原则转化为各类食物的重量，向居民推荐了平均每天各类食物的摄入量。宝塔建议的各类食物摄入量一般是以食物的可食部计算的生重，还应注意宝塔中各类食物的重量不是指某一种食物的重量。

中国居民平衡膳食宝塔共分五层，如图 3-1 所示。图中包含了我国居民每天应吃的主要食物种类。宝塔各层位置和面积不同，这在一定程度上反映出各类食物在膳食中的地位和应占的比重。

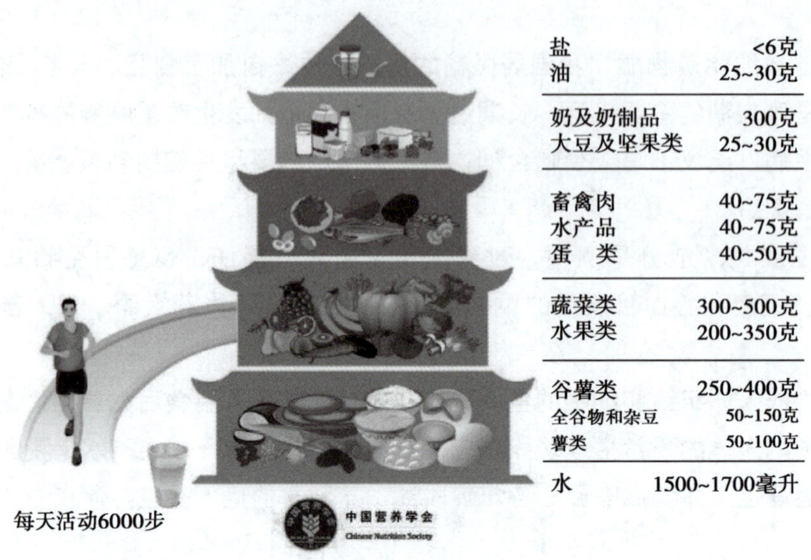

图 3-1 中国居民平衡膳食宝塔（2016）

（1）第一层：谷薯类食物

谷薯类是膳食能量的主要来源（所含碳水化合物提供总能量的 50% ~ 65%），也是多种微量营养素和膳食纤维的良好来源。谷类包括小麦、大米、玉米、高粱等及其制品，如米饭、馒头、烙饼、面包、饼干、麦片等。薯类包括马铃薯、甘薯等，可替代部分主食。杂豆包括大豆以外的其他干豆类，如红小豆、绿豆、芸豆等。

全谷物保留了天然谷物的全部成分，是理想膳食模式的重要选择，也是膳食纤维和其他营养素的重要来源。我国传统膳食中常见的整粒食物有小米、玉米、绿豆、红小豆、荞麦等，现代加工产品有燕麦片等，所以把杂豆与全谷物归为一类。

《中国居民膳食指南（2016）》推荐 2 岁以上健康人群的膳食应做到食物多样，谷物为主。一段时间内，成人每人每天应该摄入谷、薯、杂豆类 250 ~ 400 g，其中全谷物和杂豆 50 ~ 150 g，薯类 50 ~ 100 g。2 岁以上的人都应该保持上述全谷物的摄入量，以此获得更多营养素、膳食纤维。

（2）第二层：蔬菜、水果

蔬菜、水果是《中国居民膳食指南（2016）》中鼓励多摄入的两类食物，是膳食纤维、微量营养素和植物化学物的良好来源。在 1 600 ~ 2 400 kcal 能量需要水平下，推荐每人每天摄入蔬菜 300 ~ 500 g、水果 200 ~ 350 g。

蔬菜包括嫩茎菜类、叶菜类、花菜类、根菜类、鲜豆类、茄果瓜菜类、葱蒜类、菌藻类、水生蔬菜类等。深色蔬菜是指深绿色、深黄色、紫色、红色等有色蔬菜，每类蔬菜提供的营养素略有不同。深色蔬菜一般富含维生素、植物化学物和膳食纤维，推荐每天摄入量占蔬菜总摄入量的 1/2 以上。

水果包括仁果、浆果、核果等。建议吃新鲜水果，在鲜果供应不足时可选择一些含糖量低的干果制品和纯果汁。新鲜水果可提供多种微量营养素和膳食纤维。

蔬菜和水果各有优势，虽在一层，但不能相互替代。很多人不习惯摄入水果，或者摄入量很低，应努力把水果作为平衡膳食的重要部分。多吃蔬菜和水果也是降低膳食能量摄入的不错选择。

（3）第三层：鱼、禽、畜、蛋等动物性食物

鱼、禽、畜、蛋等动物性食物是《中国居民膳食指南（2016）》推荐适量食用的一类食物。新鲜的动物性食物是优质蛋白质、脂肪和脂溶性维生素的良好来源。在 1 600 ~ 2 400 kcal 能量需要水平下，推荐每天摄入鱼、禽、畜、蛋共计 120 ~ 200 g。

建议每天摄入畜禽肉 40 ~ 75 g，少吃加工类肉制品。目前我国汉族居民摄入的肉类以猪肉为主，且增长趋势明显。猪肉含脂肪较多，应尽量选择瘦肉或禽肉。

常见的水产品是鱼、虾、蟹和贝类，此类食物富含优质蛋白质、脂类、维生素和无机盐，推荐每天摄入量为 40 ~ 75 g，有条件时可以多吃一些替代畜肉类。

蛋类包括鸡蛋、鸭蛋、鹅蛋、鹌鹑蛋、鸽蛋及其加工制品，蛋类的营养价值较高，推荐每天吃 1 个鸡蛋（相当于 50 g 左右）。吃鸡蛋不能弃蛋黄，蛋黄有着丰富的营养成分，如胆碱、卵磷脂、胆固醇、维生素 A、叶黄素、锌、B 族维生素，无论多大年龄食用都有益。

（4）第四层：乳类、大豆和坚果

乳类、豆类是鼓励多摄入的。乳类、大豆和坚果是蛋白质和钙的良好来源，营养素密度高。在 1 600 ~ 2 400 kcal 能量需要水平下，推荐每天摄入相当于 300 g 鲜奶的乳类及乳制品。我国居民的乳制品摄入量一直很低，多吃多种多样的乳制品，有利于提高乳类摄入量。

豆类主要包括黄豆、黑豆、青豆，其常见的制品包括豆腐、豆浆、豆腐干及千张等。推荐每天摄入 25 ~ 35 g 大豆和坚果。以蛋白质换算，20 g 黄豆相当于北豆腐 60 g，或南豆腐 110 g，或内酯豆腐 120 g，或豆腐干 45 g，或豆浆 360 ~ 380 mL。

坚果包括花生、葵花籽、核桃、杏仁、榛子等。部分坚果的蛋白质与大豆相似，富含必需脂肪酸和必需氨基酸，作为菜肴、零食等都是食物多样化的良好选择，建议每周摄入 70 g 左右（即每天 10 g 左右）。10 g 坚果仁相当于 2 ~ 3 个核桃，或 4 ~ 5 个板栗，或一把松子仁（相当于 30 ~ 35 g 带皮松子）。

（5）第五层：烹调油和盐

油、盐作为烹饪用料，是建议尽量少摄入的食物。推荐成人每天烹调油不超过

25 ~ 30 g，食盐摄入量不超过 6 g。按照 DRI 中脂肪在总膳食中的能量供给，1 ~ 3 岁人群脂肪摄入量占膳食总能量的 35%，4 岁以上人群占 20% ~ 30%。在 1 600 ~ 2 400 kcal 膳食总能量需要水平下，推荐每天摄入 36 ~ 80 g 脂肪。

脂肪提供高能量，很多食物含有脂肪，所以烹调油需要限量。按照每日 25 ~ 30 g 计算，烹调油可提供 10% 左右的膳食总能量。烹调油也要多样化，经常更换种类，食用多种植物油脂可满足人体对各种脂肪酸的需要。

我国居民食盐用量普遍较高，盐与高血压关系密切，限制盐的摄入是我国的长期目标。除了少用食盐外，也需要控制隐形高盐食品的摄入量。酒和添加糖不是膳食组成的基本食物。

（6）运动和饮水

水是膳食的重要组成部分，是一切生命必需的物质，其需要量主要受年龄、身体活动、环境温度等因素的影响。轻体力活动的成人每天至少应饮水 1 500 ~ 1 700 mL（7 ~ 8 杯）。在高温或强体力活动的条件下，应适当增加。饮水不足或过多都会对人体健康带来危害。膳食中水分大约占 1/3，推荐一天中饮水和整体膳食水（包括食物如汤、粥、奶等中的水）共摄入 2 700 ~ 3 000 mL。

运动或身体活动是实现能量平衡和保持身体健康的重要手段。运动或身体活动能有效地消耗能量，保持精神和人体代谢的活跃性。《中国居民膳食指南（2016）》鼓励养成天天运动的习惯，坚持每天多做一些消耗体力的活动。推荐成人每天进行至少相当于快步走 6 000 步以上的身体活动，每周最好进行 150 分钟中等强度的运动，如骑车、跑步、庭院或农田的劳动等。

三、我国居民的膳食结构

1. 我国居民膳食结构的特点

我国居民目前的膳食结构以植物性食物为主，以动物性食物为辅。由于我国人口众多，各地区经济、文化发展不平衡，居民食物消费现状也存在相当大的差异，营养不良与营养过剩同在，“贫困病”与“富裕病”并存。总的来看，我国居民长期以来形成的以粮为主，适量搭配肉类和一些蔬菜、水果的膳食结构，还将在今后较长时期内存在下去。这一膳食结构的优点和缺点如下：

（1）优点

一是以植物性食物为主，动物性食物为辅，荤素搭配，讲究杂食，各种营养素的比例对成人较为适宜。

二是脂肪的摄入量低，且脂肪中大多数是富含不饱和脂肪酸的植物油脂，降低了

“富裕病”的发生率。

三是膳食纤维含量丰富，降低了肠道疾病的发生率。

（2）缺点

一是动物性食物和豆类食物比例较低，少数无机盐和维生素（如钙、铁、核黄素、维生素 A 等）的供应量不足。虽然能量和蛋白质的供应量基本满足需要，但蛋白质的利用率不够理想。

二是一些不科学、不文明的饮食习惯依然存在，如酒摄入过多等。

三是食物消费不平衡的问题突出，营养过剩与营养不良并存状况有加剧趋势。

2. 我国居民膳食结构的改进

我国地域广阔，人口众多，各地区生产力发展水平和经济情况不均衡，所以存在的问题也各有不同，需要针对不同的问题进行合理的调整与改善。对我国居民膳食结构应考虑从以下几个方面加以改进：

（1）发扬我国居民膳食结构的长处

我国传统膳食以谷类为主，应同时发展肉、蛋、乳和水产品的生产，增加动物性食物的消费量，同时，要开发利用新型的植物蛋白质资源，特别是大豆蛋白，提高我国居民每日膳食中蛋白质的整体质量。

（2）调整动物性食物结构

调整动物性食物结构，使食物品种多样化，增加乳、蛋、禽、水产品等食物品种，是以质补量、提高内陆地区居民膳食质量的重要措施。海产品和乳制品营养价值一般都高于非海产品和豆类食品。对于那些经济条件好或已经达到小康水平的居民及家庭，应当把鲜活海产品、乳制品引入日常膳食中。

（3）开发具有特殊营养和生物功能的食品资源

应让具有营养和食疗保健功能的食品（如魔芋类、发酵类、菌类、蜂蜜类、花粉类食品）更多地进入餐厅和家庭，发挥这些食品的营养和保健作用。

（4）针对特殊人群开发营养强化食品和保健食品

应针对老年人、幼儿开发富含优质蛋白质、富钙、富铁、富锌、富硒、富维生素 A、富维生素 D 的营养强化食品，针对特殊人群开发宇航员食品、学生奶、学生营养餐等，针对病人开发降血糖、降血脂、降胆固醇、高膳食纤维保健食品。

（5）开发野生动植物食品

野生动植物食品又称“新特原料”，近几年发展很快。把某些野生动植物变成家养、种植原料，既开发了新食品，又保护了某些稀有动植物。可在国家政策允许范围内将它们变为餐桌上的美味佳肴，造福于人类。

（6）变废弃原料为新食品资源

可将某些营养价值高并可以再利用的废弃原料，如谷类加工中生成的米糠、麦麸以及某些种子或果实等，开发成胚芽食品或果肉食品。此外，还可将骨、血、豆渣等废弃原料加工为新食品资源。

想一想　我国居民的饮食模式是否科学？为什么？

第二节　营养食谱设计

在人的整个生命过程中，营养是维持生命的物质基础，它能提供细胞所需要的各类营养素，实现各组织器官的协调运作。营养不足和营养过剩是营养失衡的两大主要原因。所以，应注意科学合理地设计日常食谱。

一、食谱设计的概念与目的

食谱是指将一日或一周膳食中的各餐主、副食品的名称、数量、烹饪方法等内容列出的一种表格。它是将能实现合理营养的食物科学地安排至每日各餐中的膳食计划。食谱设计是指为了满足合理营养的需要，对膳食进行计划调配的方法。

食谱可明显地反映出膳食质量的好坏及食物的配制是否符合平衡膳食的原则。食谱可指导采购人员合理采购烹饪原料并为成本核算提供依据；可指导烹饪工作者充分利用烹饪原料，有计划地配膳并采取合理的烹饪方法；可引导用餐者科学进餐，使其获得的能量和各类营养素都能适应身体健康的需要。食谱可按日或周进行编制。

二、营养食谱设计的原则

营养食谱设计应遵循以下原则：

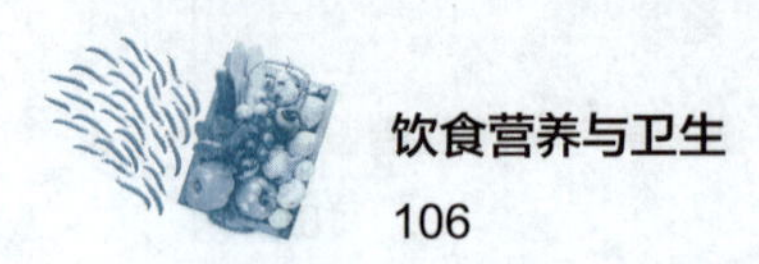

1. 满足用餐者对能量、营养素的全面需要，保证营养平衡

（1）膳食应满足人体对能量、营养素的全面需要

按照《中国居民膳食指南（2016）》的要求，食物中蛋白质、脂肪、维生素和各种无机盐的含量应满足人体的需求。食物搭配不仅品种要多样，而且数量要充足，膳食既要满足用餐者需要，又要防止过量。对于特殊人群，如儿童、青少年、孕妇和乳母，更应注意营养均衡。

（2）各营养素之间的比例要适宜

膳食中各营养素及其在各餐中的分配比例要合理。要保证膳食蛋白质中完全蛋白质占适宜比例，要以植物油脂作为油脂的主要来源，同时还要保证碳水化合物的摄入，各无机盐之间配比要适当。

（3）食物搭配要合理

要注意酸性食物与碱性食物的搭配，以及主食与副食、粗粮与细粮、荤类与素类等食物的搭配。

（4）膳食制度要合理

一般应定时、定量进餐，成人一日三餐，儿童和老年人可以在三餐以外适当加些糕点。

体力劳动者的营养

体力劳动者多以肌肉、骨骼的活动为主，他们能量消耗多、需氧量高、代谢旺盛。另外，有些体力劳动者还可能接触一些有害物质，如化学毒物、有害粉尘等。通过合理膳食，这些有害物质能在一定程度上消除或减少。为此，体力劳动者在安排饮食时应注意以下几点：

一是增加主食的量，如米饭、水饺、包子、面条等，多吃一些能量高的食物。二是适当增加蛋白质摄入。每天多吃些豆腐或豆制品，最好每天吃一两个鸡蛋，再适当吃些肉类、鱼类、牛奶、豆浆等，大体可以满足需要。蛋白质除了满足人的身体需要以外，还能增强人对各种毒物的抵抗力。例如，从事汞作业的人多吃含蛋白质的食物，可以避免受汞的毒害。三是摄入充足的维生素和无机盐。这样不仅能满足人体的需要，而且可以保证某些特殊工种的劳动者身体不受危害。例如，从事铅作业的人为了防止铅中毒，每天需要补充约 150 mg 维生素 C，同时，在膳食中要增加新鲜蔬菜和水果，多吃低钙、磷含量正常的膳食，以减少铅在体内的蓄积。

2. 考虑不同季节与养生食法的关系

因时养生是中医养生学的一条重要原则。中医有“春夏养阳，秋冬养阴”之说。养生必须顺应四时自然变化，从而增强人体适应季节与气候变化的能力，保证身体健康，减少疾病的发生。气候的变化，会给人体带来不同程度的影响。膳食的营养结构要随季节的变化予以调节，要注意各个季节的科学饮食及食补方式，合理安排饮食。春季宜食清淡食品；夏季宜食甘凉食品；秋季燥热，宜食生津食品；冬季寒冷，宜食温热食品。

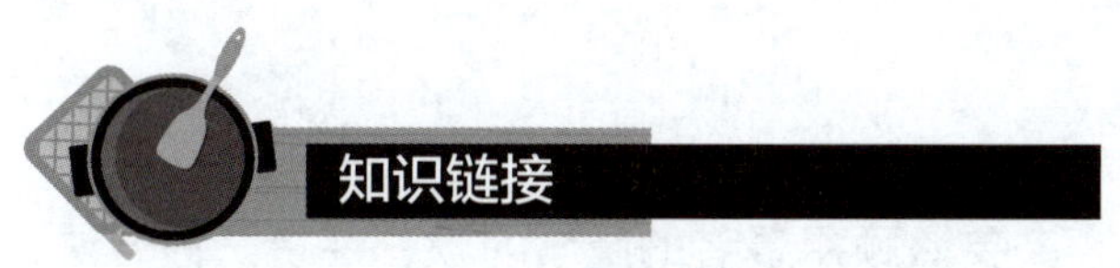

四季饮食注意事项

中医认为，春日宜省酸增甘，以养脾气。这是因为春季为肝气旺之时，肝气旺则会影响到脾，所以春季容易出现脾胃虚弱病症，应少食酸味食品，多食甘甜食品以养脾气。食酸过多，会使肝气溢泻。春季还应少食辛辣之物，过食辛温燥辣之物可使人生内热，羊肉、狗肉、辣椒等不可多食，饮食宜清淡可口，忌油腻、生冷及刺激性食物。春季是蔬菜的淡季，但野菜、山菜的生长期早于一般蔬菜，而且富含维生素，可采摘食用，以补充一般蔬菜的不足。

夏季是人体消耗最大的季节。首先是对蛋白质的需要量增加。因为天气炎热出汗较多，氮的损失、失水及体温升高均可引起蛋白质分解代谢增强，所以人体需要增加蛋白质的摄入量。高温又可使人体代谢增快，通过汗液失去大量的无机盐及维生素 C、维生素 B_1、维生素 B_2 等，引起人体能量消耗增加，使人体耐力和抵抗力降低。所以，必须及时补充水分及其他营养物质。在膳食调配上，可适当多吃些清淡爽口又能清热去暑的食物，如苋菜、莼菜、茄子、鲜藕、绿豆芽、丝瓜、黄瓜、冬瓜、西瓜等。

秋季天高气爽、气候宜人，是有利于养生保健的季节。秋天气候干燥，夜晚凉爽，白天气温仍然较高，又加之秋风不断，人体的汗液蒸发较快，皮肤容易干燥，需要补充水分和维生素，以养阴清热、润燥止渴、清心安神。除蔬菜、水果外，还要选用芝麻、蜂蜜、银耳、乳品等有滋润作用的食物。秋季容易发生口干唇焦等“秋燥”症状，应多选食滋养润燥、益中补气的食品，如银耳、百合等。此外，还可选用一些防燥不腻的平补之品，如茭白、南瓜、冬瓜、莲子、桂圆、黑芝麻、红枣、核桃等。

俗话说："三九补一冬，来年无病痛。"冬季补充营养食物会对来年春季少发病有利。冬季气候寒冷，阴盛阳衰，首先应保证能量的供给。冬天的寒冷气候影响人体的内分泌系统，使人体的甲状腺素、肾上腺素等分泌增加，从而促进和加速蛋白质、脂肪、碳水化合物 3 类产能营养素的分解，造成人体能量散失过多。所以，冬季饮食应以增加能量为主，可适当多摄入富含碳水化合物和脂肪的食物。所摄入的蛋白质应能够提供占总能量需要量 15% ~ 17% 的能量，且应以完全蛋白质为主。可适当多摄入瘦肉、鸡蛋、鱼类、乳类、豆类及其制品等，这些食物所含的蛋白质不仅便于人体消化吸收，而且富含必需氨基酸，营养价值较高，可增强人体的耐寒和抗病能力。另外，为抵御风寒，还可多吃些牛肉、羊肉、鱼等食物。在调味上也可多用些辛辣调味品，如辣椒、葱、姜、蒜等。

3. 照顾饮食习惯，注意饭菜口味

设计食谱时，既要使膳食多样化，又要照顾用餐者的膳食习惯，注重烹饪方法，做到色、香、味、形俱佳。要针对不同膳食人群的饮食习惯，列出具体的加工烹饪方法。分析好用餐者的饮食习惯、口味喜好是配餐成功的关键。

食谱设计者要熟悉我国甚至国外不同地区、不同年龄人群的饮食习惯和口味喜好。例如：我国北方人口味厚重，南方人口味清淡，云贵川等地区的人喜辣、麻、酸等；北方人主食多面食，南方人主食多米类制品。用餐者有没有食品忌口、过敏等也需要了解清楚。

4. 符合卫生要求

所有食品都要符合卫生要求，避免由于卫生不合格而降低食品的营养价值和食用价值。具体来说有以下几点：

一是选择新鲜的原料作为配餐的原料，尽量少用腌制食品和不新鲜的食材。

二是动物性原料加热时间和温度应充足，以便杀死寄生虫和致病菌。

三是鱼类应避免用过多的油脂加热烹调，以免营养素受破坏或健康营养素的比例下降。

四是不用或少用食品添加剂，如亚硝酸盐、小苏打、色素、香精，味精和鸡精等也要适量适时使用。

五是烹调时注意食用油的温度，尽量避免重复使用滑油、炸制食品的油脂来炒菜。

5. 兼顾经济因素

食谱设计既要做到营养合理，又要让用餐者经济上可以承受，这样的食谱才会具有实际意义。具体来说有以下几点：

一是研究用餐者的经济基础和其对营养素的需求情况。

二是控制好配餐的综合成本，适应用餐者的综合承受力。

三是根据经济状况挑选合理的原料，使营养素种类齐全、数量合适、比例合理。要注意保持原料品种的多样性。

四是营养分配合理，不出现过饱或过饥的情况。

三、营养食谱设计的方法

常见的营养食谱设计方法有计算法、食物交换法等。这里只介绍计算法。采用计算法时，要根据不同的用餐者每日所需要的能量算出其营养素每日需要量，然后推算出其每餐的营养素需要量，最后据以制定相应的食谱。

1. 确定用餐者每日能量需要量

能量是维持生命活动正常进行的基本保证。能量若摄入不足，人体中血糖下降，就会疲劳乏力，影响工作、学习效率；能量若摄入过多，则会在体内储存，使人体发胖，也会引起多种疾病。所以，设计食谱首先考虑的是保证能从食物中摄入适宜的能量。

用餐者一日三餐的能量需要量可参照膳食营养素参考摄入量标准中能量的推荐摄入量，根据用餐者的劳动强度、年龄、性别等确定。

例如，从事轻度体力劳动的办公室男性职员，每日能量需要量为 10.04 MJ（约 2 400 kcal）。集体用餐者的能量需要量标准可以以用餐人群基本情况或平均数值为依据，包括人员平均年龄、平均体重，以及 80% 以上用餐人员的活动强度。如果 80% 以上的用餐人员为中等体力活动的男性，则每人每日能量需要量为 11.29 MJ（约 2 700 kcal）。

能量需要量标准只是提供了一个参考，实际应用中还需要参照用餐人员的具体情况加以调整，例如，根据用餐者的胖瘦情况制定不同的能量需要量。所以，在设计食谱前应对用餐者的基本情况有一个全面的了解，应当清楚用餐者的人数、性别、年龄、身体条件、劳动强度、工作性质及饮食习惯等。

2. 计算三种产能营养素每日应提供的能量

能量的主要来源为蛋白质、脂肪和碳水化合物，为了维持人体健康，这三种产能营养素所供能量占总能量的比例应当适宜，一般蛋白质所供能量占 10% ~ 15%，脂肪所供能量占 20% ~ 30%，碳水化合物所供能量占 55% ~ 65%，具体可根据当地生活水平调整上述三类营养素的比例，由此可以求出三种产能营养素的每日能量供给量。

例如，已知某人每日能量需要量为 11.29 MJ（约 2 700 kcal），若三种产能营养素所供能量占总能量的比例为蛋白质 15%、脂肪 25%、碳水化合物 60%，则三种产能营养素各应提供的能量如下：

蛋白质：11.29 MJ × 15%=1.693 5 MJ（约 405 kcal）

脂肪：11.29 MJ × 25%=2.822 5 MJ（约 675 kcal）

碳水化合物：11.29 MJ × 60%=6.774 MJ（约 1 620 kcal）

3. 计算三种产能营养素每日需要量

知道了三种产能营养素的能量应供给量，还需要将其折算成产能营养素的实际需要量，即具体的重量，这是确定食物品种和数量的重要依据。

由于食物中的产能营养素不可能全部被吸收，且吸收率也各不相同，消化吸收后在体内也不一定完全彻底地氧化分解、产生能量，所以，食物中的产能营养素产生的能量数要进行换算。换算方法是：1 g 碳水化合物产生的能量为 16.81 kJ（约 4.0 kcal），1 g 脂肪产生的能量为 37.56 kJ（约 9.0 kcal），1 g 蛋白质产生的能量为 16.74 kJ（约 4.0 kcal）。据此便可求出蛋白质、脂肪、碳水化合物的每日需要量。

根据上一步计算的结果，可算出三种产能营养素的每日需要量如下：

蛋白质：1.693 5 MJ ÷ 16.81 kJ/g ≈ 101 g（405 kcal ÷ 4 kcal/g=101.25 g）

脂肪：2.822 5 MJ ÷ 37.56 kJ/g ≈ 75 g（675 kcal ÷ 9 kcal/g=75 g）

碳水化合物：6.774 MJ ÷ 16.74 kJ/g ≈ 405 g（1 620 kcal ÷ 4 kcal/g=405 g）

4. 计算三种产能营养素每餐需要量

知道了三种产能营养素每日需要量之后，就可以根据一日三餐的能量分配比例计算出三大产能营养素的每餐需要量。一般三餐能量的适宜分配比例为早餐 30%、午餐 40%、晚餐 30%。

根据上一步计算的结果，按照 30%、40%、30% 的三餐比例，则早、午、晚三餐各需要摄入的三种产能营养素如下：

早餐：

蛋白质：101 g × 30% ≈ 30 g

脂肪：75 g × 30% ≈ 23 g

碳水化合物：405 g × 30% ≈ 122 g

午餐：

蛋白质：101 g × 40% ≈ 40 g

脂肪：75 g × 40% ≈ 30 g

碳水化合物：405 g × 40% ≈ 162 g

晚餐：

蛋白质：101 g × 30% ≈ 30 g

脂肪：75 g × 30% ≈ 23 g

碳水化合物：405 g × 30% ≈ 122 g

5. 主、副食品种和数量的确定

已知三种产能营养素的需要量，根据食物成分表，就可以确定出主食和副食的品种和数量。

（1）主食品种和数量的确定

由于谷类是碳水化合物的主要来源，所以，主食的数量主要根据各类主食原料中碳水化合物的含量确定。

主食品种主要根据用餐者的饮食习惯来确定，北方以面食为主，南方以大米居多。根据上一步的计算结果，早餐中应含有碳水化合物 122 g，若以小米粥和馒头（用富强粉制作，下同）为主食，二者分别提供 20% 和 80% 的碳水化合物。查食物成分表可知，100 g 小米粥含碳水化合物 8.4 g，100 g 馒头含碳水化合物 44.2 g，则：

所需小米粥重量 =122 g × 20% ÷（8.4 g/100 g）≈ 290 g

所需馒头重量 =122 g × 80% ÷（44.2 g/100 g）≈ 221 g

（2）副食品种和数量的确定

根据三种产能营养素的需要量，首先确定了主食的品种和数量，接下来就需要考虑蛋白质的食物来源。蛋白质广泛存在于动植物食物中，除了谷类食物提供的蛋白质，各类动物性食物和豆制品是完全蛋白质的主要来源。所以，副食品种和数量多在已确定主食用量的基础上，依据副食应提供的蛋白质重量来确定。计算步骤如下：

1）计算主食中含有的蛋白质重量。

2）用应摄入的蛋白质重量减去主食中的蛋白质重量，即为副食提供的蛋白质重量。

3）设定副食中蛋白质的 2/3 由动物性食物提供，1/3 由豆制品提供，据此可求出其各自的蛋白质提供量。

4）查表并计算各类动物性食物及豆制品的提供量。

5）设计蔬菜品种和数量。

仍然以上一步计算结果为例，已知该用餐者午餐应含有蛋白质 40 g、碳水化合物 162 g。假设以馒头、米饭（大米）为主食，二者分别提供 50% 的碳水化合物，由食物成分表可知，100 g 馒头和米饭分别含碳水化合物 44.2 g 和 25.9 g，按上一步的方法，可得出馒头和米饭所需重量分别为 183 g 和 313 g。

由食物成分表可知，100 g 馒头含蛋白质 6.2 g，100 g 米饭含蛋白质 2.6 g，则：

主食中蛋白质含量 =183 g ×（6.2 g/100 g）+313 g ×（2.6 g/100 g）≈ 19 g

副食中蛋白质含量 =40 g−19 g=21 g

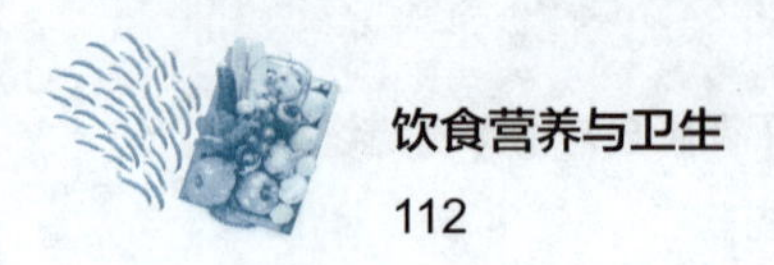

设定副食中蛋白质的 2/3 由动物性食物提供，1/3 由豆制品提供，则：

动物性食物应含蛋白质重量 =21 g × 2/3=14 g

植物性食物应含蛋白质重量 =21 g × 1/3=7 g

若选择的动物性食物和豆制品分别为猪肉（脊背部位）和豆腐干（熏），由食物成分表可知，100 g 猪肉（脊背部位）中蛋白质含量为 20.2 g，100 g 豆腐干（熏）中蛋白质含量为 15.8 g，则：

猪肉（脊背部位）重量 =14 g ÷（20.2 g/100 g）≈ 69 g

豆腐干（熏）重量 =7 g ÷（15.8 g/100 g）≈ 44 g

确定了动物性食物和豆制品的重量，就可以保证蛋白质的摄入。最后是选择蔬菜的品种和数量。蔬菜的品种和数量可根据不同季节的蔬菜供应情况，并考虑对动物性食物和豆制品配菜的需要来确定。

6）确定纯能量食物的量。油脂的摄入应以植物油脂为主，配合一定量的动物油脂的摄入。所以，应以植物油脂作为纯能量食物的主要来源。由食物成分表可知每日摄入的各类食物提供的脂肪量，将需要的脂肪总量减去食物提供的脂肪量即为每日植物油脂的需要量。

四、食谱实例

1. 小学生一日食谱

早餐：豆沙包（面粉 80 g、红小豆 50 g、白糖 10 g），拌香椿（香椿 35 g），牛奶（250 g），苹果（80 g）。

午餐：炝芹菜（芹菜 100 g），青椒炒肉（青椒 75 g、猪瘦肉 50 g），紫菜汤（紫菜 10 g、香菜少许），米饭（125 g）。

晚餐：番茄炒鸡蛋（番茄 150 g、鸡蛋 100 g），虾皮炒西葫芦（虾皮 50 g、西葫芦 200 g），米饭（125 g）。

全日烹调油 19 g。

2. 中学生一日食谱

早餐：馒头（面粉 130 g），小米粥（小米 50 g），豆腐乳（20 g）。

午餐：炒青菜（青菜 100 g），豆腐汤（豆腐 25 g），肉炒胡萝卜（猪肉 30 g、胡萝卜 75 g），米饭（150 g）。

晚餐：炝拌菠菜（菠菜 100 g），青椒炒鸡肉（青椒 100 g、鸡肉 40 g），米饭（150 g）。

全日烹调油 20 g。

想一想　如何进行营养食谱的设计？

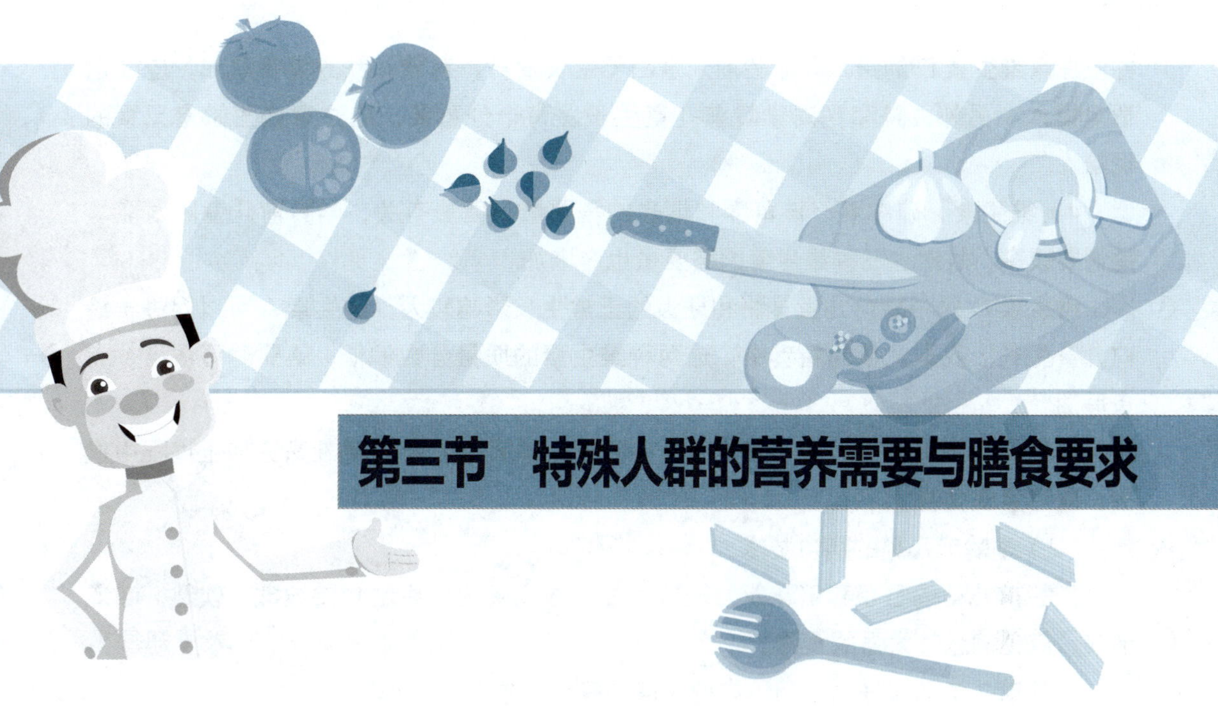

第三节　特殊人群的营养需要与膳食要求

不同个体对同一营养素的摄入量会有不同的要求，这种个体差异有时十分明显。例如，体力劳动者每日消耗的能量要比脑力劳动者高出 4 187 ~ 6 280 kJ，故其每日对碳水化合物的需要量要比脑力劳动者多得多。正是这种个体差异，给日常配膳带来了很大的困难，所以日常配膳的过程中需要充分考虑不同人群的营养需要与膳食要求，这样才能恰如其分地按照个体的生理差异制定出科学的用餐方案。

一、学龄前儿童与青少年的营养需要与膳食要求

1. 学龄前儿童的营养需要与膳食

（1）学龄前儿童的营养需要

1）能量。学龄前儿童对能量的需要相对较成人高，因为学龄前儿童的基础代谢率高，还要维持生长与发育，另外，学龄前儿童还比较好动。如果能量供给不足，摄入的营养素也不能有效地发挥作用。

2）蛋白质。学龄前儿童处于生长发育期，对蛋白质的需要较多，蛋白质的推荐摄入量与蛋白质的质量有关。质量高，则推荐摄入量较少；质量差，则推荐摄入量较多。学龄前儿童对蛋白质的需要量与饮食能量摄入量有关，我国学龄前儿童每日摄入的蛋白质所供能量宜占总能量需要量的 13% ~ 15%。

3）无机盐。学龄前儿童骨骼生长需要大量的钙、磷，应注意参考标准适量摄入，

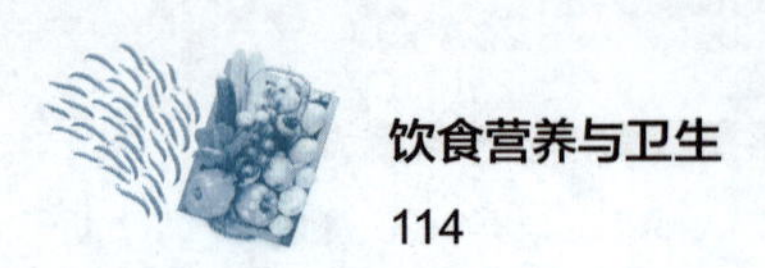

并应注意维生素 D 的摄入。学龄前儿童由于生长发育，对碘和铁的需要增加，应注意适量摄入。另外，锌和铜对学龄前儿童生长发育十分重要，应注意这些微量元素的供给。

4）维生素。硫胺素、核黄素和烟酸的需要量与能量有关，学龄前儿童因对能量的需要较多，故对这三种维生素的需要量也应增加。

维生素 D 对学龄前儿童骨骼和牙齿的正常生长影响较大，维生素 A 可以促进学龄前儿童生长。我国儿童的膳食中，这两种维生素的质量分数偏低，必要时可适当补充鱼肝油。

维生素 C 对学龄前儿童生长发育十分重要，并且维生素 C 易在烹饪加工过程中损失，应注意适量摄入。

（2）学龄前儿童的膳食要求

学龄前儿童的咀嚼和消化能力较成人弱，故学龄前儿童膳食要细嫩、软熟、味道清淡，避免刺激性太强的食物。

学龄前儿童活泼好动，但体内糖原储备有限，故每天可加餐 2 次。

学龄前儿童应培养良好的饮食卫生习惯，避免偏食或零食吃得太多，注意食物、餐具和进餐环境的卫生整洁。

其食物的花色品种应多样化，注重食物的色、香、味等感官性状。

（3）菜点实例

例 1　酱拌茄泥

主料：茄子 500 g。

调料：芝麻酱 6 g，芝麻油 3 g，香菜末 5 g，蒜泥 3 g，精盐 3 g。

制法：

①将茄子洗净，去蒂削皮，切成 1 cm 厚的片。

②将茄片用清水洗一遍，挤净水分，放入碗中，蒸 20 分钟，然后略微放凉。

③在蒸过的茄子中放入芝麻油、精盐、芝麻酱（用凉开水调开）、香菜末、蒜泥，用筷子拌匀后，即成茄泥。

特点：口感软烂，清淡可口。

功用：芝麻酱富含钙、磷、铁等幼儿生长所必需的营养素。茄子的营养价值也很高，含蛋白质、脂肪、钙、磷、维生素 A、B 族维生素、维生素 C 等。

例 2　鲤鱼浓汤

主料：鲜鲤鱼 1 条（500 g 左右）。

调料：牛奶 100 g，精盐 3 g，味精 2 g，料酒 5 g，葱丝 5 g，姜丝 5 g，香菜段 5 g，大豆油 35 g。

制法：

①将鲤鱼刮鳞去鳃，剖腹，除去内脏，洗净。把鱼身的两面剞出斜刀纹，将鱼放入盘内，加少许料酒略腌渍。

②将锅置于火上，倒入少许大豆油，放入鲤鱼略煎。加入葱丝、姜丝及料酒，添入开水，加入牛奶，加盖。旺火烧开后，用中火再烧 5 分钟左右，待汤汁乳白、鱼鳃盖翘起时，加入味精、香菜段、精盐，盛入汤碗即成。

特点：汤鲜鱼嫩，清爽不腻。

功用：此菜营养丰富，富含蛋白质，同时钙、磷含量也较多，对幼儿生长发育有较好的作用。

2. 青少年的营养需要与膳食要求

（1）青少年的营养需要

1）能量。我国建议 11 ~ 13 岁的青少年每日膳食能量需要量（中度身体活动水平下，下同）女性为 8.58 MJ，男性为 9.83 MJ；14 ~ 17 岁的女性为 9.62 MJ，男性为 11.92 MJ。

2）蛋白质。我国建议 14 ~ 17 岁青少年每日蛋白质推荐摄入量女性为 60 g，男性为 75 g，超过普通成人的推荐摄入量。

3）无机盐。青少年应注意钙、磷、铁、碘和锌的摄入。

4）维生素。我国对青少年维生素 A 和维生素 D 的推荐摄入量与成人相同。

（2）青少年的膳食要求

青少年应注意膳食的量和质两个方面，量要足，质要优。特别要注意以下几点：

一是养成良好的膳食习惯，不挑食，不偏食，不吃零食。

二是注意早餐的质量和数量，有条件时，课间应加餐 1 次。

三是注意提供动物性食物和新鲜的蔬菜水果，适当提供海带等海产品。

四是考试期间，学生应多补充维生素 A、维生素 B_2、维生素 C、卵磷脂、蛋白质和脂肪，以补充消耗。

二、孕妇与乳母的营养需要与膳食要求

1. 孕妇的营养需要与膳食要求

（1）孕前营养需要

孕前营养状况好可为妊娠提供良好条件。平时营养较差的孕妇易患妊娠毒血症，胎儿死亡率高，新生儿体重轻。口服固醇类避孕药停药后的怀孕者，应注意叶酸、维生素 B_{12}、维生素 B_6、维生素 B_2 的补充。

（2）孕期营养需要

孕妇怀孕之初的 3 个月对营养素的需要量增加不大，3 个月以后，胎儿的迅速生长和体内的一系列变化，使孕妇对营养素的需要量增大，尤其是孕期最后 3 个月。一般怀孕 1 ~ 3 个月称为孕早期，4 ~ 6 个月称为孕中期，7 ~ 9 个月称为孕晚期。

1）能量。婴儿的生长和母体相关组织的增长需要孕期能量储备的总量约为 335 MJ。怀孕之初 3 个月，孕妇对能量的需要量增加并不明显。第 4 个月后，孕妇对各种营养素和能量的需要量增加，我国建议每日应增加 0.84 MJ 能量。

2）蛋白质。我国建议，孕妇怀孕第 4 ~ 6 个月时，蛋白质每日推荐摄入量增加至 70 g；在第 7 ~ 9 个月时，蛋白质每日推荐摄入量增加至 85 g。

3）无机盐。我国建议孕妇在孕中期和孕晚期，钙的每日适宜摄入量为 1 000 mg，同时，注意摄入充足的维生素 D。

孕妇应多吃铁含量丰富的食物，最好是以血红素铁的形式供给孕妇，动物肝脏、海产品、坚果和豆类都是较好的铁元素来源。孕晚期可补充铁制剂，其中以硫酸亚铁用得较多。

孕妇对碘的需要量增加，因此孕妇容易发生甲状腺肿，故应注意碘的摄入。最好通过海产品如海带、紫菜、海鱼等摄入碘。

在一般条件下，孕妇对镁的摄入往往不足，我国建议孕妇镁的每日适宜摄入量在普通人的基础上增加一部分，每日应摄入 370 mg 镁。膳食中的草酸和植酸会影响镁的吸收，而动物内脏中镁的含量丰富。

孕妇应根据标准适量补充锌。锌最好的食物来源为贝壳类海产品、红色肉类及动物肝脏等。

4）维生素。维生素 D 对调节母体和胎儿的钙、磷代谢有重要作用，缺乏维生素 D 会导致婴儿发生佝偻病并导致孕妇骨质软化。孕中、晚期维生素 D 每日推荐摄入量为 10 μg，每日可耐受最高摄入量为 50 μg。

孕妇维生素 E 每日适宜摄入量与成人一样，均为 14 μg。

维生素 B_1 和维生素 B_2 主要与能量代谢有关，孕妇对能量的需要量增加，则对维生素 B_1 和维生素 B_2 的需要量也应增加。维生素 B_1 缺乏时，孕妇易发生便秘、呕吐、肌肉无力、分娩困难。

由于蛋白质摄入量的增加，孕妇每日维生素 B_6 的适宜摄入量也略有增加。

维生素 C 对母体和胎儿都十分重要，因此孕妇应保证蔬菜和水果的摄入。

由于孕妇体内合成代谢增加，对叶酸和维生素 B_{12} 的需要量也增加，二者缺乏易发生贫血。

（3）孕妇的膳食要求

一是注意供给动物性食物。

二是注意供给新鲜水果和蔬菜。

三是注意供给海产品。海产品含有丰富的碘、钙、锌等无机盐，可满足孕妇孕期需要。

四是注意孕妇的口味特点。

五是克服偏食习惯。如果孕妇对食物挑剔或偏食，应予以克服。

六是有条件时，适当供给坚果类食物，如核桃等。

七是尽量减少或避免食用含有食品添加剂的食物，如含糖精、人工合成色素、香精的食物，这些食品添加剂可能对胎儿生长产生不良影响。

2. 乳母的营养需要与膳食要求

（1）授乳期的营养需要

母乳是婴儿最好的食物，能满足婴儿的需要并易于消化，所以应尽量采用母乳喂养婴儿。乳汁中的营养素全部来自母体，母体营养不良，乳汁的营养素将发生变化，影响婴儿健康。

1）能量。乳母对能量的需要较大，我国建议乳母每日应多摄入能量 1 ~ 2 MJ。

2）蛋白质。母乳中蛋白质的质量分数为 1.2%，膳食蛋白质转变为乳汁蛋白质的转化率为 70%。每日母乳中含蛋白质 10 ~ 15 g，考虑到其转化率则需膳食蛋白质 16 g 左右。根据膳食蛋白质的利用率，加上 30% 的安全系数，再考虑到个体差异，我国建议乳母每日蛋白质推荐摄入量为 80 g。

3）无机盐。我国居民膳食中钙的质量不高，吸收率较低，乳母应适当补充钙。此外，乳母还应注意维生素 D 的摄入。乳汁中铁和铜的浓度较低，但胎儿需要在肝脏中储蓄铁，供婴儿使用 6 个月，所以乳母应食用富含铁的食品。

4）维生素。授乳期乳母对各种维生素的需要量都有增加，脂溶性维生素不易通过乳腺，故乳汁中脂溶性维生素受膳食中脂溶性维生素的影响较小。值得注意的是，乳汁中含维生素 D 很少，故婴儿应注意补充维生素 D 或晒太阳。

水溶性维生素易通过乳腺，乳汁中的维生素 B_1、维生素 B_2、维生素 C 和烟酸都与膳食中这些维生素的摄入密切相关，乳母应注意适量摄入。

5）水分。泌乳需要大量的水分，水分不足会影响乳汁的分泌量。除喝饮料外，在每天的膳食中应增加肉汤、骨头汤和粥等含水较多的食物，以提供足够的水分。

（2）授乳期的膳食要求

由于乳母对营养素的需要量增加，为从食物获得足够的营养素，达到合理膳食的要求，应注意以下几点：

一是保证蛋白质和钙的供应。选用动物性食物和大豆制品作为蛋白质来源有利于泌乳，可适当选用骨粉或乳类食物提供足够的钙。

二是注意提供新鲜水果和蔬菜，并且要有足够的数量，以保证维生素、无机盐及部分水分供应。

三是注意提供骨头汤、鸡汤、鸭汤、鲫鱼汤。这些汤味道鲜美，可提供足够的水分。炖汤时，可在汤中加醋，以利于钙的析出。

四是采取我国传统医学和民间总结出的一些行之有效的可促进泌乳的方法。例如，产后吃鸡蛋、红糖、鸡汤、鸭汤等都是经济实惠的方法。又如，食用花生米炖猪蹄汤进行催乳等。

总之，孕妇和乳母的营养对下一代的生长发育极为重要，应采用科学的方法来指导配膳。

三、老年人的营养需要与膳食要求

1. 老年人的营养需要

（1）能量

1）基础代谢。老年人脂肪组织逐渐增多，肌肉等组织相应减少，所以基础代谢过程缓慢。据统计，20 ~ 30 岁的女性体内脂肪组织约占体重的 24%，45 岁以后多数人体内脂肪逐渐沉积，到 50 ~ 69 岁时脂肪组织约占体重的 35%，其基础代谢自然比青年人低。一般认为老年人基础代谢较青年时期低 10% ~ 15%。

2）体力活动。人进入老年以后，能量消耗逐渐降低。老年人多患慢性病如关节炎、高血压、冠心病等，活动量减少。老年人动作效率低，虽然同青年人做同样工作，但消耗能量较青年人多。一般老年人体力渐衰，多不能从事体力劳动，不必增加能量供给。若仍从事相当于青壮年劳动的体力劳动，则能量供给量不应减少。

3）能量供给量。老年人能量供给量应视个人具体情况而定。有人建议，65 ~ 75 岁老年人每日总能量供给量应减少 10%，76 ~ 80 岁老年人应减少 20%。

（2）蛋白质

在人衰老过程中，蛋白质代谢以分解代谢为主，合成代谢逐渐缓慢，如血红蛋白合成减少，所以老年性贫血较常见。

老年人贫血除与缺铁有关外，还与蛋白质合成有关。老年人膳食中应提供生物价较高的完全蛋白质，一般认为完全蛋白质含量应占蛋白质总量的 50%。虽然老年人蛋白质代谢以分解为主，蛋白质需要量应该增加，但是老年人消化能力较弱，肾功能减退，蛋白质增加可能会增加体内胆固醇的合成，故在量上又不宜增加过多。

（3）碳水化合物和脂肪

碳水化合物和脂肪是人体重要的能量来源，但不宜摄入过多，并且要限制精制蔗糖的摄入。老年人易发生便秘，膳食纤维可刺激消化液分泌，应适当提供较多的膳食纤维。脂肪可促进脂溶性维生素的吸收，但不宜摄入过多，否则易发生冠心病和其他老年性疾病。老年人应该减少胆固醇的摄入，但不宜过分限制，因为血清胆固醇升高主要是由于体内胆固醇代谢紊乱，其他因素也对血清胆固醇有影响，并不完全是因为食物对胆固醇的作用。

（4）无机盐

在选择含钙多的食物的同时，也应注意体内维生素 D 的水平。

我国老年人钙的每日适宜摄入量为 1 000 mg。老年人还应多吃含铁丰富且质量高的食物。钠、钾离子和水在维持人体酸碱平衡以及体液和电解质平衡中起重要作用，但要注意，如果氯化钠摄入量高，则高血压发病率也高。老年人易便秘，故每天应适量饮水。部分老年人有大量饮水的习惯，这种情况应适当控制。

（5）维生素

维生素 D 可促进钙的吸收，调节体内钙的代谢，预防老年骨质疏松症的发生，故老年人应注意维生素 D 的摄入或多晒太阳。

维生素 C 可促进胆固醇的排泄，防止老年人血管硬化，延缓衰老，因此可以多向老年人供给维生素 C。

维生素 E 可保护细胞膜免受体内过氧化酶的损害，有抗衰老作用，应注意提供含维生素 E 多的食物。

2. 老年人的膳食要求

一是考虑老年人的营养需要，应控制进食量，以限制能量的摄入。瘦肉、鱼、奶、蛋及动物肝脏是完全蛋白质和钙、铁、维生素 A、维生素 D 的良好来源，应予以保证。鱼的脂肪较好，老年人易于吸收，可多吃鱼。

二是选择植物油脂作为烹调油，这样可向老年人提供不饱和脂肪酸和维生素 E。应控制动物油脂的摄入量。

三是选择新鲜水果、蔬菜，以向老年人提供维生素 C、膳食纤维、钾离子、水分及部分果糖。

四是注重提供汤菜，每餐最好有肉汤、菜汤、骨头汤等，供给适量水分。

五是口味宜清淡，减少食盐用量，防止高血压发生。

六是食品质地要细软、熟透，易于咀嚼和消化，花色品种应多样化。

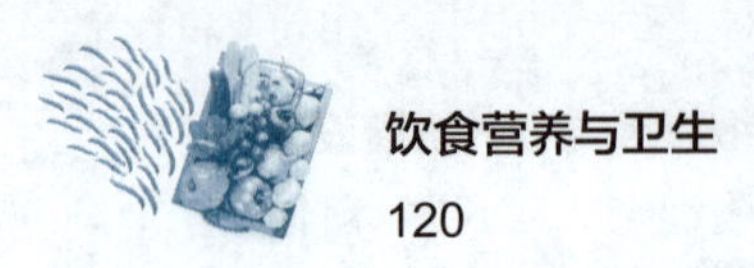

四、运动员的营养需要与膳食要求

1. 运动与营养

（1）运动员的能量需要

运动员的能量需要由基础代谢、运动、运动以外的活动、食物特殊动力作用决定。运动员的能量需要比普通人高。多数运动项目耗能在 14 644 ~ 18 410 kJ（3 500 ~ 4 400 kcal）。

ATP（三磷酸腺苷）和 CP（磷酸肌酸）是运动中供能最迅速的能源，但它们的供能仅能维持 1 分钟左右。运动初期，90% 的 ATP 来自糖原分解，而后期 80% 来自脂肪分解。蛋白质一般不用于供能，运动员膳食中的蛋白质、脂类、碳水化合物的质量比一般为 1：1：4，而缺氧条件下的登山运动员则为 1：0.8：4。

（2）运动员对蛋白质的需要

不同的运动项目、运动量和生理状况，对蛋白质的需要量不同。运动量加大，运动员营养水平下降，运动员减体重时，以及运动员出汗多时，蛋白质需要量也应增加。处于生长发育阶段的运动员，单位体重的蛋白质需要量要比不处于生长发育阶段的成人高。

（3）运动员对脂类的需要

运动员膳食脂类不宜过多，否则影响消化和供氧，进而影响运动员成绩。对于一般运动项目的运动员，脂类供能应占总能量的 30%，对于登山运动员应为 20% ~ 25%，对于冬季运动项目的运动员和游泳运动员应为 35%。

（4）运动员对碳水化合物的需要

长时间、大运动量的长跑、滑雪、骑自行车等运动会耗尽人体内的糖。运动前服糖，可增加血糖含量，但服用过多则有害。从事长时间运动项目的运动员应在赛前几日内或赛前 24 小时补充糖。碳水化合物供能应占总能量的 50% ~ 60%，缺氧运动项目则为 65% ~ 70%。

（5）运动员对水分的需要

运动员运动时通过排汗达到体内热平衡，出汗量与气温、湿度、运动量、饮食含盐量、气压等有关，高气温、大运动量时运动员出汗可达 6 L 以上。运动员运动时需补充水，若失水过多，对运动成绩会产生影响。运动员补水应该少量多次。气温高时，可在训练和比赛前先补水。

（6）运动员对无机盐的需要

运动员如果缺钾，肌肉功能会受影响，运动成绩就会下降。食用水果、蔬菜、牛肉、鱼肉可补充钾。

运动员在常温下训练不会出现钠的缺乏，而高温、大运动量时从汗液中排出钠较多，会出现疲乏、中暑，表现为口干、头昏、心悸、肌肉痉挛，需要多吃咸菜、菜汤、咸鱼、含盐饮料补充钠。一般不用盐片，以免造成一时性高血钠。

在高气温、大运动量时，运动员体内的钙也会因出汗而损失，严重时会出现肌肉抽搐。运动使骨骼坚实，间接提高了对钙的需要，对磷的需要也相应增加，但一般不会缺乏。

铁与运氧有关，持久运动项目、耐力运动项目的运动员患缺铁性贫血较多，运动性贫血与缺氧有一定关系。每日铁的摄入量达到 20 ~ 25 mg 可预防缺铁性贫血。

（7）运动员对维生素的需要

运动使人体对维生素的需要增加，缺乏维生素时，运动能力下降。

维生素 A 与应激和视觉有关，视力集中的运动项目，如击剑、射击、滑翔、乒乓球等，对维生素 A 的需要量要比其他运动项目高。维生素 B_1 与能量代谢有关，缺乏时，人易疲劳，心脏功能也会受影响。维生素 B_2 也与能量代谢有关，缺乏时，肌肉无力，耐力下降。运动使维生素 C 代谢加强，组织中的维生素 C 减少。维生素 E 可提高肌肉力量，防止肌肉萎缩。

2. 运动员的一般膳食原则

运动时，消化机能受到抑制。进食后剧烈运动对身体有害，如出现腹痛，故不能在饭后马上进行运动。

进食时间与训练和比赛时间应保持间隔。一般在饭后 2.5 小时后再进行运动，但时间也不宜过长。饭后 4 ~ 5 小时会出现饥饿感，此时可加餐，运动后 30 分钟再进食。若运动前 1 ~ 1.5 小时进食，会发生腹痛、恶心、呕吐等不良反应。

如果在上午训练，食物应易于消化，早餐应有较高的能量，达到每日总能量需要量的 30% ~ 35%。如果在下午训练，午餐不能使胃肠负担过重，应将难消化的食物安排在早晚吃。晚餐能量应较低，不要有刺激成分，以免影响睡眠。

3. 运动员在比赛期间的营养需要与膳食要求

运动员比赛期间的营养质量影响成绩。运动员运动时高度兴奋，消化机能减弱。

比赛当天的膳食应高能、体积小、易消化，含丰富的无机盐、维生素，不刺激，无干豆、粗粮、杂粮、韭菜等产气食物或多纤维食物。膳食应为运动员平时习惯的饮食，并在赛前 2.5 小时吃完。

赛前不宜大量服用糖，否则会刺激胰岛素分泌，出现低血糖，赛前可用淀粉、米粉、面包等补充糖。赛前也不宜食用过多的蛋白质、脂类，以免增加胃肠负担，参加长时间耗能的比赛前可用脂肪补充能量。

为防脱水，赛前可饮 500 mL 液体。赛中补充水应少量多次，以每小时不超过 800 mL 为宜。

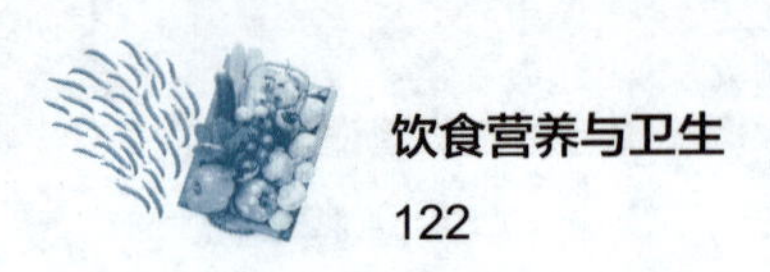

赛前可一次性大量服用维生素 C，而 B 族维生素、维生素 A 应在赛前 10 天或 2 周开始服用，以使体内这些营养素有较多储备或有较好的营养状态。

五、心血管疾病患者的营养需要与膳食要求

1. 高脂血症、动脉硬化和冠心病患者的营养需要与膳食要求

（1）相关概念

高脂血症是指血脂高于正常值上限的病症，又称高脂蛋白血症。

动脉硬化是指在中等及大动脉内膜和中层形成了脂肪斑块的病症，这些脂肪斑块主要由胆固醇和胆固醇酯组成。

冠心病是指由于冠状动脉阻塞而使心肌得不到充足的血液供应，造成心肌部分区域受到损伤的疾病。冠心病通常由动脉硬化或血栓引起。

（2）膳食与动脉硬化

1）膳食脂类与动脉硬化。人体内的胆固醇有两种来源，一种来自膳食，一种在肝脏中合成。正常情况下，二者共同使体内胆固醇处于适宜的水平，但如果大量从膳食中摄入胆固醇，并超出人体的调节能力，就会使血液中的胆固醇升高。膳食磷脂可降低血液中胆固醇的浓度，有利于防治动脉硬化。

2）膳食能量与动脉硬化。如果能量摄入量超过消耗量，会导致肥胖，使动脉硬化、冠心病、糖尿病和高血压的发病率升高。

3）膳食维生素与动脉硬化。维生素 E 可防止不饱和脂肪酸引起的过氧化作用，并有扩张血管的作用，所以维生素 E 具有防治心血管疾病的功效。维生素 C 可促进胆固醇的代谢，降低血液中胆固醇的浓度，同时，维生素 C 参与胶原蛋白的合成，可增强血管弹性，防止动脉硬化的发生。另外，维生素 B_6、维生素 B_{12}、叶酸、维生素 A 等也有抑制脂类过氧化、降低血脂的作用。

4）膳食无机盐与动脉硬化。水的硬度与冠心病病人的死亡率呈负相关关系，也就是说水的硬度高，则冠心病病人死亡率低。水的硬度主要由钙、镁决定。铬参与调节体内糖代谢，缺铬时会引起糖代谢和脂代谢的紊乱，导致血液中的胆固醇增加。高钠膳食是导致高血压发病的重要因素之一，故限制食盐摄入量有利于预防高血压和动脉硬化的发生。

5）其他膳食因素对动脉硬化的影响。膳食纤维可促进胆固醇的排泄，降低血液中胆固醇的含量。调查表明，膳食纤维的摄入量与冠心病的发病率呈负相关关系。

茶叶是我国的传统饮料，研究证明，茶叶特别是绿茶具有降低胆固醇的作用。香菇和木耳都有降低胆固醇的作用，大蒜、洋葱、大葱也具有降低胆固醇的作用，故这些食品对防治动脉硬化均有益。

中医常用的金钱草、何首乌等也有一定的降脂作用。另外，大量饮酒可引起高脂血症、高胆固醇和脂肪肝。吸烟也是诱发冠心病的因素之一。

（3）高脂血症、动脉硬化、冠心病患者的膳食要求

一是保持适宜的体重。患有动脉硬化等疾病的患者多数偏胖，故应限制食量以控制能量摄入，增加运动以加大能量消耗，保持适宜的体重。

二是少吃脂肪含量高的食物，少吃牛油、猪油等动物油脂，用植物油脂作为烹调油，少吃胆固醇含量高的动物内脏、蛋黄，多吃大豆等植物蛋白。

三是多吃蔬菜、水果，多吃粗粮，少吃精制糖和甜食，多吃葱、蒜、香菇、木耳等。

四是多饮茶、少烟酒。

五是饮食要清淡，要少盐。

2. 高血压患者的膳食要求

高血压是指人体血压高于正常值的一种慢性疾病。它是一种常见疾病，50 岁以上的人群有 15% 患有高血压。高血压可引起心、脑、肾等器官的损伤。

高血压患者的膳食要求如下：

一是超重或肥胖者应限制食量以减少能量摄入，减轻体重，如体重明显减轻，则血压下降。

二是如果并发高脂血症、动脉硬化、冠心病，应采用前述膳食，少食动物油脂。

三是如果并发糖尿病，应控制总能量和碳水化合物的摄入量。

四是食物应清淡少盐。

五是少烟酒，多锻炼，保持心情平静，忌激动。

想一想　有人认为，运动员在比赛前应大剂量地摄入碳水化合物，以储备能量。这种说法是否正确？为什么？

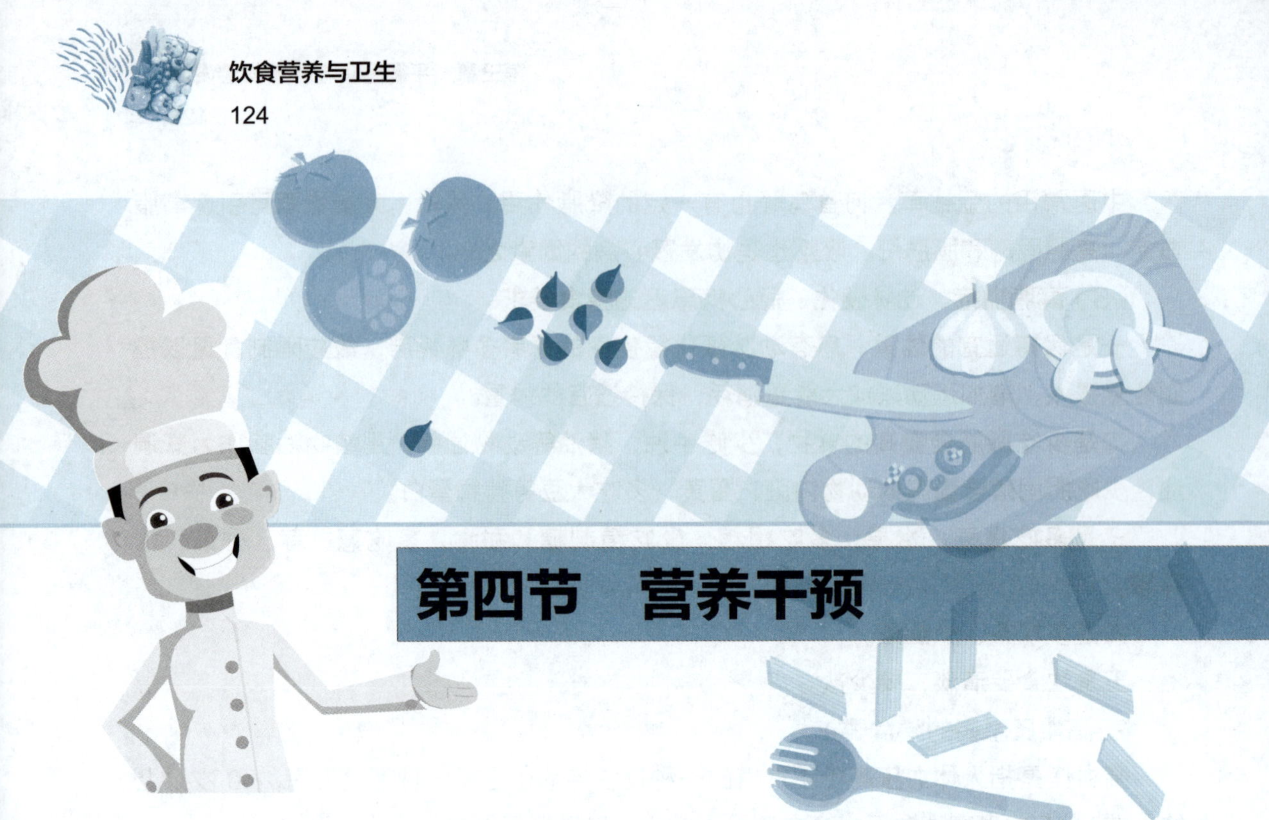

第四节　营养干预

营养干预就是对人们营养上存在的问题进行相应改进的行为。在我国，高血压、冠心病等高发性非传染性慢性病的发生都与营养状况密切相关。有关专家提出，实施营养教育和营养干预，不仅能预防青少年患上慢性病，还能提高他们的生活质量和智力水平，这关系到国家的富强和民族的昌盛，是一个意义非常重大的项目。

一、营养政策与营养教育

1. 营养政策

营养政策是政府部门发布的营养方面的规范和准则，例如，我国发布的《九十年代中国食物结构改革与发展纲要》《我国的膳食指南》《中国居民膳食指南》等都属于营养政策。

为了提高人民群众的营养水平，改善营养状况，必须采取相应的营养政策和措施。为此，除制定营养政策，指导人们合理安排膳食和进行营养教育外，还要注意做好食物资源的开发与利用、食品的强化、保健食品的开发等方面的工作。

2. 营养教育

目前我国营养学知识的宣传、教育工作还不够普及，人们虽能通过某些书籍、报纸、杂志、电视、网络等获得部分营养学知识，但由于没有正确的指导和系统的学习，对营养学知识仅有片面的了解。例如，有人认为补钙就是喝骨头汤，营养就是多吃鱼、肉、蛋、乳等动物性食物。所以，大力宣传普及营养学知识，具有深远和现实的意义。

我国在加强营养人才的培训及营养教育方面采取的措施主要包括：

一是加快培养营养人才，办好正规的高等和中等医学院校有关营养类专业教育，同时，通过各种形式发展营养教育，逐步在各类院校开设有关营养科学的课程。

二是加强培训在职营养专业人员，制订培训计划，作出相应的规定，使营养人才得到合理的使用。

三是有计划地对从事餐饮业、农业、商业、轻工业以及医疗卫生、疾病控制等部门的有关人员进行营养知识培训。

四是将营养知识纳入中小学的教育内容。要求在教学计划中安排一定课时的营养知识教育，使学生懂得平衡膳食的重要性，培养良好的饮食习惯，提高自我保健能力。

五是将营养工作内容纳入初级卫生保健服务中，提高初级卫生保健人员的营养知识水平，并通过他们指导居民因地制宜、合理利用当地食物资源，改善营养状况。

六是利用各种宣传媒介，广泛开展群众性的营养宣传教育活动，推荐合理的膳食模式和健康的生活方式，纠正不良饮食习惯。

随着生活水平的日益提高和食物选择种类的多样化，人类的膳食组成在不断地改变，我国由于膳食营养不够合理而导致的疾病也越来越多，营养素不足与营养素过剩并存。大部分人在吃得好的同时，并不知道如何吃得科学健康，吃得符合膳食营养原则，所以，有必要加强社区营养建设，对健康人、病人进行营养知识方面的教育和指导。

二、食品营养强化

1. 基本概念

根据不同人群的营养需要，向食物中添加一种或多种营养素或含某些天然食物成分的食品添加剂，以提高食品营养价值的过程称为食品营养强化，简称食品强化。

营养强化剂则是指为增加营养成分而加入食品中的、天然或者人工合成的属于营养素范围的食品添加剂。

营养强化食品是指按照标准加入了一定量营养强化剂的食品的总称。

目前，我国批准使用的营养强化剂有 100 多种。各地也不断生产出一些用维生素、无机盐和氨基酸强化的食品，如核黄素面包、高钙饼干和人乳化配方乳粉等。营养强化食品在产品的包装上有明显的标志，如图 3-2 所示。

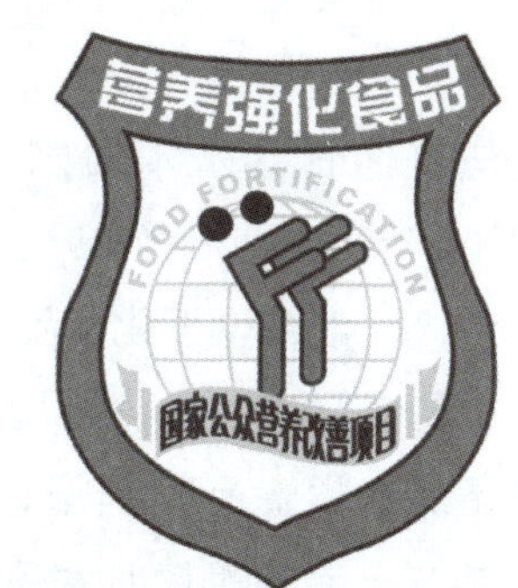

图 3-2　营养强化食品标志

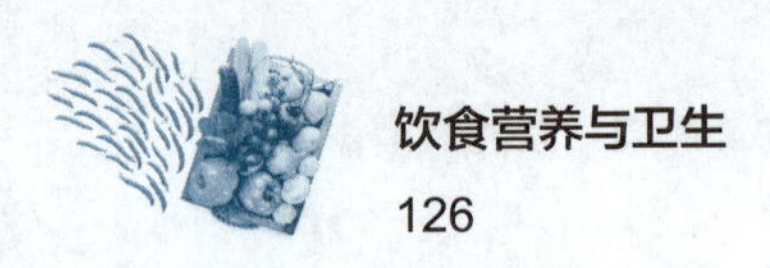

2. 常见营养强化食品

（1）强化谷类

谷粒中营养素的分布很不均匀。在碾磨谷粒过程中，特别是在精制时很多营养素易损失，碾磨越精损失越多。谷粒中含有多种营养素，特别是维生素多分布在外层，但人们多喜食精制米、面，这就容易造成某些营养素的摄入不足。所以，有必要对谷类食品进行适当的营养强化。

（2）强化乳制品

牛奶历来被视为营养丰富的食品而被人食用，特别是用来代替母乳喂养婴儿，但是牛奶也存在由于营养素不平衡而不能完全满足人体营养需要的问题。例如，牛奶中的维生素 C、维生素 D、烟酸和铁等含量均不足，而在牛奶的加工、储存等过程中还会损失一部分营养素。所以，许多国家在生产乳粉时常常添加维生素 A、维生素 D 和无机盐（如铁和锌）等，以满足不同群体的营养需要。

（3）强化副食品

1）人造奶油。目前国外的人造奶油 80% 以上都进行了强化，主要是添加维生素 A 和维生素 D，也有的以 β－胡萝卜素代替部分维生素 A。

2）果蔬汁及水果罐头。果蔬汁和水果罐头主要向人们提供维生素 C，但是维生素 C 易被破坏，使得成品中维生素 C 的含量大为下降。我国规定，果蔬汁饮料、水果罐头、固体饮料中应按一定标准添加维生素 C。

3）食盐及酱油。许多国家，特别是那些缺碘的地区都在食盐中添加碘，通常采用碘化钾。此外，我国规定可在食盐中添加铁和锌。有的国家规定可在酱油中添加钙、铁、维生素 B_1、维生素 B_2 和维生素 A。

4）植物油脂。植物油脂作为营养强化的载体之一，非常适合维生素 A 等脂溶性维生素的强化。维生素 A 强化油应采用避光包装，因为光照可导致强化油中的维生素 A 分解。

（4）强化军粮

军粮在强化食品中应用最早。军粮强化的原则、方法及所使用的强化剂的种类与普通食品基本相同，但在营养上要求更高，另外还要求携带、开启和食用方便。

（5）混合型强化食品

混合型强化食品是指将具有不同营养特点的天然食物混合配制而成的一类强化食品，这类食品有利于天然食品营养素的互补。混合型强化食品大多是在主食品中混入一定量的其他食品以弥补主食品中营养素的不足，其中主要是补充蛋白质的不足。

（6）其他强化食品

为了防治职业病，可针对矿井、工厂等易发生职业病的工作场所，根据其人员工作特点配制成强化食品，如高维生素食品、高蛋白食品。对高寒地区工作人员可提供高能量食品。此外，对从事其他特殊工作的人员以及孕妇、老人和长期慢性病患者等均可根据其各自的特点配制各种不同的强化食品。

有的国家对饮用水进行强化，例如，美国 1950 年起在若干州实行饮水氟强化，以保护牙齿，一般采用氟化钠。缺硒地区也可进行硒的强化。

三、保健食品

1. 保健食品的特点

保健食品是食品的一个种类，不仅具有一般食品的共性，而且具有特定的保健功能。它是以补充维生素、无机盐为目的的食品，是适于特定人群食用，具有调节人体功能，不以治疗疾病为目的，并且对人体不产生任何急性、亚急性或者慢性危害的食品。

保健食品与药物不同，因为它以食品的形式出现，具有食品所具备的各种特点，例如，含有营养素，感官上容易为人所接受，可以日常食用，在正常摄入情况下没有毒副作用，不以治疗疾病为目的。但保健食品又与普通食品不同，保健食品的适用人群和功能具有特定性，它只对特定的人群起到特定的作用，并不是适合所有人的全能食品。保健食品标志如图 3-3 所示。

图 3-3 保健食品标志

一般食品和保健食品的共性与区别

共性：二者都能提供人体生存必需的基本营养物质（食品第一功能），都具有特定的色、香、味、形（食品第二功能）。

区别：第一，保健食品含一定量的功效成分（生理活性物质），能调节人体机能，具有特定功能（食品的第三功能），而一般食品不强调特定功能；第二，保健食品一般有特定使用范围（特定人群），而一般食品没有。

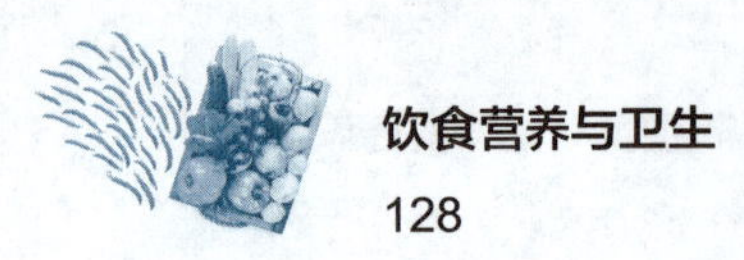

2. 保健食品的分类

按照保健作用不同，保健食品大致可以分为调节免疫力食品、改善记忆力和思维能力食品、促进生长发育食品、抗疲劳食品、减肥食品、延缓衰老食品、耐缺氧食品、抗辐射食品、抗突变食品、抑制肿瘤食品、调节血脂食品、调节血糖食品、改善性功能食品等。

按照适用人群不同，保健食品可以分为两大类：一类是供健康人群日常食用的食品，如提高记忆力和思维能力的益智食品、提高人体抵抗力的食品等；另一类是供有特殊生理需要的人群（多数是患者）食用的食品，如糖尿病患者、心血管疾病患者、癌症患者等用来延缓病情发展、配合治疗康复的食品，这些食品具有明确的目标人群，一般健康人群不宜食用。

3. 保健食品的要求

根据国家规定，保健食品必须符合以下要求：

一是经各种必要的动物和（或）人群试验，证明其至少具有调节人体某一种功能的作用，而且此作用应明确、稳定。

二是配方的组成和用量应具有科学依据，其中功效成分应有最低有效含量，必要时应控制其最高含量。如果在现有条件下尚不能明确其中的功效成分，至少应确定与保健功能相关的主要原料。

三是经有关毒性试验，保证对人体不产生任何急性、亚急性或慢性危害。

四是标签、说明书和广告上不能宣传对疾病的疗效和作用。

想一想　强化食品与保健食品有什么区别？

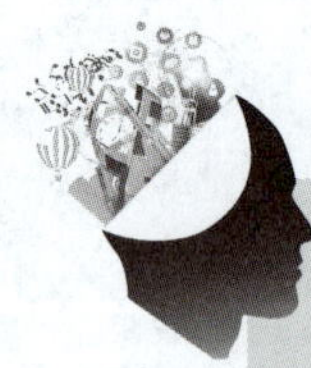

思考与练习

1. 我国居民的膳食结构存在哪些优点和缺点？应如何进行改进？
2. 简述营养强化的目的。常见的营养强化食品有哪些？
3. 简述营养食谱设计的原则。
4. 学龄前儿童的膳食应注意哪些事项？
5. 运动员在比赛期间应注意哪些营养和膳食问题？

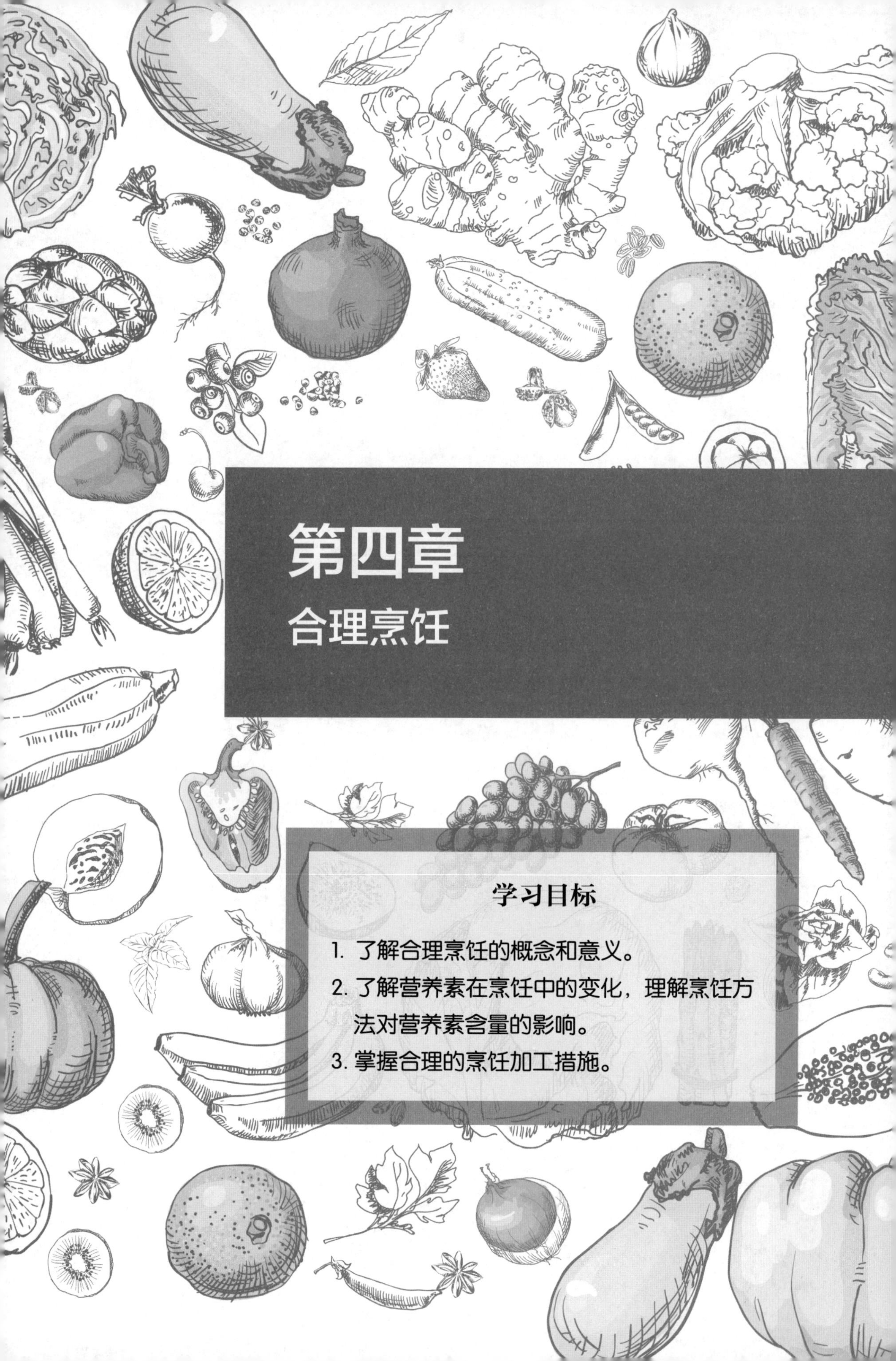

第四章
合理烹饪

学习目标

1. 了解合理烹饪的概念和意义。
2. 了解营养素在烹饪中的变化，理解烹饪方法对营养素含量的影响。
3. 掌握合理的烹饪加工措施。

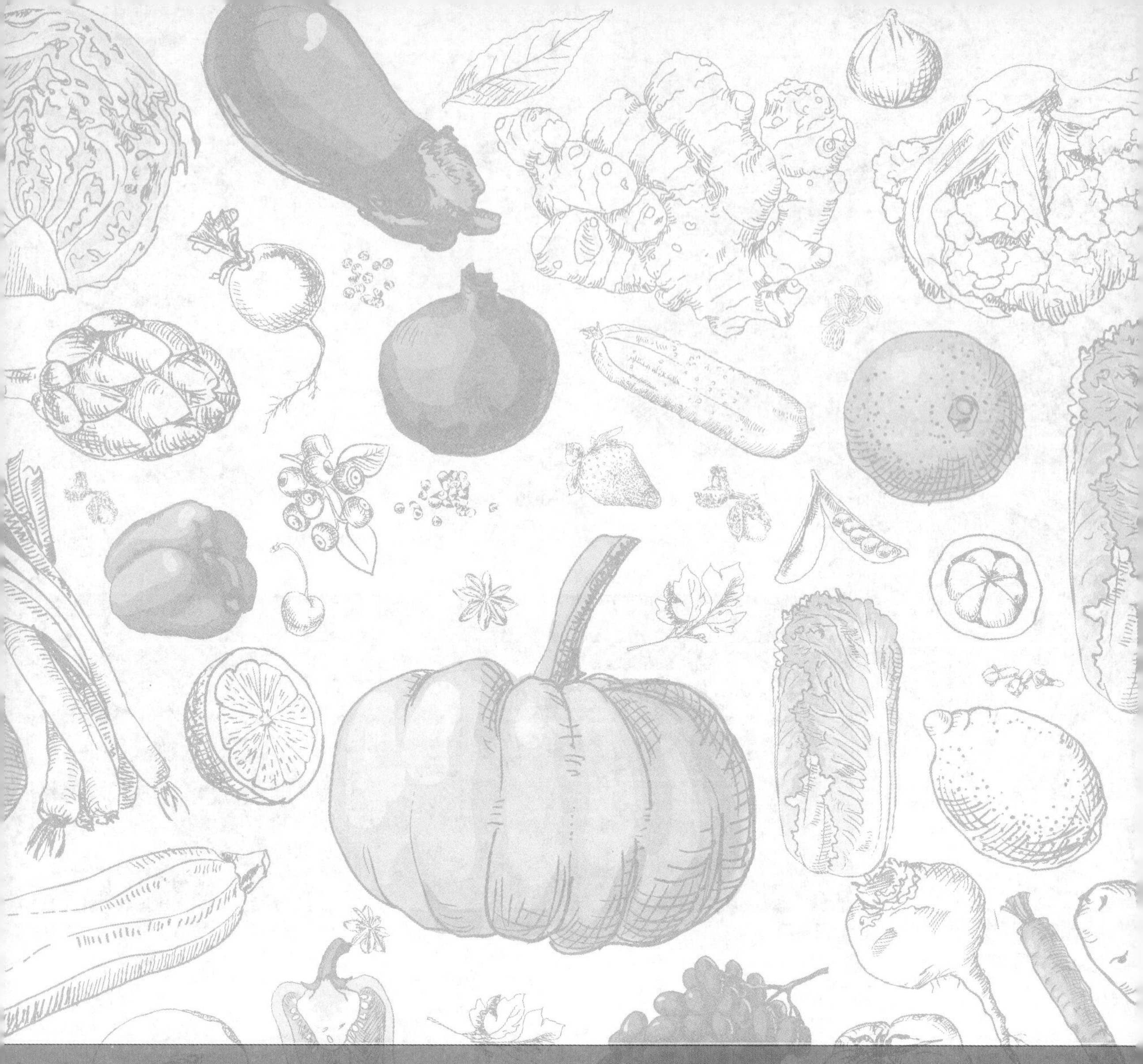

中国烹饪十分注重刀工、调味、烹饪方法及艺术造型，其目的不仅仅是为了改善食物的感官性状，使人增进食欲，更重要的是通过合理烹饪改善食物的质量，促进人体对食物的消化吸收，实现营养合理化。实践证明，烹饪方法不合理往往会造成食物中营养素的损失或破坏，成为食物营养价值减少或丧失的主要原因之一。

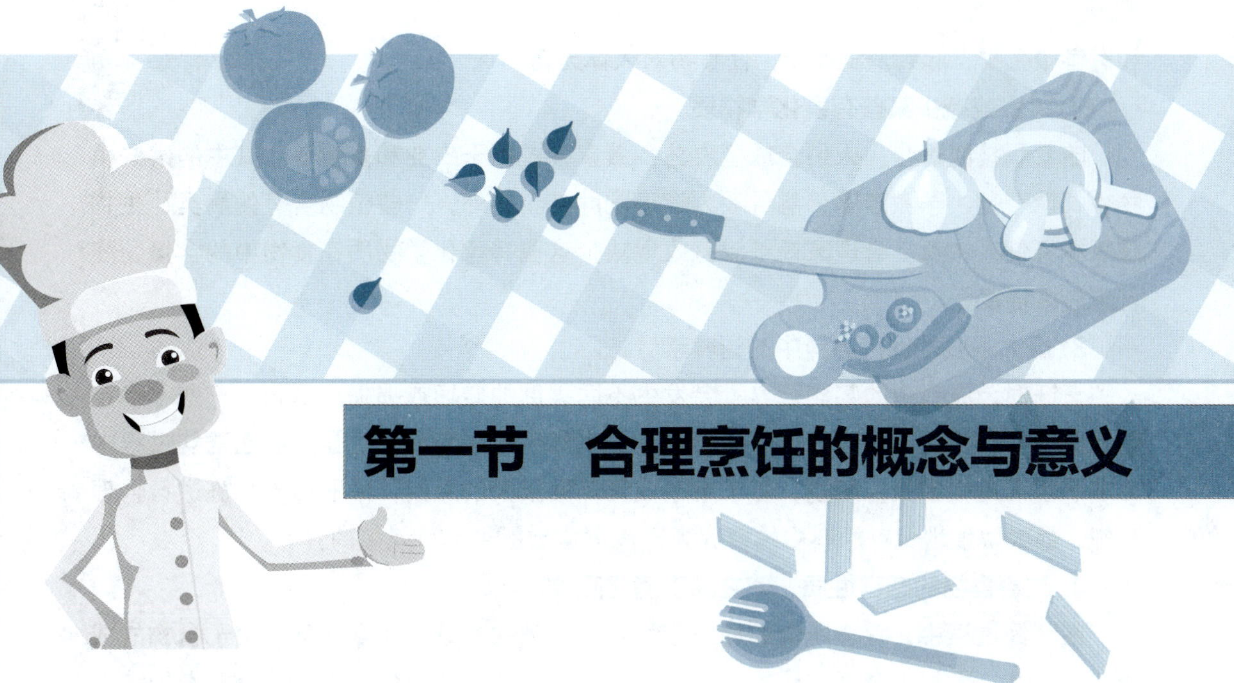

第一节　合理烹饪的概念与意义

如果在加工过程中不注意合理烹饪，食物的很多营养素就会被破坏，食物在人体内的利用率就会下降。所以，只有在烹调食物时，把良好的色、香、味、形与营养素的保存兼顾起来，才能更好地发挥食物的营养保健作用。

一、合理烹饪的概念

合理烹饪是指根据不同烹饪原料的营养特点和各种营养素的理化性质，合理地采用我国传统的烹饪加工方法，使菜肴和面点既在色、香、味、形等方面达到烹饪工艺的特殊要求，又在烹饪过程中尽可能多地保存营养素，消除有害物质，使营养素易于被人体消化吸收，更有效地发挥菜肴的营养价值。

任何烹饪原料经过加工与烹饪，其营养成分的含量、质量都会有一定程度的改变。各种原料的属性不同，营养素的性质不同，以及清洗、切配、烹饪等方法不同，导致这些改变的情况及程度也不尽相同。所以，为了充分满足人体对营养素的需要，应对烹饪原料进行合理的搭配，采用适宜的加工措施和烹饪方法，以满足菜点本身必备的属性要求，减少营养素的破坏和损失。

二、合理烹饪的意义

1. 杀灭有害生物

在烹饪过程中，通过对原料进行清洗和加热，可除去或杀死原料中的寄生虫虫卵

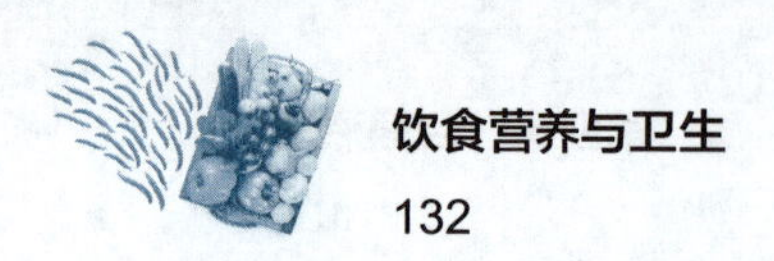

和有害微生物，起到消毒作用，使食物对人体无害。

2. 除去或减少某些有害化学物质

随着科技的进步，人们合成了农药、激素并应用于农业和畜牧业。其中的某些植物生长调节剂、孕激素等，能导致人们患肥胖症。另外，一些植物含有的酶类、生物碱等亦可使人中毒。合理烹饪可以有效地减少这些有害化学物质在食物中的含量，降低其危害程度。

3. 最大限度地保存原料中的营养素

烹饪时，原料中的某些营养素会发生不同程度的破坏或损失。例如，一些不稳定的营养素会在加热时失去原有的生物活性，水溶性维生素和无机盐也会在洗切过程中因溶于水而遭受损失。所以，应了解造成营养素损失的原因，采取恰当措施进行合理烹饪，最大限度地保存原料中的营养素，为进食者提供尽可能多的营养。

4. 改善食物的感官性质，使之易于消化吸收

在烹饪过程中，食物所含的物质会发生一系列的物理、化学变化。由于食物的成分非常复杂，再加上烹饪方法的多样化，食物在烹饪时的变化过程是十分复杂的综合性理化变化过程。

加热烹调时，蛋白质发生凝固，植物纤维出现软化，细胞膜被破坏，水溶性物质浸出，芳香物质挥发，有色物质形成。加热还可以使某些营养素发生不同程度的水解，例如，蛋白质分解为肽和各种氨基酸，淀粉转化为糊精甚至分解为单糖。通过以上各种变化，以及加入调味品，可除去食物原有的腥异气味，增加令人愉快的色、香、味等，促使人体消化腺分泌更多的消化酶，有利于消化吸收，提高食物所含营养素的利用率。

想一想　如何最大限度地保存原料中的营养素？

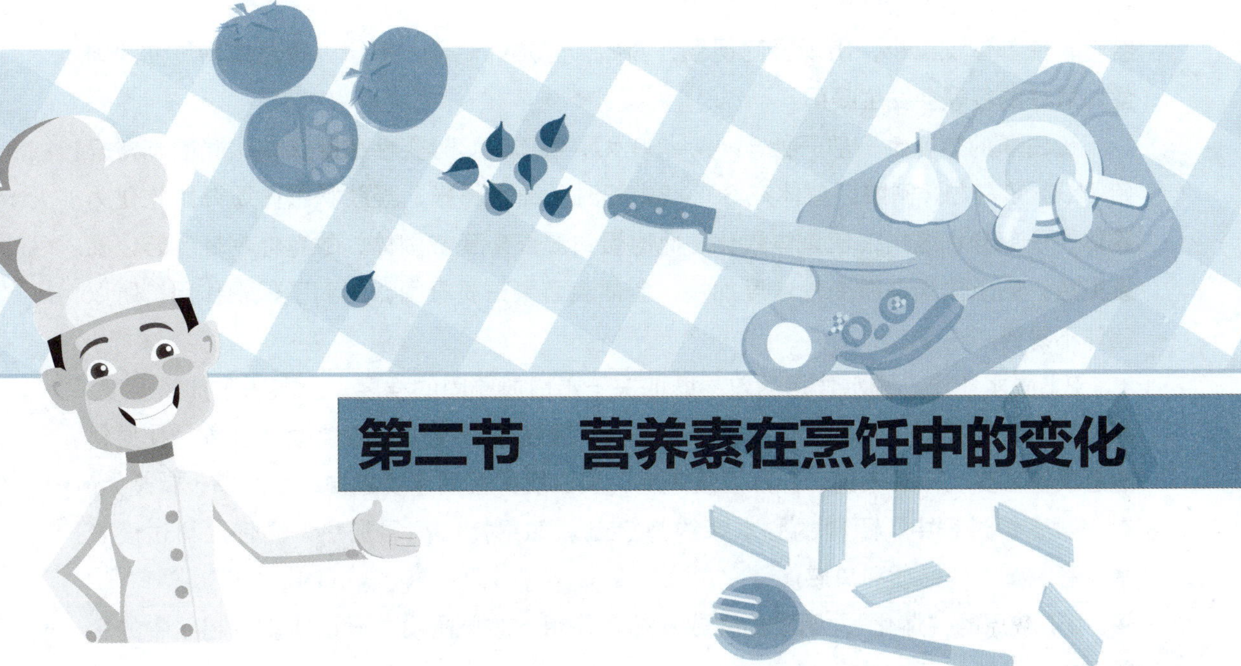

第二节　营养素在烹饪中的变化

在烹饪过程中，烹饪原料的变化极为复杂，但大体可分为物理变化和化学变化两种。客观地讲，这两种变化的程度是不一样的，而究竟以何种变化为主，主要取决于原料本身所含物质、所采取的烹饪方法和烹饪温度的高低等。烹饪工作者只有很好地掌握了食物在烹饪中的各种变化规律，才能更好地进行合理烹饪，使菜点在合乎色、香、味、形要求的前提下，最大限度地保存其中的营养素。

一、蛋白质在烹饪中的变化

蛋白质在烹饪过程中因加热、加水以及受酸或碱的影响，会发生变性和水解等一系列的变化。

1. 蛋白质的变性

蛋白质的变性是指蛋白质在受热、遇酸或遇碱等理化因素的影响下，其固有性质改变的现象。

此种变化降低了蛋白质的溶解度，有利于酶的分解作用，故变性后的蛋白质更有利于被人体消化吸收。

（1）热变性

蛋白质受热而发生的变性是烹饪过程中最常见的变性现象。蛋白质的热变性常表现为以下几个方面：

1）蛋白质的凝固。蛋白质受热时分子结构被破坏，促进了蛋白质分子间的相互结合，使其体积缩小，出现凝固现象，例如，煮熟的鸡蛋、煎蛋、烫过或滑过油的肉丝、煎过的鱼等会发生凝固。

蛋白质的热变性一般开始于 45 ~ 50 ℃，在 55 ℃时变性速度加快，凝固则常开始于 90 ℃左右。例如，鱼体在 60 ~ 80 ℃时，细胞膨胀，凝胶状蛋白质开始软化为液体，一部分水浸出，使鱼体软化，此时蛋白质尚未变成固体，故鱼体易碎。若以高温煎鱼，则鱼体蛋白质变性速度加快，鱼体表面蛋白质凝固，起到了保护作用，所以鱼体不易碎。

2）脱水作用。脱水作用的效果既取决于蛋白质凝固的程度，也取决于加热温度。随着蛋白质的凝固，亲水胶体体系受到破坏而失去保水能力，发生脱水现象，使原料的总质量减少。一般来说，加热温度越高，蛋白质的凝固速度越快，脱水率也就越大。在一般烹饪过程中，原料的脱水率约为 50%。如果持续高温加热，会使原料过度脱水，影响菜肴的品质和口感。

3）胶原的“熔化”、明胶的生成及缩合作用。胶原是皮、骨、肌腱等组织中的主要蛋白质。胶原纤维具有很强的结晶性，当加热到一定温度时，会发生突然收缩，并发生结晶区域的“熔化”，使肉汤、骨头汤变得较为黏稠和鲜美。

明胶是胶原分子的热分解产物，它可溶于热水。当溶液中含有 1% 的明胶时，该溶液在 15 ℃左右即可凝结成富有弹性的凝胶。明胶和凝胶具有热可塑性，加热时熔化，冷却时凝固。例如，肉皮冻、鱼汤冻就是动物结缔组织中的固态胶原蛋白受热后水解生成的分子结构较为简单的明胶。这些明胶在继续加热时，又可吸收大量水分形成胶体溶液，含在汤汁中。冷却后，这些多肽类化合物发生缩合作用，凝结为胶冻。另外，在蛋白质凝固、脱水的同时，也常伴有多肽类化合物的缩合作用。缩合作用的直接后果是溶液的黏度增加。

4）肌红蛋白的变色。肌肉呈红色是由于其含有一种肌红蛋白。当加热至 70 ℃以上时，由于肌红蛋白的变性，肌肉的红色开始消失，而逐渐变为灰白色，此现象称为肌红蛋白的变色。在烹饪过程中，可以根据肌肉的颜色变化来判断肉的成熟程度。

（2）酸、碱变性

在常温下，蛋白质在一定的 pH 值范围内保持天然状态，一旦超出这一特定范围，蛋白质就会发生变性。

酸、碱不仅本身可使蛋白质发生变性，而且可加快热变性的速度。例如，水果罐头杀菌所用的温度一般较蔬菜罐头低，这是因为水果中含有有机酸，以较低温度加热时细菌中的蛋白质就会发生变性。

（3）盐变性

盐类也可引起蛋白质变性。因为盐类的金属离子可与蛋白质分子中的某些基团结合，形成复合物而沉淀，同时破坏蛋白质分子的立体结构，使蛋白质发生变性。如果溶液中有电解质存在，蛋白质凝结变性会更加迅速。例如，豆浆中加入硫酸钙或氯化镁等电解质后，大豆蛋白就会沉淀凝结，变成豆腐。

在烹制含蛋白质较多的动物性食物时，如果过早加入食盐，原料表层的蛋白质会过早发生变性、凝固，影响原料内部传热，菜肴常不易熟烂。若在制汤时加入食盐过早，则蛋白质凝固过早，浸出物的析出受阻，会影响汤汁的浓度和味道。

综上所述，在烹饪过程中，蛋白质的变性以热变性为主，但同时也会发生盐变性和酸、碱变性。变性的主要意义在于增加酶与蛋白质分子的接触面积和机会，有利于酶的作用，促进蛋白质的消化吸收。但是，过分加热常导致蛋白质的过度变性，反而使蛋白质的吸收率降低。所以，烹饪时应掌握好火候，这样既可减少营养素的损失，又有利于蛋白质的消化吸收。在滑熘、滑炒肉类原料时，温度不宜超过 130 ℃。如果必须使用高温烹饪，那么主料要用鸡蛋清或干、湿淀粉上浆加以保护，以防止蛋白质过度变性。

2. 蛋白质的水解

蛋白质凝固后，如果继续加热，部分蛋白质会逐渐水解，生成胨、肽类和少量氨基酸。例如，鸡汤、鱼汤、肉汤中就溶有蛋白质水解的各种产物和一些能溶于水的含氮浸出物，如肌肽、肌酐和各种氨基酸等，所以汤汁浓稠、鲜美可口。

二、脂类在烹饪中的变化

1. 脂类的水解

脂类在水中加热时，主要发生水解反应，生成甘油和脂肪酸。

2. 酯化反应

在烹饪过程中加入料酒、醋等调味品，酒中的酒精就会与醋酸或脂肪分解后产生的脂肪酸发生酯化反应，生成具有芳香气味的酯类物质。由于酯类物质分子结构较简单，分子量较小而易于挥发，故人们可以在烹饪时嗅到酯的芳香气味。

肉类、鱼类的脂肪组织在烹饪过程中一般不发生质的变化。

3. 高温加热时脂类的变化

高温加热时，脂类中的必需脂肪酸以及脂溶性的维生素 A、维生素 D 和维生素 E 遭到氧化破坏，营养价值降低。同时，甘油生成丙烯醛，并使脂肪酸生成聚合物，这两种物质对人体都具有毒性作用。所以，食用油脂和肉类应尽量避免长时间高温加热。

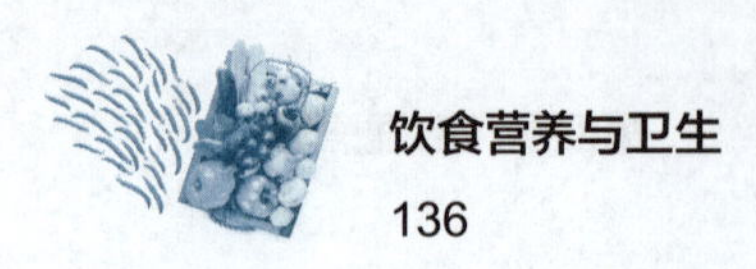

三、碳水化合物在烹饪中的变化

1. 淀粉在烹饪中的变化

（1）淀粉的糊化作用及其应用

淀粉的种类有两种，一种是能够溶于热水的直链淀粉，另一种是只能在热水中膨胀而不溶于热水的支链淀粉。它们均不溶于冷水。淀粉遇温水或热水后，首先膨胀，然后淀粉颗粒内各层分离、破裂，形成均匀、糊状、具有胶黏性的溶液。

淀粉的糊化作用即淀粉在温水或热水中形成胶黏性糊状溶液（糨糊）的过程。粉丝、粉皮就是利用这一作用制成的，烹饪中的勾芡也是利用了淀粉的糊化作用。

淀粉的糊化作用在面食的制作中有着重要的作用。水调面团中的淀粉具有亲水性，常温下吸水率低。在水温为 30 ℃时，淀粉只能结合 30% 左右的水，颗粒也不膨胀，大体上仍保持颗粒状态。水温在 50 ℃左右时，淀粉吸水率和膨胀率也很低，黏度变化不大。但水温升到 53 ℃左右时，淀粉的物理性质发生显著变化，即溶于水的淀粉膨胀糊化。水温在 60 ℃以上时，淀粉颗粒体积比常温下胀大好几倍，吸水量增大，黏性增强，并大量溶于水中，形成黏度很高的溶胶。水温到 90 ℃以上时，淀粉黏度越来越高，这就决定了热水面团的性质是黏、柔、糯且略带甜味，因为淀粉糊化时常有低聚糖和单糖的生成。

（2）淀粉的分解

淀粉在酶、酸和热的作用下，会发生分解。淀粉首先分解为糊精，然后进一步分解为麦芽糖、葡萄糖。

含淀粉的食物，在高温（180～200 ℃）作用下就可部分变成糊精。例如，常见的烤面包或烤馒头表层的棕黄色硬皮，熬米粥时表层的黏性膜，都是淀粉变成的糊精，糊精易于被人体消化吸收。

2. 蔗糖在烹饪中的变化

蔗糖是重要的甜味调味品，在烹饪过程中不仅能调和菜肴的味道，使菜肴、面点增加甜味，还可使菜肴增色。

蔗糖的焦糖化作用即蔗糖在无水条件下加热生成焦糖（糖色）的过程。蔗糖形成焦糖的过程可分为三个阶段：第一阶段从蔗糖熔化开始，经过一段时间后，糖液开始起泡，蔗糖脱水，此时起泡暂时停止；稍停后又发生第二次起泡，这就是形成焦糖的第二阶段，持续时间较第一阶段短，在此期间蔗糖的失水量达 90%；第二次起泡结束后，即进入第三阶段，形成焦糖素等色素。

红烧类菜肴出现的酱红色，就是利用了这一性质。在炒菜和烧菜中加点糖，能增加菜的风味，着色防腐，去腥解腻。在腌肉中加些糖，能使肉中的胶原蛋白膨润，使肉组织柔软多汁。

3. 饴糖在烹饪中的变化

饴糖的主要成分是麦芽糖，它呈黄色，具有吸湿性和高度黏稠性，是常用的烹饪原料。例如，制作烤鸭、烧饼等时常采用饴糖。由于饴糖中的麦芽糖受热时常出现不同的颜色变化，即由浅黄变红黄再变酱红，所以可以用它改进食品的色泽和润滑性。

四、无机盐和维生素在烹饪中的变化

在主食制作和菜肴烹饪过程中，无机盐和维生素随着温度的变化常发生不同程度的溶解和损失。例如，生的蔬菜和新鲜水果的细胞中充满水分，细胞与细胞之间有一种连接各个细胞的果胶，加热使果胶分解，与水混合成胶液，同时细胞膜破裂，部分细胞内容物如无机盐、维生素等溶于水中，使整个组织变软，所以蔬菜加热后锅中会出现汤汁，且这些汤汁含有丰富的无机盐和维生素。

1. 无机盐在烹饪中的变化

动植物原料中都含有无机盐，不过各种原料所含的种类和数量有所不同。一般来说，动植物原料在受热时即发生收缩现象，内部的水分和无机盐一起溶出。例如，煮骨头汤时，骨头中所含的可溶性钙质及磷脂都会溶解到汤中。又如，制作“糖醋排骨”时，骨头中的钙在醋酸的作用下可以游离出来，易被人体吸收利用。肉类在加热过程中无机盐溶于汤汁中较多，其无机盐的流失率见表 4–1。

表 4–1　　肉类加热过程中各种无机盐的流失率

无机盐	流失率（%）	无机盐	流失率（%）
钾	64.4	铁	6.0
钠	62.5	锰	10.3
钙	22.5	铝	58.0
磷	32.0	氯	41.7
镁	11.5	硫	7.3

2. 维生素在烹饪中的变化

在烹饪加工时，损失最大的营养成分是维生素，在各种维生素中又以维生素 C 最易损失。烹饪中维生素损失量由大到小的顺序为：维生素 C＞维生素 B_1＞维生素 B_2＞其他 B 族维生素＞维生素 A＞维生素 E＞维生素 D，即水溶性维生素比脂溶性维生素更易损失。在烹饪过程中，维生素的破坏和损失可以归纳为以下几个方面：

（1）溶解流失

水溶性维生素易溶于水，所以，在用水加工烹饪原料时（如将蔬菜切后清洗、浸

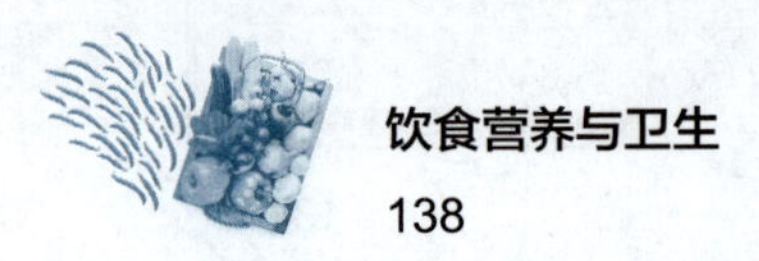

泡、水烫等），这类维生素会溶于水并随水流失。

（2）受热破坏

烹饪时，加热可使部分维生素（如维生素 B_1、维生素 B_2、维生素 C 等）分解破坏。加热温度越高，持续时间越长，则维生素损失就越大。

（3）氧化分解

某些维生素（如维生素 A、维生素 C、维生素 E）遇空气易氧化分解，所以，在烹饪时可采取上浆、挂糊、加盖锅盖等方法，减少原料与空气接触的机会，从而减少这些维生素的损失。

（4）加碱破坏

某些维生素（如维生素 C、维生素 B_1、维生素 B_2）在酸性环境下比较稳定，而在碱性环境中很容易被分解破坏，故烹饪时加碱会使维生素发生损失。

想一想　制作烤鸭时为什么要使用饴糖?

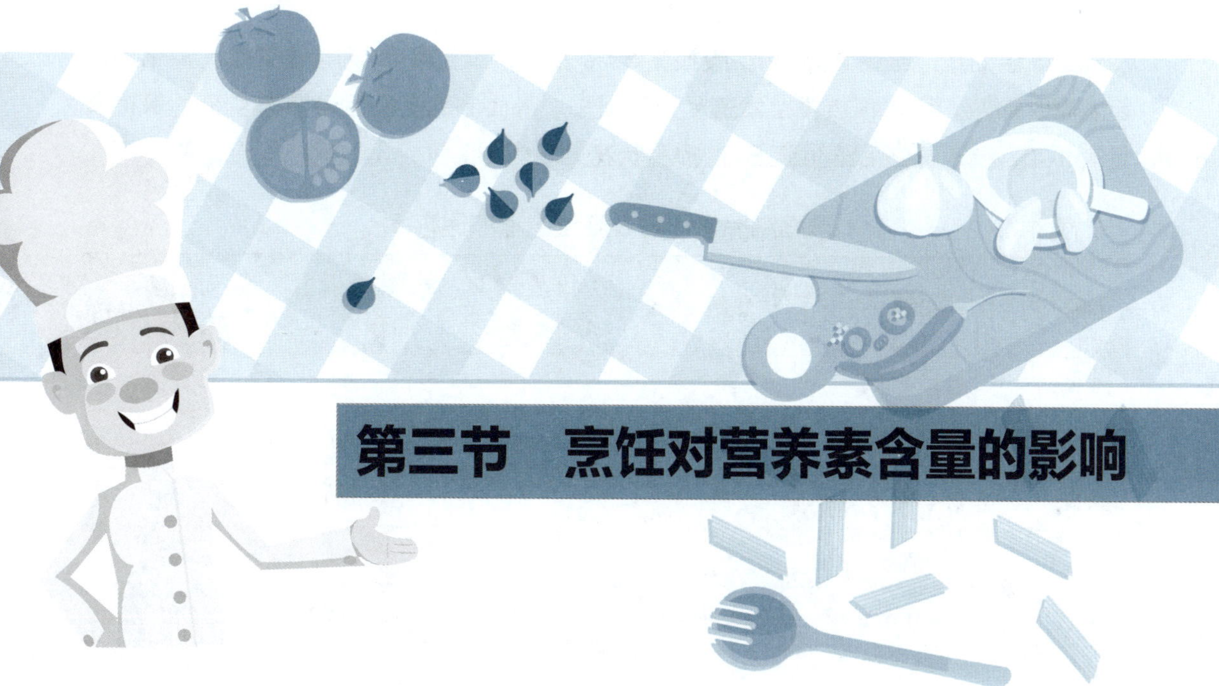

第三节　烹饪对营养素含量的影响

食物经过烹饪后，其营养素的含量有一定程度的改变。但由于各种营养素的性质不同，在烹饪中含量变化的程度也不同。就一般烹饪方法而言，食物中的维生素最易损失，无机盐次之，在通常情况下蛋白质、脂肪和碳水化合物量与质的改变不甚显著。

一、烹制主食过程中营养素的损失

制作米饭时，在淘洗米的过程中就会发生营养素的损失，特别是 B 族维生素和无机盐最易受到影响。据报道，淘米时每 100 g 米中维生素 B_1 可损失 30 ~ 70 mg，维生素 B_2 和烟酸损失 20 ~ 25 mg，无机盐约损失 70 mg，蛋白质约损失 15.7 mg，碳水化合物约损失 2 mg。淘米时，用水量越多，浸泡时间越长，水温越高，各种营养素的损失就越严重。

米饭制作方法不同，营养素损失的多少也不同。例如，捞米饭可使大量维生素、无机盐、蛋白质和碳水化合物溶于米汤中造成损失。据报道，捞米饭和蒸米饭相比，维生素 B_1 和维生素 B_2 多损失 50%，烟酸多损失 40%，铁多损失 60%。所以捞米饭是一种不合理的制作方法，应采用蒸米饭或焖米饭的制作方法。

制作一般面食时，蛋白质和无机盐的含量很少变化，只有煮面条时有一部分营养素转入汤内。在维生素方面，采用蒸、烤、烙等制作方式时，维生素 B_1、维生素 B_2 及烟酸损失较少。煮面条时，维生素有 30% ~ 40% 溶于水中。制作油条时，因加碱和经过高温油炸，维生素 B_2 和烟酸损失 50% 左右，维生素 B_1 则损失殆尽。熬粥和面团发酵时加碱，可使 B 族维生素遭受严重损失。米面制品烹饪后 B 族维生素的保存率见表 4-2，糙米烹饪后维生素 B_1 的损失状况见表 4-3。

表 4-2　　米面制品烹饪后 B 族维生素的保存率

名称	原料	烹饪方法	维生素 B_1 保存率（%）	维生素 B_2 保存率（%）	烟酸保存率（%）
米饭	特二大米	捞、蒸	17	50	21
米饭	特一大米	捞、蒸	33	50	24
米饭	标一大米	捞、蒸	62	100	30
粥	小米	熬	18	30	67
馒头	富强粉	发酵、蒸	28	62	91
馒头	标准粉	发酵、蒸	70	86	90
面条	富强粉	煮	69	71	73
面条	标准粉	煮	51	43	78
大饼	富强粉	烙	97	86	96
大饼	标准粉	烙	79	86	100
烧饼	标准粉	烙、烤	64	100	94
油条	标准粉	炸	0	50	52
窝头	75% 玉米面 + 25% 黄豆粉	蒸	100	100	100

表 4-3　　糙米烹饪后维生素 B_1 的损失状况

指标 \ 烹饪阶段	原有含量	淘米后	煮后	加碱煮后
维生素 B_1 含量（mg/g）	0.2	0.14	0.11	0.05
维生素 B_1 损失率（%）	—	30	45	75

在面包、饼干等食品的烤制过程中，其中的蛋白质会发生反应产生褐色物质，从而使其中的赖氨酸失去效能。所以，应注意控制烘烤温度和糖的用量。

二、烹制副食过程中营养素的损失

1. 烹饪对蔬菜中营养素的影响

烹饪可使蔬菜中所含维生素受到不同程度的破坏。除脂溶性维生素外，无机盐和水溶性维生素都因能溶于水而受到损失，其中损失最大的是维生素 C，而碳水化合物、脂肪和蛋白质的损失甚微。蔬菜中营养素损失的程度，取决于所采用的加工措施和烹饪方法。

蔬菜在烹饪前的清洗和切配即可造成水溶性维生素和无机盐的损失。先切后洗损失较多，而洗后再切或保持原料处于较完整状态下清洗，维生素和无机盐一般无损失或损失很少。

将蔬菜先用开水烫再挤汁烹制时，维生素、无机盐的损失较一般炒菜时的损失多。如果为了保持蔬菜的嫩绿而在烫菜或炒菜时加碱，则维生素 B_1、维生素 B_2 和维生素 C 的损失将会大大增加。不适当地加热也能使维生素遭受破坏。一般来说，加热的温度越高，时间越长，维生素的损失也就越多。

蔬菜在用一般的油炒的情况下，加热时间如控制在 10 ~ 15 分钟以内，维生素 C 的保存率为 50% ~ 70%。胡萝卜素的保存率较高，为 80% ~ 90%。熬菜或煮菜时，由于用水量多，加热时间长，维生素 C 的保存率比采用急火快炒的烹饪方法时的保存率低得多。但煮菜时，如果水沸后再放菜，则维生素 C 的损失较少（约 15.3%）。蒸菜比熬菜、煮菜保存的维生素 C 多，但随着蒸菜时间的延长，维生素 C 的损失显著增加。炒菜是较好的烹饪方法，维生素 C 损失较少。

蔬菜烹饪后所含维生素 C 和胡萝卜素的保存率见表 4–4。

表 4–4　　蔬菜烹饪后所含维生素 C 和胡萝卜素的保存率

蔬菜	烹饪方法	维生素 C 保存率（%）	胡萝卜素保存率（%）
绿豆芽	水洗后油炒 9 ~ 13 分钟	59	—
豇豆荚	切段后油炒 23 ~ 26 分钟	67	93
马铃薯	去皮、切丝后油炒 6 ~ 8 分钟	54	—
马铃薯	去皮切块，大火煮 10 分钟后改小火煮 20 分钟	71	—
马铃薯	去皮切块，油煸 5 ~ 16 分钟后水煮 5 ~ 6 分钟	98	—
胡萝卜	切片后油炒 6 ~ 12 分钟	—	79

续表

蔬菜	烹饪方法	维生素 C 保存率（%）	胡萝卜素保存率（%）
胡萝卜	切块后加水炖 20 ~ 30 分钟	—	93
大白菜	切段后油炒 12 ~ 18 分钟	57	—
小白菜	切段后油炒 11 ~ 13 分钟	69	94
圆白菜	切丝后油炒 11 ~ 14 分钟	68	—
油菜	切段后油炒 5 ~ 10 分钟	64	76
雪里蕻	切段后油炒 7 ~ 9 分钟	69	79
菠菜	切段后油炒 9 ~ 10 分钟	84	87
韭菜	切段后油炒 5 分钟	52	94
西红柿	去皮切块后油炒 3 ~ 4 分钟	94	—
辣椒	切丝后油炒 15 分钟	78	90

2. 烹饪对动物性原料中营养素的影响

肉、鱼、蛋等动物性原料在烹饪过程中，除维生素有所损失外，其他营养素变化不大。通常的烹饪加工方法对蛋白质质量的影响不大，只有在极度加热时才会降低蛋白质的生物学价值。

肉和鱼类在烹饪时，水分、可溶性蛋白质、无机盐和脂肪可从原料内析出而溶于汤汁中，使汤汁味道鲜美。如果是整只或大块原料，上述物质析出较少；小块原料析出物较多，所以汤味更佳。不耐热的维生素的损失与蔬菜大致相同。

动物性原料烹饪后维生素的保存率见表 4–5。

表 4–5　　动物性原料烹饪后维生素的保存率

原料	烹饪方法	维生素 B_1 保存率（%）	维生素 B_2 保存率（%）	烟酸保存率（%）	维生素 A 保存率（%）
猪肉（肉丝）	炒 15 ~ 25 分钟	87	79	55	—
猪肉（丸子）	蒸约 1 小时	53	13	70	—
猪肉（里脊）	炸约 15 分钟	57	63	47	—

续表

原料	烹饪方法	维生素 B_1 保存率（%）	维生素 B_2 保存率（%）	烟酸保存率（%）	维生素 A 保存率（%）
猪肉	清炖：加大量水，大火煮沸后小火煨 1 小时	35	59	25	—
猪肉	红烧：油煸 3 分钟，大火煮沸后小火煨 1 小时	40	62	50	—
猪肝	油炒 5 分钟	68	99	83	50
猪肝	卤：大块放沸水中煮约 1 小时	45	63	45	50
鸡蛋	油炒 1 ~ 15 分钟	87	99	100	—
鸡蛋	煮：整蛋以沸水煮 10 分钟	93	97	96	—

表 4–5 表明：猪肉中的维生素 B_1 在红烧、清炖时损失最多（60% ~ 65%），蒸和炸次之；炒则损失较少，仅为 13% 左右。维生素 B_2 在蒸（丸子）时损失最大，约为 87%；其次是清炖、红烧，损失 40% 左右；炒损失较少，约 21%。炒猪肝时，维生素 B_1 损失约 32%，维生素 B_2 几乎全部保存。卤猪肝时，维生素 B_1 损失 55%，维生素 B_2 损失 37%。鸡蛋在炒、煮时，维生素的损失很少。

三、烹饪方法对营养素含量的影响

1. 煮对营养素含量的影响

煮食物时，碳水化合物和蛋白质会有部分水解，而脂肪则无显著变化。所以，煮有助于人体对食物的消化吸收。水煮对营养素的影响，主要是水溶性维生素（如维生素 C、维生素 B_1）及无机盐（如钙、磷）溶于水中。

实验结果表明，一般蔬菜与水同煮 20 分钟，维生素 C 约被破坏 30%，另有 30% 溶于汤内，耐热性不强的维生素 B_1 也会遭到破坏。煮菜时若加点碱，B 族维生素和维生素 C 会全部被破坏。煮面条时，部分蛋白质和无机盐转入汤内，B 族维生素有 30% ~ 40% 溶于汤内，所以食用面条时提倡面、汤同食。

2. 蒸对营养素含量的影响

蒸是利用蒸汽的高热将食物烹熟，温度通常在 100 ℃以上。由于浸出物及味觉物

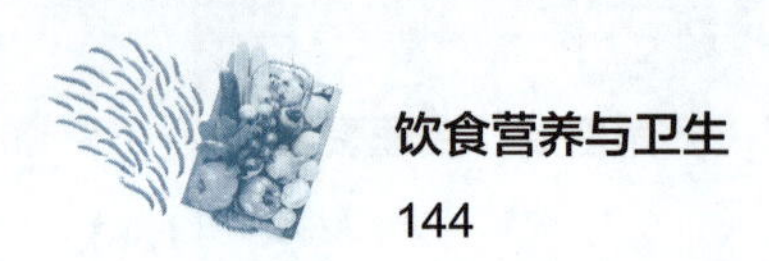

质丢失较少，所以蒸出的食物通常柔软、鲜嫩、味香，营养成分保存率高，易于被人体消化吸收。蒸对营养素的影响和煮相似，只有部分 B 族维生素和维生素 C 损失，无机盐在蒸时并无损失。

3. 炖对营养素含量的影响

炖能使水溶性维生素和无机盐溶于汤内，仅部分维生素遭受破坏。肉中的蛋白质部分水解，肌凝蛋白、肌肽、氨基酸等溶于汤中，使汤味道更鲜美。

炖能使动物结缔组织受热被破坏，其胶原蛋白有部分因水解生成明胶而溶于汤中，使汤汁具有黏性。烧和煨对营养素的影响与炖相似。

4. 焖对营养素含量的影响

焖能使部分营养素损失，但营养素损失的程度与焖的时间有关。焖的时间越长，B 族维生素和维生素 C 的损失越大；焖的时间越短，损失越少。食物经过焖后，所含营养素的吸收率将有所提高。

5. 卤对营养素含量的影响

卤可使食物中的维生素和无机盐部分溶于卤汁中，并有部分损失。部分蛋白质也会进入卤汁中，脂肪也有部分减少。

6. 炸对营养素含量的影响

油炸的温度很高，故对一切营养素均有不同程度的破坏。蛋白质可因高温油炸而过度变性，营养价值降低。高温油炸不仅可使部分脂肪的结构变化，丧失生理作用，甚至可产生有毒物质（脂肪酸聚合物），使油脂的营养价值降低。在油炸烹饪原料时，可在其外面裹一层淀粉糊加以保护，这样做不仅可防止蛋白质过度变性，也可减少其他营养素的损失。

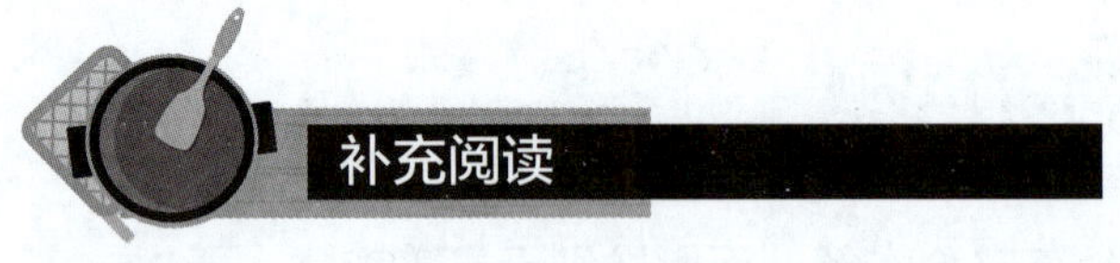

炸薯条可能致癌

2002 年，瑞典科学家在炸薯条、饼干等以碳水化合物为主要成分的高温烹炸、烘烤食品中发现了大量的致癌物质聚丙烯酰胺。化验表明，炸薯条中的聚丙烯酰胺含量非常高，一盒炸薯条中这种物质的含量是世界卫生组织对饮用水规定标准的 500 倍。此后，这一发现又相继得到英国、挪威、德国、瑞士等国科学家的证实。

7. 烤对营养素含量的影响

烤可分为明火烤和暗火烤两种。明火烤即在火上直接烤原料，如烤鸭、烤肉、烤烧饼等。明火烤会使维生素 A、B 族维生素、维生素 C 受到相当大程度的损失，也会使脂肪受到损失。明火烤还会导致产生 3,4－苯并芘等致癌物质。明火烤制食品中 3,4－苯并芘的含量与烤的方法和时间有关。烤的时间越长，3,4－苯并芘含量越多，反之则含量越少。暗火烤又叫烘，它对食物营养素的破坏程度较轻。

8. 熘对营养素含量的影响

原料一般是先用油炸然后再熘。由于原料外面裹了一层糊，在油炸时糊受热可形成焦脆的外壳，从而对营养素起到保护作用，减少其损失。熘对营养素的影响与蒸差不多。

9. 爆对营养素含量的影响

爆要求操作动作迅速，使用旺火热油。由于原料先用蛋清或湿淀粉上浆拌匀，形成保护薄膜，再下油锅划散成熟，沥去油后快速翻炒，所以营养成分基本没有损失。

10. 炒对营养素含量的影响

急火快炒是一种较好的烹饪方法。凡是用蛋清或湿淀粉上浆拌匀形成保护膜的原料，急炒时各种营养素损失都较少。干煸法对营养素的破坏较大，除维生素外，蛋白质也因受热而过度变性，影响消化，吸收率降低。

11. 熏对营养素含量的影响

熏可使食品别具风味，但也会导致致癌物 3,4－苯并芘的产生，同时也会使维生素遭受部分破坏，特别是维生素 C 损失较多。脂肪也会因烟熏而有部分损失。

12. 煎对营养素含量的影响

煎时温度比煮、炖时高，所以对维生素不利。煎制可使油脂浸入食物，会增加人体对脂肪的摄入，因此食物不易消化，在胃内停留时间长，饱腹作用强，但不宜多食。

想一想　使营养素损失较少的烹饪方法主要是哪些？

四、合理的烹饪加工措施

烹饪时营养素的损失虽然不能完全避免，但根据现有的知识，在烹饪过程中采用某些合理的烹饪加工方法可以减少原料中营养素的损失。

1. 适当清洗

各种烹饪原料在烹饪前都要清洗，清洗能减少原料表层微生物的数量，除去寄生

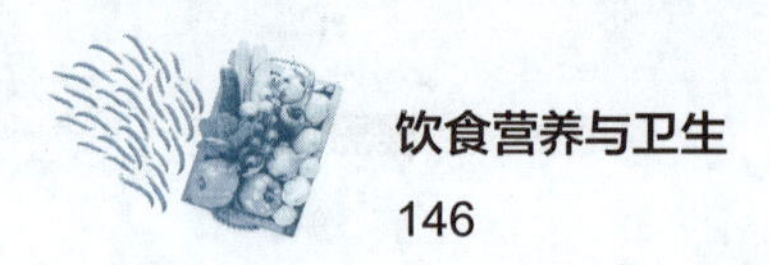

虫虫卵和泥沙等杂物，使其符合食品卫生要求。

米在淘洗前应先挑去沙子等杂物，再用适量的水淘洗 2 ~ 3 次即可。淘米次数不宜多，不要用流水冲洗或用热水淘米，更不可用力搓洗或将米浸泡后再淘洗。如果淘米之后又浸泡，应将浸泡的水同米一起下锅煮饭。如果米中有霉变米粒，应先将其除去，再用温水多搓洗几次，这样可减少黄曲霉毒素对人体健康的影响。各种副食原料特别是蔬菜应在切前清洗，不要在水中浸泡，清洗次数也不宜过多，洗去泥沙即可，以减少无机盐和维生素的流失。

2. 计划备料

要根据用餐者的具体情况，准确计算备用原料的数量。如果原料准备过多，又不能及时烹调食用，长时间放置会使营养素在原料存放过程中大量损失。

3. 科学切配

蔬菜应先清洗后切配，以减少水溶性维生素的损失。如果蔬菜切后浸泡一段时间后再清洗，水溶性营养素的损失将会大大增加。

实验表明：小白菜先洗后切，维生素 C 无损失；切后冲洗 2 分钟，维生素 C 损失 8.4%；切后浸泡 5 分钟，维生素 C 损失 14.1%；切后浸泡 30 分钟，维生素 C 损失 23.8%。

原料切块不宜太小，如果切得太碎，原料中易氧化的营养素（如维生素 A、维生素 C 等）与空气接触的机会增加，其氧化破坏的数量也会增加。原料应现切现烹，现做现吃，以减少营养素的氧化破坏。切配的数量应估计准确，一次切配过多后如不及时烹饪或食用，在放置过程中营养素的氧化破坏也会增加。

例如：黄瓜切成片后放置 1 小时，维生素 C 损失 33% ~ 35%；放置 2 小时，损失达 41% ~ 49%。又如：蔬菜炒熟后放置 1 小时，维生素 C 损失 10%；放置 2 小时，损失达 14%；5 小时后再回锅烹饪，则损失更多。所以，要使菜肴保留较多的营养素，应科学切配原料，切配后及时烹饪，及时食用。

4. 沸水焯料

高温水烫可使不耐热维生素（如维生素 C、维生素 B_1 和维生素 B_2 等）遭受较严重的破坏。例如，小白菜用开水烫后，维生素 C 损失 51.9%。故蔬菜最好不经水烫而直接烹饪。但为了除去原料中的草酸和异味，改善色、香、味或调整各种原料的烹饪成熟时间，许多原料必须经水烫处理，如菠菜、芹菜、菜花等。水烫时，一定要火大水沸，加热时间宜短，操作速度宜快，原料应分次下锅，使水温不致降低。由于火旺，水温很快又达到沸点，原料在沸水中翻转两下即可捞起。这样不仅能减轻原料色泽的变化，同时还可减少维生素的损失。由于蔬菜中含有抗坏血酸氧化酶，故易使维生素 C 氧化破坏。蔬菜经沸水烫后，虽然有部分维生素损失，但可除去较多的草酸（约 60%），有利于钙、铁等无机盐在人体内的吸收利用。原料出水后，不要挤去汁水，否则会使水溶性营养素大量流失。例如，白菜切后煮 2 分钟捞出，挤去汁水，会使水溶性维生素损失 77%。

此法用于动物性原料时，也应采用旺火沸水，原料（一般是大块原料）投入水中时，因骤然受高温作用，原料表层蛋白质凝固，阻止了内部营养素外溢。否则，水溶性物质的溢出及脂肪流失都较多。

5. 上浆、挂糊

烹饪原料如肉片、虾段、鱼块等应先用淀粉或鸡蛋上浆、挂糊，在原料表面形成保护层。这样做首先可阻止原料中的水分和其他营养素大量析出，其次可保护营养素不被更多地氧化。此外，原料受到保护，间接传热，不会因直接接触高温油脂而使蛋白质变性过度，又可使维生素少受高温作用发生分解破坏。这样烹制出的菜肴不仅色泽好，味美鲜嫩，营养素保存多，而且消化率也高。

6. 旺火急炒

在菜肴要做熟的前提下，尽量缩短加热时间是减少原料中营养素损失的重要原则之一。旺火热油急炒符合这个原则。烹饪原料经过旺火急炒，缩短了菜肴的成熟时间，也就减少了维生素受高温分解破坏的机会，可使原料中维生素的损失率大大降低。

例如，将猪肉切成丝后旺火急炒，维生素 B_1 的损失率为 13%，维生素 B_2 的损失率为 21%，烟酸的损失率为 45%。而将猪肉切成块后用文火炖，则维生素 B_1 的损失率为 65%，维生素 B_2 的损失率为 41%，烟酸的损失率为 75%。将西红柿去皮后用旺火急炒 3 ~ 4 分钟，维生素 C 的损失率仅为 6%。

实验证明，叶菜类蔬菜采用旺火急炒的烹饪方法，维生素 C 的平均保存率为 60% ~ 70%，胡萝卜素的保存率可达 76% ~ 96%。所以，蔬菜在烹饪时应尽量采用旺火急炒的方法。在旺火急炒时，应注意加盐不宜过早。如果过早加盐，由于渗透压增大，原料中的水分和水溶性营养物质会析出，造成营养物质的氧化破坏或流失。

7. 加醋忌碱

很多维生素都具有在碱性环境中易被破坏而在酸性环境中较为稳定的性质。所以，在菜肴烹制时适当加点食醋可保护某些维生素（如维生素 C、维生素 B_1 和维生素 B_2 等），减少其氧化破坏。

凉拌菜宜提前放醋，烹制某些荤菜（如“红烧鱼”“糖醋排骨”）时也可先加醋。

先放醋可使原料中的钙溶解得多一些，促进人体对钙的吸收。将骨头敲成碎段后加少许醋煮汤，可促进钙从骨中析出，增加人体对钙的吸收量。

烹饪时常常加碱烹制，例如，煮粥为了增加黏稠度而加碱，煮牛肉、豆类或粽子为加速煮软而加碱。这样做会使维生素 B_1 大量损失。所以，在烹制各种食品时，应尽量不加碱，但可以适当加醋，加醋也能起到同样效果。

8. 勾芡、收汁

勾芡不仅可以使汤汁浓稠，而且有保护营养素的作用。这主要是因为芡汁中的谷胱甘肽可保护维生素 C 不发生氧化。同时，由于汤汁浓稠，也减少了无机盐等营养素的流失。另外，某些动物性原料如肉类等也含有谷胱甘肽，所以肉类与蔬菜一起烹饪也有同样的效果。

9. 酵母发酵

制作面食时，要尽量使用鲜酵母或干酵母。酵母具有合成 B 族维生素的能力。在面团发酵过程中，随着酵母的大量繁殖，面团中 B 族维生素的含量也会增加。另外，使用酵母发酵时，酵母繁殖过程中产生的能量可提高植酸酶的活性（此酶在 55 ℃时活性最强），使面粉中的植酸盐释放出游离的钙和磷，增加钙、磷的利用率。植酸的减少也可消除其对铁、锌、铜等元素吸收的影响。有时面食在发酵过程中产酸过多，必须用碱来中和，这时应以中和过多的酸为标准，不宜多加，否则会使 B 族维生素损失严重。

想一想　捞米饭是一种合理的制作方法吗？为什么？

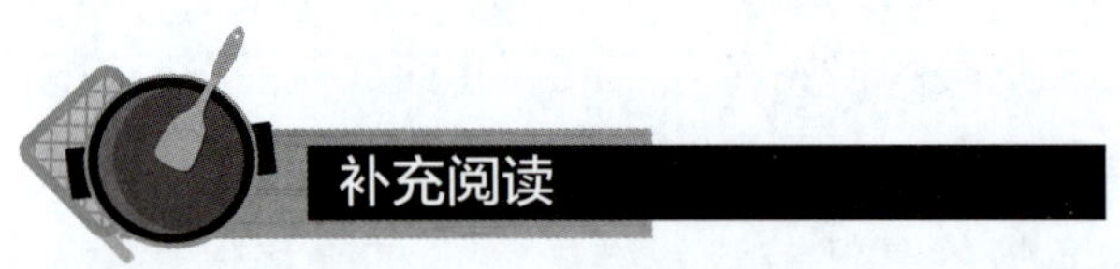

米饭烹饪有技巧 合理烹饪瘦身好

国外的研究人员经过研究，提出了一种煮饭的新方法，可以使米饭产生的能量大大降低。具体做法是：在沸水中加入一茶匙的椰子油，然后放入约 100 g 大米，小火慢煮 40 分钟，或者大火煮 20 ~ 25 分钟。米饭煮好后，将其放入冰箱里冷却 12 小时即可。

实验结果显示，通过这种方法，最多能使米饭降低 60% 的能量。这是因为，在烹饪过程中，椰子油会进入淀粉颗粒里，改变淀粉颗粒的结构，使其转变为抗性淀粉。而抗性淀粉不会在小肠里分解，不易被人体消化吸收。

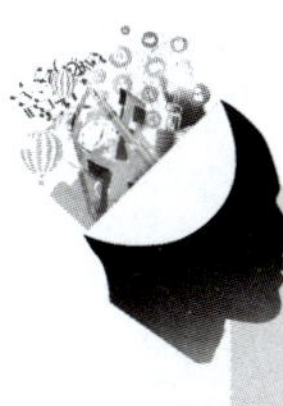

思考与练习

1. 简要说明合理烹饪的意义。
2. 蛋白质的热变性有哪些表现?
3. 在烹饪过程中怎样才能减少维生素的损失?
4. 烹饪对蔬菜类食物有什么影响?
5. 在烹饪过程中，如何减少原料内营养素的损失?
6. 合理的烹饪加工措施有哪些?

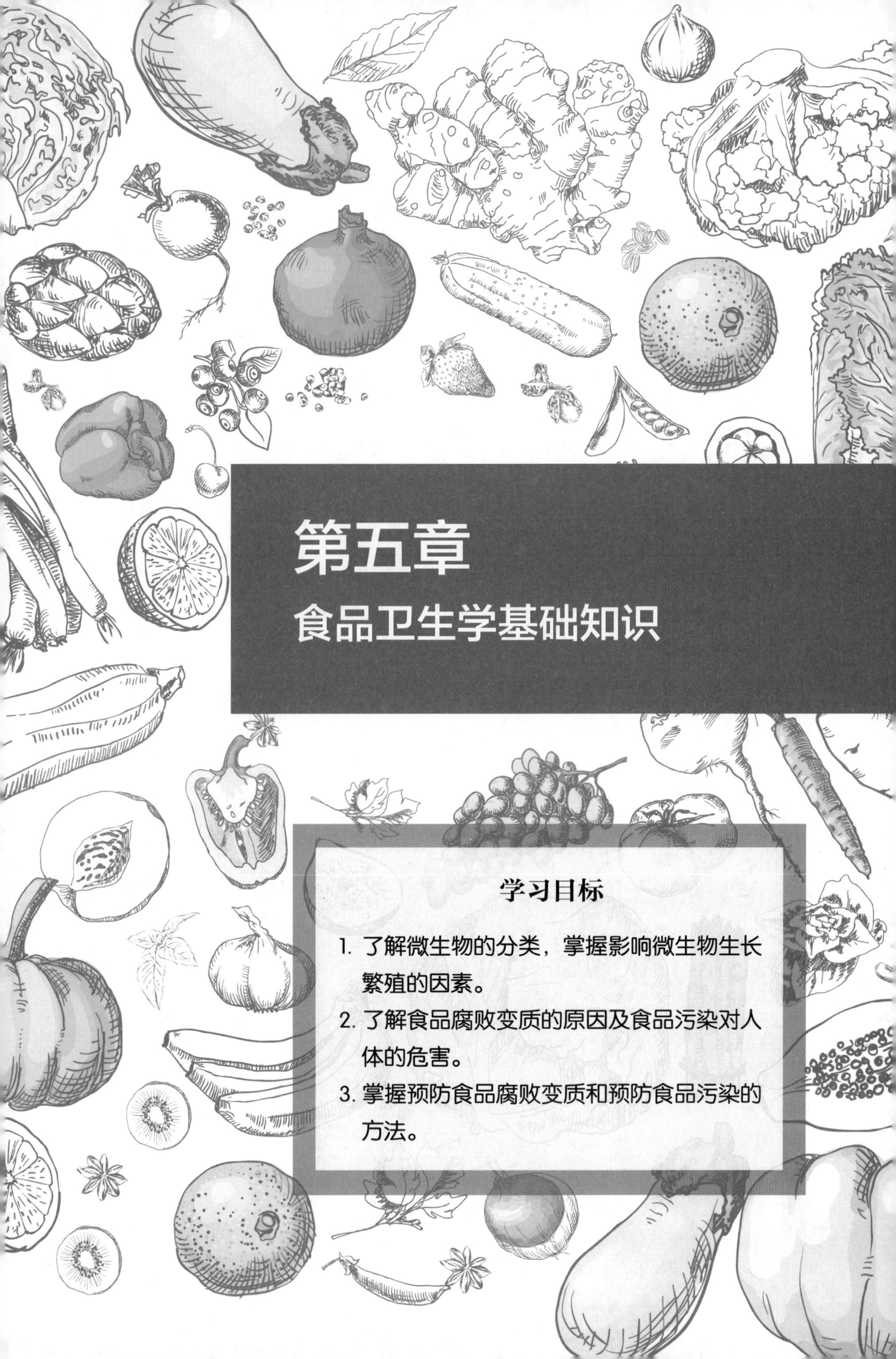

第五章

食品卫生学基础知识

学习目标

1. 了解微生物的分类，掌握影响微生物生长繁殖的因素。
2. 了解食品腐败变质的原因及食品污染对人体的危害。
3. 掌握预防食品腐败变质和预防食品污染的方法。

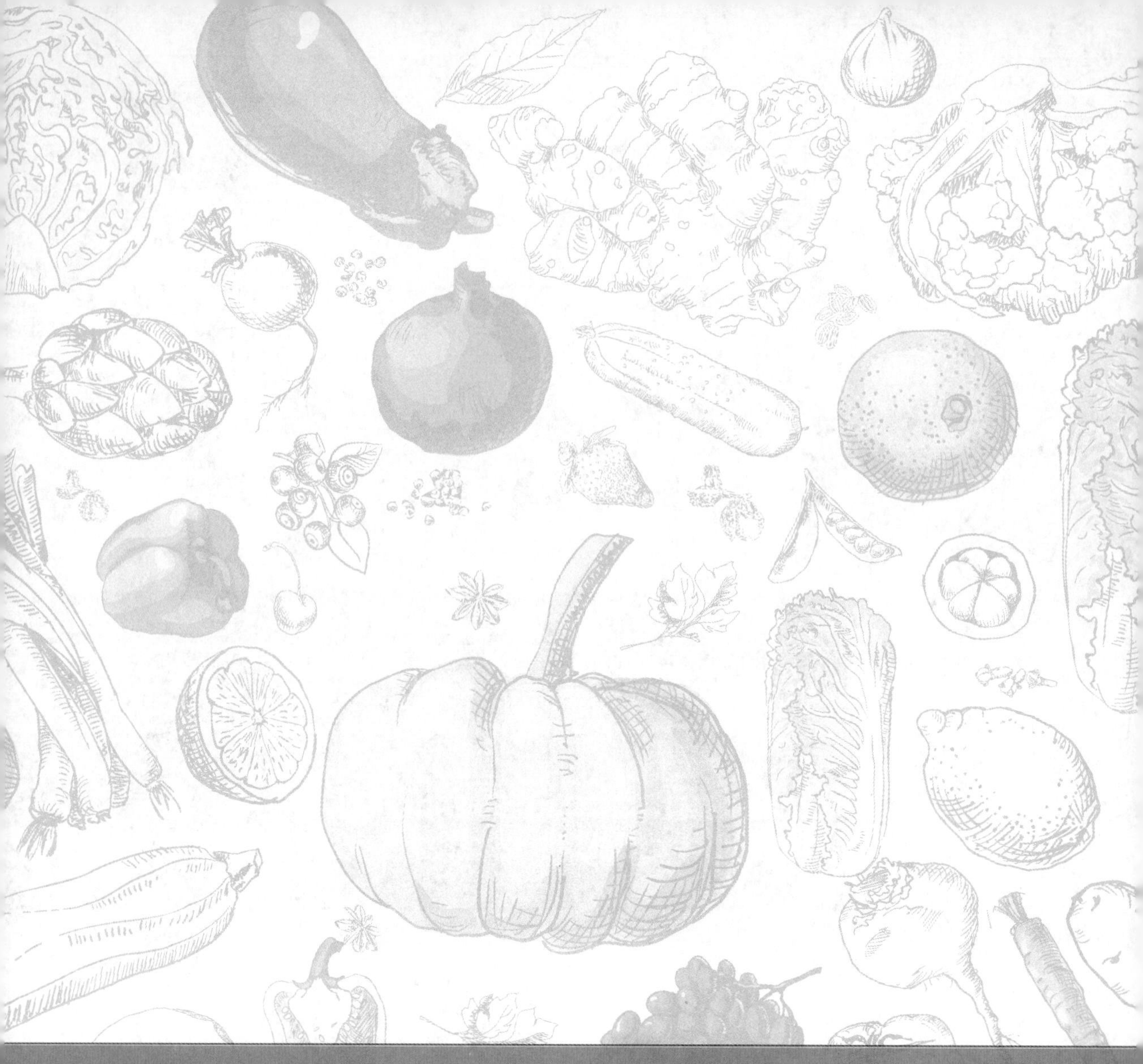

色、香、味、形、营养俱佳的食品，首先必须符合卫生要求。食品在生产、储存和运输过程中容易受到外来有害物质的污染，质量受到影响，甚至产生对人体健康有害的物质。所以，对食品卫生必须高度重视，应采取积极措施对其加以控制和预防。

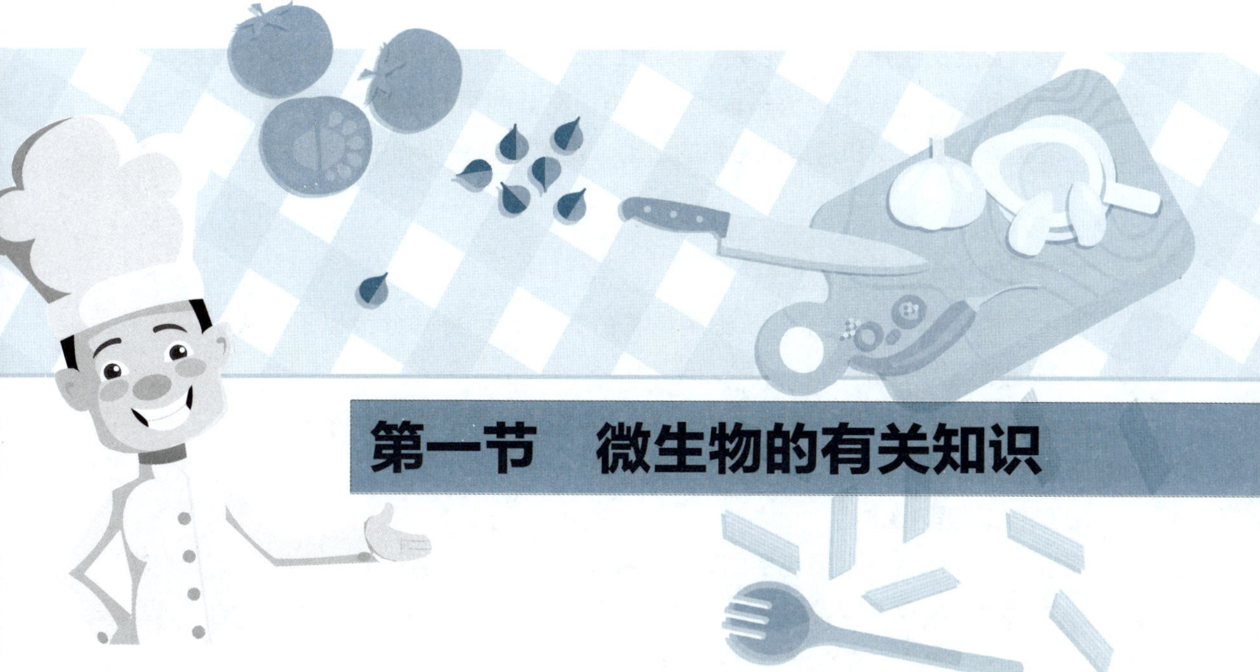

第一节 微生物的有关知识

微生物与人们的日常生活息息相关。例如，夏季多雨，柜子里的衣服很容易生霉斑；人误喝脏水容易患肠胃病和各种传染病；夏季鲜牛奶存放时间过长，容易变酸、凝固；天热时，食品容易腐败、发馊、发霉、发臭；人们常利用酵母发酵做馒头、面包等，用粮食酿酒、酿醋、酿造酱油。这些都是由微生物的生命活动引起的。

一、微生物的概念

微生物是对那些形体微小、结构简单的低等生物体的统称。

微生物形体微小，人们用肉眼根本看不见，只能借助显微镜才能观察到。微生物的种类繁多，到目前为止已经发现的微生物达 10 万种以上，与人类广泛接触的土壤、空气、水、动物、植物以及放置在空气中的各种食品中均有各种微生物。可以说，微生物在自然界中几乎无处不在。自然界中微生物的生命活动与食品的质量变化或卫生状况有着密切的关系，与食品质量有关的常见微生物如图 5-1 所示。

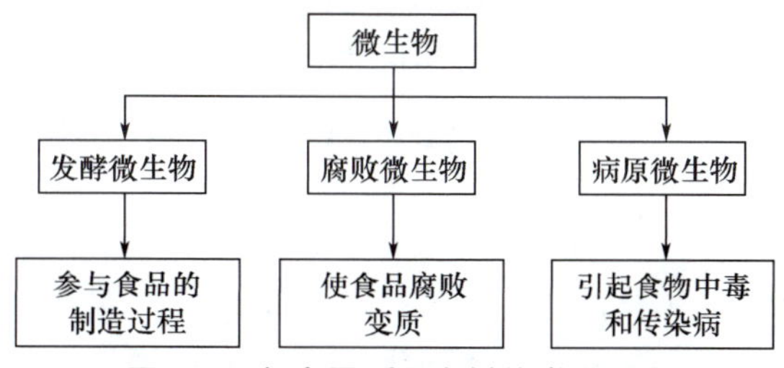

● 图 5-1　与食品质量有关的常见微生物

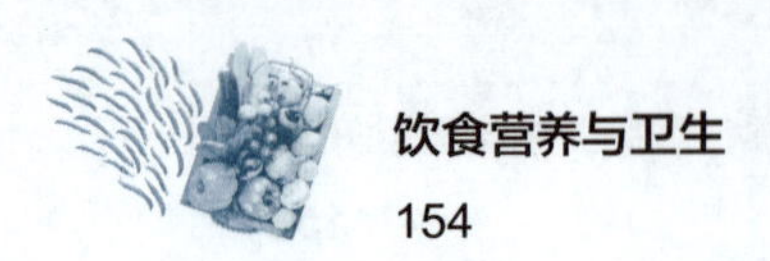

作为饮食业的工作者，有必要了解微生物生命活动的一般规律和基本常识，从而在食品制作和储存过程中能够采取相应措施，充分利用有益微生物，提高食品质量，同时，控制腐败微生物和病原微生物的活动，避免食品变质和中毒事件发生。

二、微生物的分类

微生物的分类方法较多，从细胞结构的角度，可将其分为以下三类：

1. 非细胞型微生物

非细胞型微生物主要有病毒和噬菌体。这类微生物没有典型的细胞结构，不具备代谢必需的酶系统，只能在活细胞内生长繁殖。

2. 原核细胞型微生物

原核细胞型微生物主要包括细菌、放线菌、衣原体、蓝细菌、螺旋体、立克次氏体等。这类微生物仅有原始核质，无核膜与核仁，细胞器不完善，以无性的二分裂法繁殖为主。这类微生物在自然界存在较多。

3. 真核细胞型微生物

真核细胞型微生物主要包括真菌和原生生物。这类微生物的细胞核分化程度高，有核膜和核仁，细胞质内细胞器完善，以无性繁殖和有性繁殖为主。

三、微生物在自然界中的分布

1. 土壤中的微生物

土壤中含有一定量的无机盐、各种有机物、水分以及二氧化碳、氧气、氮气等气体，比较适合微生物生长。典型的菜园土壤成分如图5-2所示。土壤中微生物数量多、种类繁多且多变化，同时还含有一部分动植物的病原体。

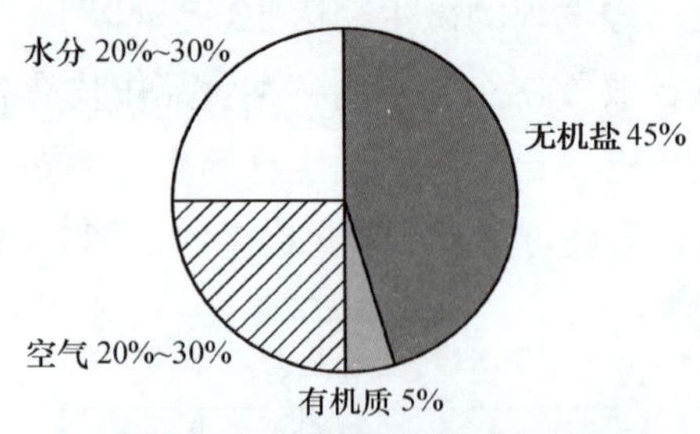

● 图 5-2　典型的菜园土壤成分

2. 水中的微生物

水中具有使有机物、可溶性无机盐及其他微生物生长繁殖的条件，所以水成为微生物栖息的又一天然场所。流经城市的河水，由于人畜粪便、生活污水、工业废水等人为因素的破坏，有机物的含量增加，腐败微生物大量繁殖，同时也有一些病原微生物流入水中。

3. 大气中的微生物

大气中的微生物随着气候、气象、季节的不同有着很大变化。例如，春、秋季容易引发的流感，就是由于流感病毒引起的。春、秋季的气温比较适合流感病毒的生长繁殖，加之这个季节人体的免疫力下降，因此人们更容易受到病毒的侵袭。尤其是当室内空气中微生物的含量较高时，在医院的候诊大厅、门诊部或病房常会发现病原微生物的存在。

四、与人体关系密切的常见微生物

1. 人体的正常菌群

在人的体表及与外界相通的腔道中附着有一层微生物，在正常情况下它们对人体无害，有些还是有益的或不可缺少的，这类微生物被称为人体的正常菌群。

人体是一个开放性的生态环境，经常受到外界微生物的干扰。有些来自空气、水、食物中的微生物进入人体，找不到合适的寄生位置就会被排出体外，这些微生物被称为过路菌群。还有一种情况，就是一部分微生物可以在人体内某一部位定居下来，并终生保持相对稳定的状态，这部分微生物被称为常住菌群。

正常菌群具有增强人体非特异性免疫力、合成 B 族维生素和 K 族维生素等有益作用。但如果宿主人体抵抗力下降，或大剂量服用抗生素以及发生菌群移位，都有可能造成菌群失调，甚至造成宿主自身感染或二重感染。

人身上共寄居着多少微生物？

据统计，寄居在人身上的微生物有 200 多种，其中有 80 多种寄居在人们的口腔中。人的身体在某种意义上来说是一个各类车间俱全的微生物加工厂。人们的身体每年能产出 1 000 亿至 100 万亿个微生物。在人们的肠子上，每一平方厘米的地方就聚居着 100 亿个微生物。在皮肤上，每一平方厘米的地方聚居着 1 000 万个微生物。同时，人们的牙齿、喉咙和食管更是微生物的“乐园”，这些部位积聚的微生物要比皮肤表面的多数千倍。此外，人们的身体里还寄居着无数以食用死皮肤细胞为生、对人体健康无甚大碍的螨虫。还有很多寄生虫，科学家们到现在连它们的名字也叫不上来。

2. 食品细菌

食品细菌是指那些在食品中常见的细菌。

食品细菌包括致病性细菌、相对致病性细菌和非致病性细菌。这些细菌是评定食品卫生质量的重要指标，而且这些细菌往往与食品出现特异颜色、气味、荧光、磷光及相对致病性有关。

五、影响微生物生长繁殖的因素

影响微生物生长繁殖的因素有很多，微生物的生长繁殖受环境中诸多因素综合作用的影响。对微生物生长繁殖产生影响的物理和化学因素主要有温度、水、辐射、氧气、化学物质等。在实际工作中，控制环境因素将有助于抑制微生物的生长繁殖。

1. 温度

微生物的生长繁殖与环境温度有密切关系，不同微生物有不同的温度适应范围。当微生物处于最适宜温度时，其生长繁殖速度最快。当环境温度高于或低于生长温度时，微生物就不能很好地生长，甚至会死亡。

根据微生物最适宜生长温度的不同，可将其分为嗜冷微生物、嗜温微生物和嗜热微生物 3 种类型，它们生长环境的比较见表 5–1。

表 5–1　嗜冷微生物、嗜温微生物和嗜热微生物生长环境的比较

名称	最适宜的生长温度（℃）	分布
嗜冷微生物	5 ~ 10	常见于寒带地区、海洋及食品冷藏环境中。冷藏食品发霉和腐败变质均由这类微生物引起
嗜温微生物	25 ~ 37	分布最广，数量最多，引起各种食品发霉、发酵和腐败变质
嗜热微生物	50 ~ 60	在食品中不多见，主要存在于温泉、热带地区及农业堆肥中

低温对微生物起抑制作用，例如，冷藏方法就是利用低温能抑制微生物生长的原理储存食品。但低温只能暂时阻止微生物的生命活动，而不能使其丧失生命力（通常

0 ~ 5 ℃下微生物处于休眠状态），当温度升高时微生物又将恢复活性。冷冻食品一旦离开冷库，仍会腐坏，但反复冷冻与融解对微生物有致死作用。

高温能使微生物中的蛋白质凝固变性，同时破坏其体内酶的活性。所以，微生物在高温中受到的损害比在低温中更大。一般菌体在 100 ℃的情况下均可被杀死，所以人们常利用高温来杀菌。

2. 水

水是微生物生长繁殖的必要条件。任何微生物的细胞内都含有 75% ~ 85% 的水，微生物体内营养物质的溶解、吸收和代谢产物的排出都必须在水溶液中进行。

细菌生长需要食品含水量达 20% ~ 30%，霉菌在食品含水量达到 15% 时即可生长。一切生物在有水分的条件下才能进行生命活动，当水分减少或干燥时，细胞失去膨胀性，生物生命活动便减弱甚至停止。所以，食品储存中常利用干燥的方法使微生物停止生长繁殖，例如，饼干、果干、干鱼、干菜等就是利用减少食品含水量的方法达到长期储存的目的。

3. 辐射

微生物的生长一般不需要辐射，辐射对微生物有很强的杀伤作用。一般用紫外线照射 1 ~ 4 小时，大多数微生物会完全死亡。饮食企业一般使用紫外线杀菌灯对空气或食品表面进行消毒。但要注意的是，在对食品表面杀菌时，一些含脂肪、蛋白质量多的食品会出现变味、变色等现象。

4. 氧气

根据微生物对氧气的要求不同，可以将其分为好氧微生物、兼性厌氧微生物和厌氧微生物 3 大类，见表 5–2。

表 5–2　　好氧微生物、兼性厌氧微生物和厌氧微生物

分类	特点	代表菌类
好氧微生物	需要氧气进行呼吸，没有氧气就不能生长繁殖。大多数微生物都属于这一类	醋酸菌、枯草杆菌、白喉杆菌、霉菌等
兼性厌氧微生物	在有氧气或无氧气存在的情况下都能生长，但代谢途径不同。兼有有氧呼吸和无氧发酵两种功能	葡萄球菌、大肠杆菌等大部分细菌以及酵母
厌氧微生物	生长过程不需要氧气，氧气的存在对其有抑制作用，甚至可以使其死亡	破伤风梭菌、肺炎双球菌、丙酮丁醇梭菌等

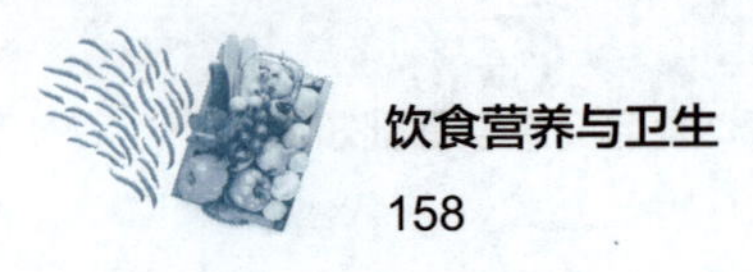

5. 化学物质

影响微生物生长繁殖的化学物质包括酸、碱以及各种杀菌剂、防腐剂和植物杀菌素等。化学物质种类很多，对微生物的作用也不尽相同。

食品中一般不使用人工合成的化学杀菌剂，如氯气、漂白粉、高锰酸钾、苯酚等。防腐剂一般对微生物起抑制作用，所以常在果汁、酱油、醋等食品中添加。烹饪中所用的葱、姜、蒜中的有机化合物为植物杀菌素，对微生物有灭杀和抑制作用。

想一想　冷冻食品离开冷库为什么会很快腐坏？

第二节　食品的腐败变质

日常生活中，人们经常见到食品放置一段时间后出现腐败变质的现象，如粮食发霉、水果蔬菜腐烂、肉蛋变臭、油脂酸败等。究其实质，都是由于蛋白质的分解、脂肪的氧化，以及维生素、无机盐的大量破坏，使食品的组成成分发生变化，从而使食品的营养价值降低乃至丧失。食品的腐败变质不但造成了食品的浪费，而且严重时会使人出现食物中毒，甚至容易导致癌症的发生。所以，烹饪工作者有必要掌握食品腐败变质的相关知识，以便采取有效的控制措施。

一、食品腐败变质的概念

食品腐败变质是指由于内外因素的影响，食品原有的色、香、味、形和营养价值发生了从量变到质变的变化，导致食品质量降低，甚至完全不能食用的现象。

食品的腐败变质是食品自身因素、环境因素和生物因素三者相互影响、互为条件、共同作用的结果。食品腐败变质的过程，实质上是食品营养成分中的蛋白质、脂类、碳水化合物的分解变化过程，其腐败变质的程度因食品种类、环境因素以及微生物种类数量的不同而不同。

二、食品腐败变质的原因

1. 微生物的作用

引起食品腐败变质的原因有很多，微生物是导致食品腐败变质的根本原因，它在食品腐败变质中起主要作用。引起食品腐败变质的微生物以非致病性的细菌为主，霉菌、酵母次之。

由于各种食品的化学成分不同，引起腐败变质的微生物种类也不同。引起肉类等动物性食品变质的大多是分解蛋白质和脂肪的细菌和酵母。水果和蔬菜的腐烂，大多同 pH 值较低、温度较高的条件下繁殖生长的霉菌和酵母有关。粮食及糕点的腐败多为霉菌所致。微生物大量繁殖会使食品发生一系列复杂的变化，导致其最终腐败变质，已经腐烂霉变的食品不应食用。

2. 酶的作用

动植物本身都含有丰富的酶。酶在适宜的环境条件下有催化作用，可以促使食品成熟，美化食品风味。由于酶的作用，肉类由僵直阶段进入成熟阶段，提高了食用价值。但若对酶的作用不加控制，任其继续发展，则会使食品质量下降，并给微生物提供生长繁殖的良好条件，加速食品腐败变质。植物性食品的腐败变质，多数是由于自身酶的作用。

3. 化学物质的作用

食品中所含的一些不稳定物质，如色素、维生素和不饱和脂肪酸等，容易氧化，产生醛酸和过氧化物，引起食品感官性状和营养成分的改变。这样不仅会降低食品的营养价值，使之产生异味，而且食后对人体健康有害。

4. 环境因素的作用

食品本身成分的变化及微生物的作用，都必须有适宜的环境条件配合。在含水量高的食品中，微生物易生长繁殖。环境相对湿度大时，食品易从空气中吸收水分而增加本身的含水量。一定的温度、湿度、阳光（紫外线）、空气等自然条件，对微生物的生长繁殖有着重要的影响，是食品腐败变质的重要条件。

三、常见的食品腐败变质现象

微生物广泛分布于自然界中，因其种类和外界条件不同，引起的食品腐败变质现象也不同。常见的食品腐败变质现象见表 5-3。

表 5-3　　常见的食品腐败变质现象

变质现象	变质原因
腐败	枯草杆菌、肉毒梭菌、大肠杆菌、变形杆菌、霉菌等常引起食品中的蛋白质分解。在有氧条件下，食品中的蛋白质彻底分解；在缺氧条件下，常出现有毒性臭气产物

续表

变质现象	变质原因
霉变	引起食品霉变的微生物有青霉、毛霉、根霉和曲霉，它们主要分解碳水化合物，使食品成分和感官性状发生改变，如粮食受潮发霉
酸败	在微生物的作用下，食品中的脂肪被水解为甘油和脂肪酸，脂肪酸又氧化生成酮酸，酮酸再失去二氧化碳，最终形成低分子酮，使食品产生哈喇味儿。油脂长时间储存会出现酸败
变色	嗜盐细菌可使咸鱼变红，黏质沙雷菌、紫红红球菌等可使食品变红，荧光假单胞菌、黄杆菌等可使食品变为黄色至橙色以及绿色，黑色假单胞菌能使肉的表面变成蓝色
发光	被磷光发光杆菌污染的肉、鱼可产生磷光，荧光杆菌在晚间使鱼产生荧光、磷光
黏液化	黏液产碱杆菌、无色杆菌属等可使食品产生黏液或黏丝。枯草芽孢杆菌、马铃薯芽孢杆菌、巨大芽孢杆菌和梭状芽孢杆菌等可引起米饭、面包的黏液化
产生被膜	有的接合酵母对食盐的抵抗力强，可在酱油表面形成被膜，使酱油变质，也可在泡菜等酸性食品表面形成被膜并氧化有机酸，为不耐酸的腐败微生物败坏食品创造条件
产生红斑	红酵母可产生色素，使食品变红
产生黑斑	腊叶芽枝霉是冷冻肉产生黑斑的原因
发酸	发酸是火腿变质的术语，是由许多嗜冷细菌和耐盐细菌，如无色杆菌属、芽孢杆菌属、假单胞菌属、变形杆菌属、赛氏杆菌属、梭状芽孢杆菌属等引起的
产生油臭	火腿暴露于空气中，曲霉和青霉侵入后能使火腿中的脂肪分解，产生油臭
败坏	糖浆、蜂蜜的败坏是由耐高温酵母引起的。酒精败坏是由耐高浓度酒精酵母氧化饮料中的酒精所致。产膜酵母可在葡萄酒、啤酒、干酪、泡菜中繁殖并使之败坏
腐烂	马铃薯、甘薯、苹果、梨、柑橘、甘蓝等表皮如有损伤，细菌、霉菌、酵母皆能进行繁殖，分解有机物，使果蔬腐烂
发酵	食品发酵包括酒精发酵、醋酸发酵、乳酸发酵、丁酸发酵、果胶发酵等，都因酵母引起

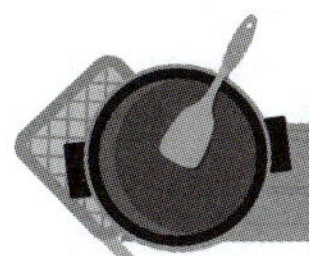
知识链接

食品腐败变质的鉴定

由于食品成分的分解产物十分复杂，所以建立食品腐败变质的定量检测标准尚有一定难度，但可以从以下几个方面简单进行鉴定：

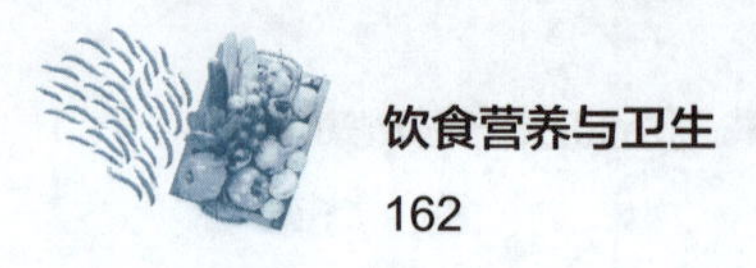

1. 感官鉴定

从食品色泽、气味、组织状态等感官性状的变化上判断食品的腐败变质状况。

2. 物理鉴定

食品腐败变质的物理鉴定主要是根据蛋白质分解时低分子物质增多这一现象，先后测定食品浸出物量以及浸出液的电导率、折射率、冰点降低值、黏度、pH 值等指标（其中肉浸出液的黏度测定尤为方便），最终判断食品腐败变质的程度。

3. 微生物鉴定

通过测定食品微生物菌落总数，可以鉴定食品被微生物污染的程度以及食品是否发生变质，同时，测定结果是判定食品生产的一般卫生状况及食品卫生质量的一项重要依据。

四、预防食品腐败变质的方法

预防食品腐败变质的方法，主要是消除和减少微生物的污染、抑制微生物的生长繁殖及抑制酶的作用。可通过对温度、水分、氢离子、渗透压的调节以及采用其他抑菌杀菌措施，将食品中的微生物杀灭或使其减少。

1. 低温法

低温（4 ℃以下）能够抑制微生物的生长，减缓食品在酶的作用下发生的各种变化，从而在一定时间内防止食品腐败变质。所以，可以采用冷却、冷藏、冷冻等方法保存食品。但食品离开低温环境或在低温环境中保存时间太久，其品质仍会受到影响。常见食品适宜的冷藏温度、湿度条件与保存期限见表 5–4。

表 5–4　　常见食品适宜的冷藏温度、湿度条件与保存期限

食品	温度（℃）	相对湿度（%）	保存期限	食品	温度（℃）	相对湿度（%）	保存期限
鲜肉	−1 ~ 1	60 ~ 85	10 ~ 20 日	熟食制品	0 ~ 4	70 ~ 75	1 ~ 2 日
鲜鱼	0 ~ 1	60 ~ 85	10 ~ 20 日	冻猪肉	−18 ~ −15	＞90	7 ~ 10 个月
鲜乳	1 ~ 2	70 ~ 75	1 ~ 2 日	冻牛羊肉	−18 ~ −15	＞90	8 ~ 11 个月
鲜蛋	0 ~ 2	80 ~ 85	4 ~ 6 个月	冻禽肉	−18 ~ −15	＞90	6 ~ 8 个月
肉类罐头	−4 ~ −2	80 ~ 90	4 ~ 6 个月	冻禽内脏	−18 ~ −15	＞90	5 ~ 6 个月
鱼类罐头	0 ~ 5	70 ~ 75	6 ~ 8 个月	冰蛋	−18 ~ −15	＞90	8 ~ 12 个月

2. 高温法

高温能杀灭食品中的微生物，并且破坏酶的活性，故能有效防止食品腐败变质，

延长食品保存时间。高温杀菌效果取决于加热温度、时间、方式，以及微生物种类和食品 pH 值。食品 pH 值偏高、偏低或盐水浓度较高，均可增强高温杀菌效果。控制食品腐败变质所用的高温法主要有高温杀菌法和巴氏杀菌法，两种方法的比较见表 5–5。

表 5–5　高温杀菌法和巴氏杀菌法的比较

比较项目	高温杀菌法	巴氏杀菌法
温度	100 ~ 150 ℃	62 ~ 85 ℃
特点	目的在于杀灭一切微生物，获得无菌食品，但实际上只能是接近无菌	可以杀灭食品中绝大多数繁殖型微生物，最大限度地减少加热对食品质量的影响，但并不能达到完全杀菌的效果
应用举例	罐头等食品以高温杀菌法为主，并配合密闭等措施来控制食品腐败变质	主要应用于牛奶、酱油、果汁、啤酒及其他饮料。例如，牛奶采用巴氏杀菌法可杀灭 99% 以上繁殖型微生物

注：采用巴氏杀菌法杀菌后的食品应迅速降温，否则会影响食品质量，失去巴氏杀菌法的意义。

3. 干燥法

干燥法用晒干、吹干、烘干、晾干等方法，使食品中所含的水分部分或全部脱出，使食品保持一定的干燥状态，以抑制微生物的繁殖，达到储存食品的目的。此法多用于制作肉松、鱼松、果干、干木耳、脱水蔬菜等。

4. 高渗法

高渗法通过提高渗透压来杀灭或抑制食品中的微生物，防止食品腐败变质，从而达到延长食品可食用时间的目的。常用的提高渗透压的方法是盐腌和糖渍。

（1）盐腌

盐腌是指向食品中加入食盐，形成高渗环境，以杀灭食品中存在的微生物的加工方法。食盐含量达到 10% 即可抑制大多数腐败微生物和病原微生物的生长。盐腌制品具有独特的风味，加盐量一般为制品的 10% ~ 15%。

（2）糖渍

糖渍是改善食品风味的一种加工方法。由于糖液构成了能抑菌的高渗环境，故有一定的防腐作用。糖液的浓度必须达到 60% ~ 65%，防腐保存的作用才可靠。食糖极易从周围环境中吸收水分，所以，糖渍食品很容易变质。

5. 其他方法

预防食品腐败变质的方法有很多，除了以上几种方法以外，还可使用超声波和植物杀菌素等预防食品腐败变质。

超声波是指频率超过 20 kHz 的高频声波，其机理是高频声波可使菌体碎裂、变性及氧化等，目前未被大规模应用。

植物杀菌素是指高等植物组织中所含的杀菌物质。将含有植物杀菌素的植物或其提取物（如大蒜、葱和芥末等）与食品放在一起，有一定的抑菌作用。此方法只能作为辅助手段，解决少量食品短期存放的问题。

想一想　牛奶在生产过程中采用什么方法消毒杀菌？

第三节　食品污染

食品中可能存在的有害因素，有的是由于食品发生腐败变质而产生的，有的来自外部的污染，有的是人为加入的食品添加剂引起的，有的是食品中天然存在的。有害成分可以在食品生产、加工、储存、运输、销售及烹调各个环节中出现。所以，在日常饮食、烹饪和食品加工等过程中，人们必须采取相应的措施，严防食品污染。

一、食品污染的概念与分类

1. 食品污染的概念

食品污染是指食品中混入了外来的危害人体健康的病源生物、化学物质或放射性物质的现象。

食品污染会对人体健康带来不同程度的危害。食品污染的有害物质来源广泛、成分复杂，主要存在于从作物的生长到收获，从食品生产加工、储存、运输、销售、烹调直到食用前整个过程的各个环节，由于多种条件、多种因素的作用，某些有害物质进入食品，导致食品的营养价值和卫生质量降低。

2. 食品污染的分类

污染食品的有害物质有很多，食品污染按其性质不同可分为生物性污染、化学性污染和放射性污染三类。

（1）生物性污染

生物性污染主要是指由微生物、寄生虫、昆虫及虫卵等引起的污染。

微生物污染主要是指病原微生物如病毒、细菌及细菌毒素、霉菌及霉菌毒素对食品造成的污染。微生物污染食品后，不仅会使食品失去食用价值，而且还会导致人、畜发生急性和慢性中毒。

通过污染食品而危害人体健康的寄生虫主要有囊虫、蛔虫、蛲虫、肝吸虫、肺吸虫、旋毛虫等。食用被其污染的食品是导致人类患寄生虫病的主要原因。

昆虫及虫卵的污染主要是指粮食中的甲虫、螨类和蛾类，以及动物性食品和某些发酵食品中的蝇、蛆等对食品造成的污染。这种污染使食品的感官性状恶化，降低食品的营养价值甚至对人体健康产生危害。

（2）化学性污染

化学性污染主要指农用化学物质、食品添加剂、食品容器、食品包装材料和工业“三废”（即废水、废气、废渣）对食品造成的污染，以及汞、镉、铅、砷、氰化物、有机磷、有机氯、亚硝酸盐、亚硝胺及其他有机化合物或无机化合物等对食品造成的污染。造成化学性污染的主要原因有以下几种：

一是工业“三废”污染农作物和周围水系，通过食物链污染食物。

二是化学农药的广泛使用，特别是有机氯农药使一些食物有不同数量的农药残留。毒性大、残留时间长的农药所污染的食物，对人体健康危害极大。

三是食品添加剂的广泛使用。食品添加剂除少数为天然物质外，绝大多数为人工合成的化学物质，有的具有一定的毒性，长期食用可危害健康。

四是食品的容器和包装材料中含有不稳定的有害物质，在接触食品时，有害物质可被溶解而污染食品。例如，陶瓷中的铅、某些塑料中的单体、包装蜡纸中石蜡所含的3,4－苯并芘以及彩色油墨、纸张中所含的多氯联苯等，都特别容易向富含油脂的食品中转移。

化学性污染对人体健康的危害比较大。例如，甲醛可诱发鼻癌、血癌（白血病），挥发性有机物（如苯、甲苯和二甲苯等）会导致再生障碍性贫血和胎儿畸形。又如，氨主要来源于混凝土防冻剂，氨过量可致肺水肿及呼吸道炎症等。

（3）放射性污染

在自然界和人工合成的元素中，有一些能自动发生衰变并放射出肉眼看不见的射线的元素，它们统称为放射性元素或放射性物质。在自然状态下，来自宇宙的射线和地球环境本身的放射性元素一般不会给生物带来危害。20世纪50年代以来，人类的活动使人工辐射和人工放射性物质大大增加，环境中的射线强度随之增强，进而产生了放射性污染，生物的生存因此受到威胁。

核能的发展，人工放射性同位素的应用，放射性物质的开采、冶炼以及在国防、生产和生活中的应用和排放，都可能污染食品。天然食品中都有微量的放射性物质，一般情况下对人无害或影响微小。在特殊环境下，放射性元素可能通过食物链进入人体而污染食品，对人身体健康产生危害甚至直接导致死亡。放射性污染很难消除，射线强度只能随时间的推移而减弱。

二、食品污染对人体的危害

食品污染对人体健康危害极大，涉及面相当广泛。例如，病原微生物在食品中大量繁殖或产生毒素时，可引起人食物中毒。又如，有的食品被某些有害化学物质所污染，其污染物含量虽少，但当人体长期连续地摄入这类食品时，它们就可能产生致慢性中毒、致畸、致癌、致突变等潜在性危害。食品污染对人体的常见危害具体如下：

1. 急性中毒

大量的微生物或化学污染可以引起人的急性中毒。轻者多出现急性胃肠炎症状，如呕吐、恶心、腹痛、腹泻、发烧等，经过治疗可以恢复健康。重者则可能出现呼吸、循环、神经系统病症，如贻误抢救时机还会危及生命。

2. 慢性中毒

慢性中毒是长期（1 年以上）摄入含少量污染物的食品而引起的中毒现象。例如，长期摄入含少量铅的食品可致乏力、消化不良、头痛、口中有甜的金属味、尿中铅含量增高、贫血等。

3. 致畸、致癌、致突变

在人的胚胎发育时期，如果母体摄入的食品中含有有害污染物，其毒素就可以通过母体作用于胚胎，引起胚胎形态和结构的异常，使之成为畸胎。食品中含有黄曲霉毒素类或亚硝基化合物，容易致癌。食用污染的食品，可诱发细胞内的遗传物质发生变化，使细胞活力减弱，胚胎早期死亡，婴儿出现畸形和先天性遗传缺陷。

三、食品污染的预防措施

食品污染的来源是多方面的，主要来源是农药、金属毒物、多环芳烃、硝酸盐类和放射物等，处理不当将会对人体健康产生严重的危害。所以，有必要采取坚决的措施来预防食品污染。

1. 预防农药污染

农药使用部门要贯彻农药安全使用有关标准和规范，化工部门要提供更多高效、低毒、低残留农药来代替高残留的有机汞、有机氯农药，推广生物防治。对烹饪原料要清洗浸泡，去除农药残留。农药残留进入人体的途径如图 5–3 所示。

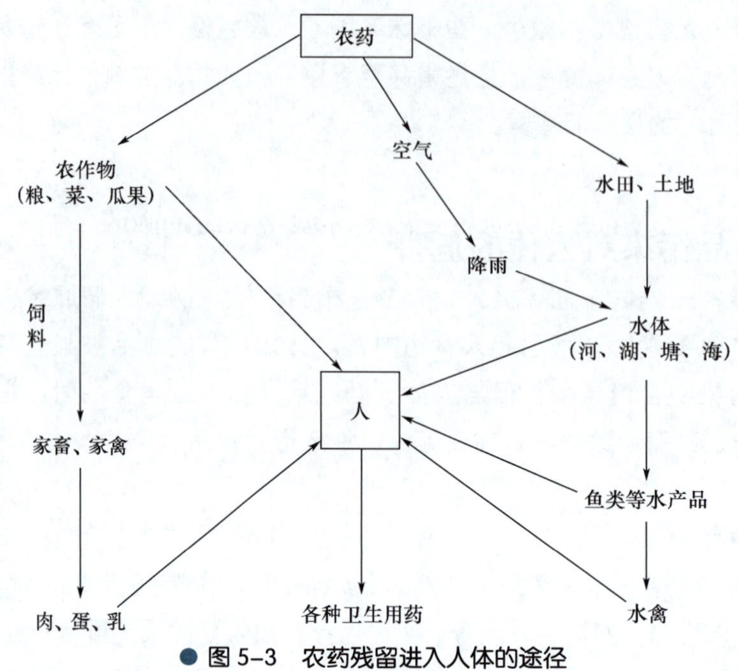

● 图 5–3 农药残留进入人体的途径

2. 预防金属毒物污染

金属毒物污染主要来源于工业“三废”。对产生“三废”的厂矿要采取积极防治措施，不准其随便排放污水，倾倒废渣，排放有毒气体。对饮食企业可以征收超标准排污费。应加强环境污染的管理和监测工作，认真做好工业“三废”的综合利用及治理工作，减少对食用作物的污染。

3. 预防多环芳烃的污染

要改进食品烹饪加工过程。在烘干粮食、熏烤食品时，应改进燃烧方法，选用优质燃料，改进食品烟熏剂，不要使食品与炭火直接接触，避免多环芳烃的污染。烧烤食品可致癌，日常生活中应少食或不食。

4. 预防硝酸盐的污染

腌菜必须腌透，至少腌制半个月以上再食用，并应注意食盐用量和储存条件。加工肉、鱼制品时，尽量不用硝酸盐，如必须使用，应注意使用范围和剂量。同时，还要加强硝酸盐和亚硝酸盐的保管，防止误食。

想一想　有人说，常吃烧烤食品有益身体健康。这种说法正确吗？为什么？

植物与动物对受污染环境中农药的吸收

在对农作物、果树、森林等喷洒农药时，大部分农药散落在土壤上，而落在植物上的农药部分被降雨或灌溉水冲到池塘、河流、湖泊，最后流到海洋中，这些造成了自然环境（土壤和水体）的农药污染。植物从土壤中吸收农药的能力随植物的种类不同而有很大差异。萝卜、胡萝卜、草莓、菠菜、马铃薯、甘薯等最容易从土壤中吸收农药。一般来说，根菜类蔬菜、薯类等吸收土壤中残留农药的能力较强，而叶菜类蔬菜、瓜果类（黄瓜除外）则较弱。水生动植物，如藻类、鱼、螺蛳、贝类、甲鱼等均能从水和淤泥中不断吸收农药。从水中的浮游生物、水生植物到草食性鱼类等水生动物，再到肉食性鱼类以及食鱼的禽、畜等，这条生物链上的动物体内可以积累高浓度的农药。动物从饲养环境、饮水和饲料中吸收农药，而人处于整个食物链的最高级，累积吸收农药量最大。

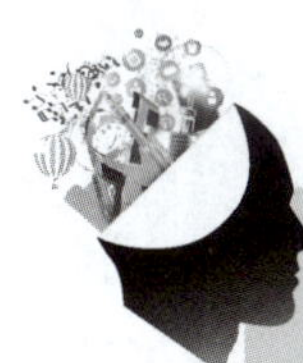

思考与练习

1. 影响微生物生长繁殖的因素有哪些？
2. 常见的食品腐败变质现象有哪些？其原因是什么？
3. 预防食品腐败变质的方法有哪些？
4. 食品污染分为哪几类？
5. 食品污染对人体有哪些危害？
6. 应如何预防食品污染？

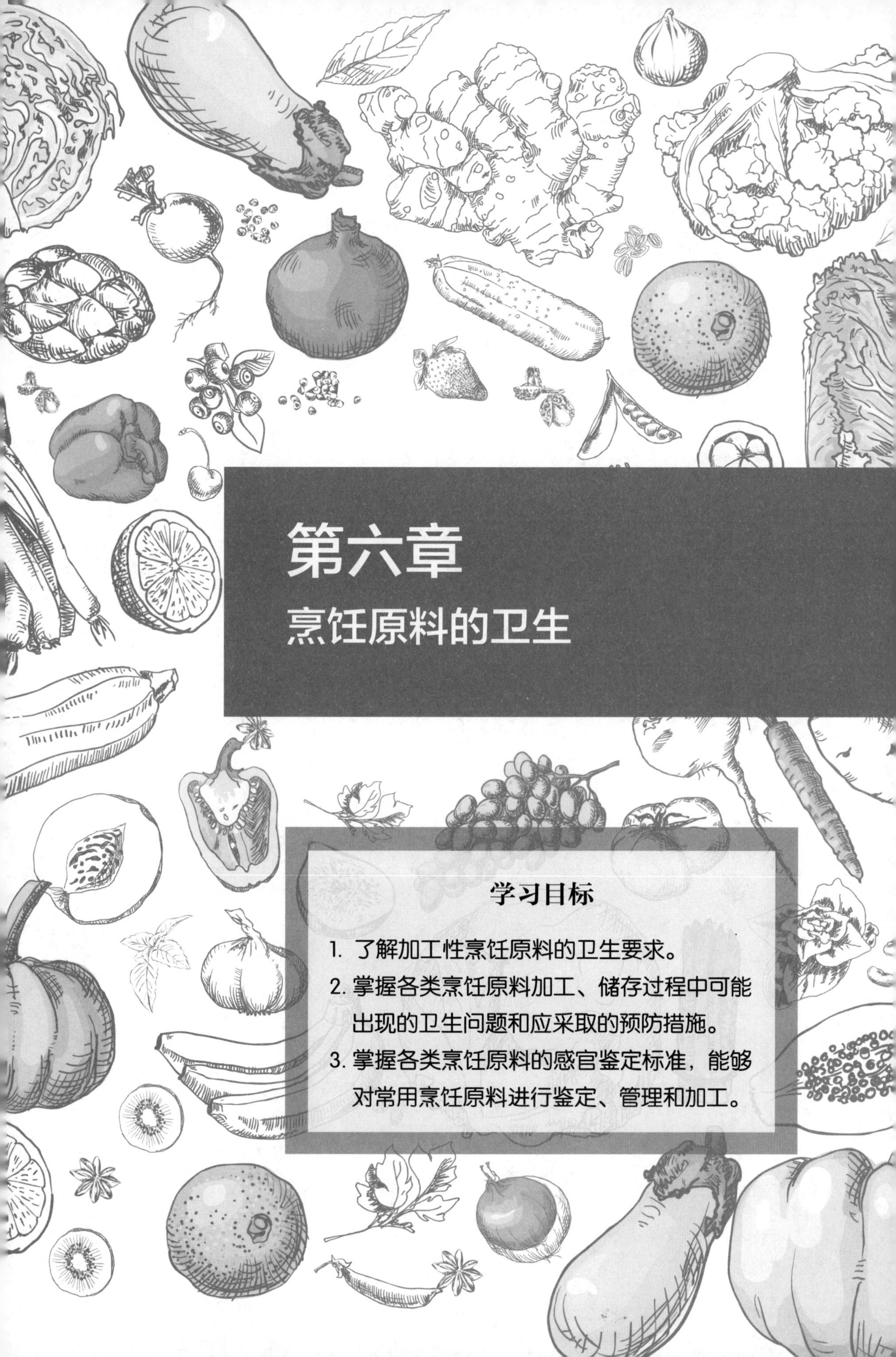

第六章
烹饪原料的卫生

学习目标

1. 了解加工性烹饪原料的卫生要求。
2. 掌握各类烹饪原料加工、储存过程中可能出现的卫生问题和应采取的预防措施。
3. 掌握各类烹饪原料的感官鉴定标准，能够对常用烹饪原料进行鉴定、管理和加工。

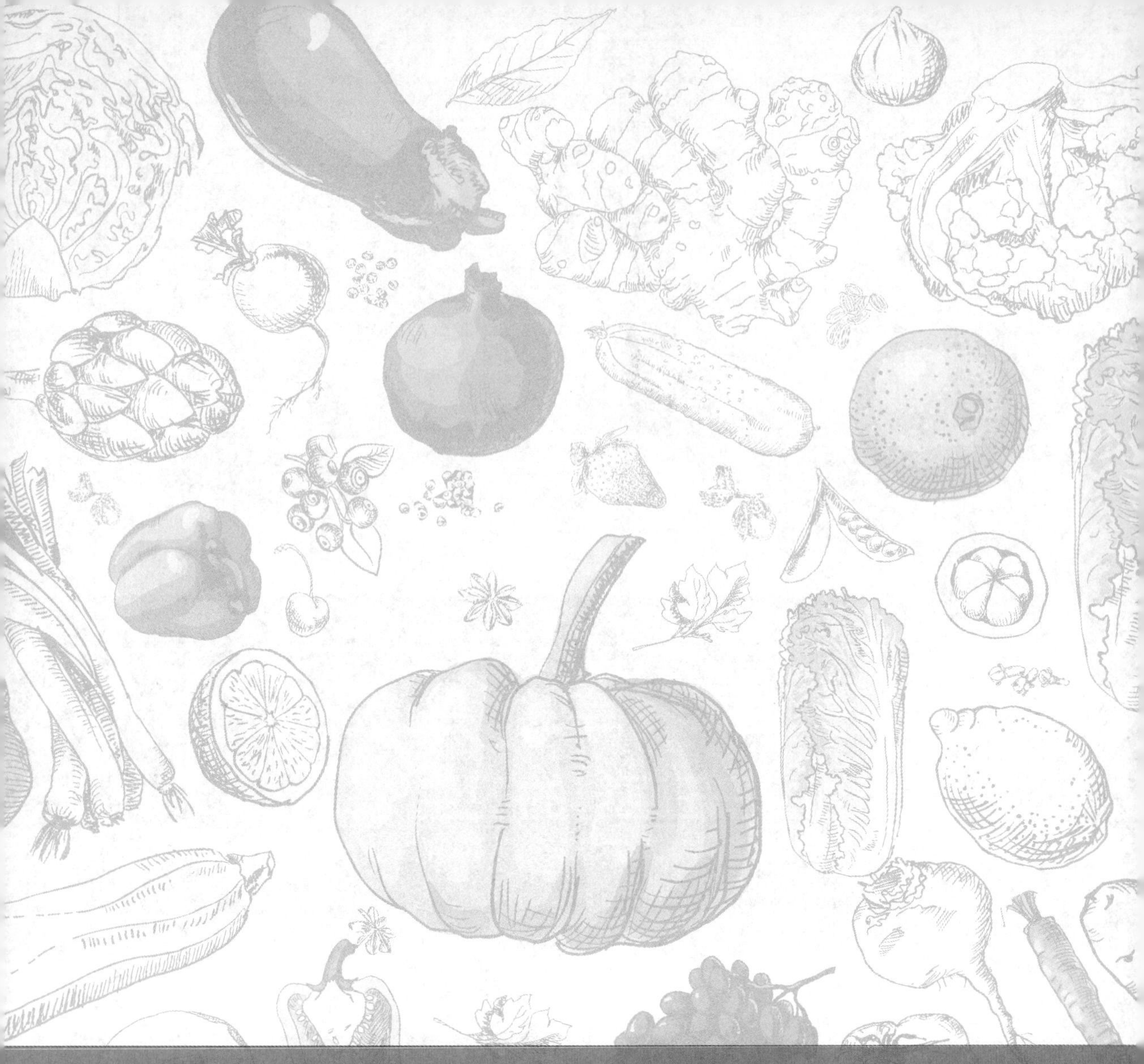

烹饪原料大多为动植物组织，影响其卫生质量的因素较为复杂。为了维护食用者的身体健康，各类烹饪原料应符合以下卫生要求：第一，具有其本身所固有的营养成分，以满足人体对营养物质的需要；第二，在正常情况下，不应对人体健康产生任何不利影响，应无毒无害；第三，感官性状，即色、香、味等不应给人以任何不愉快的感觉。

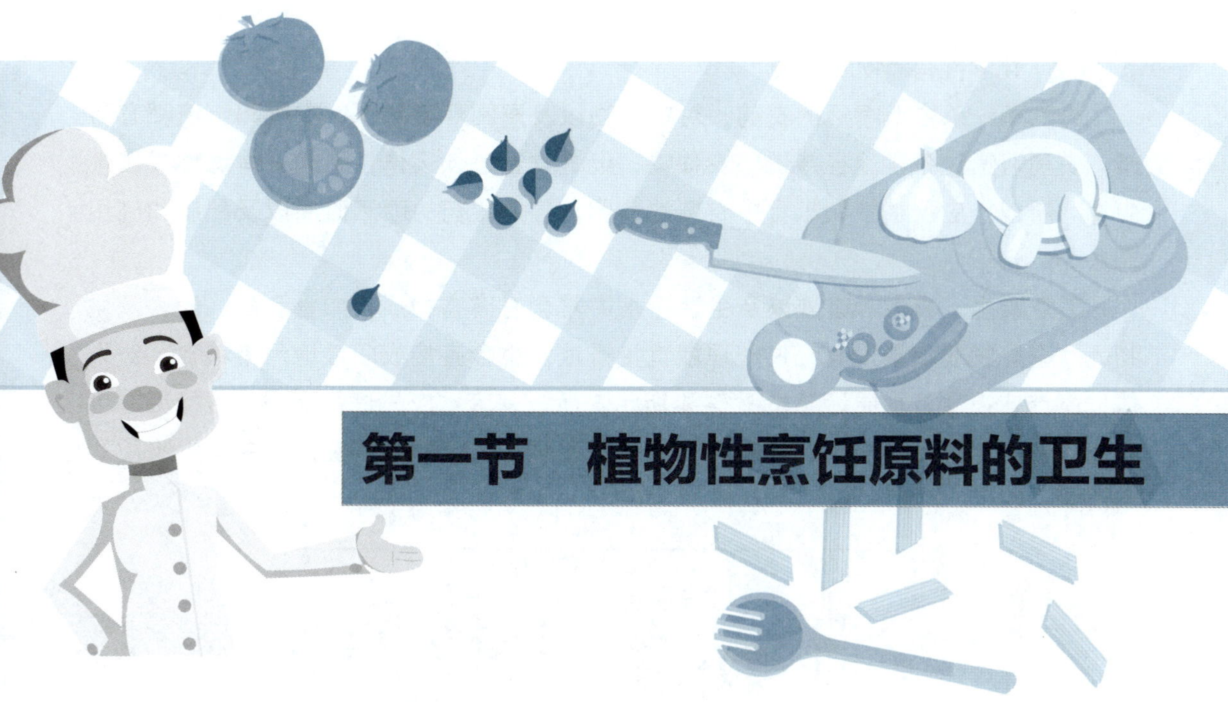

第一节 植物性烹饪原料的卫生

植物性烹饪原料的卫生问题主要包括粮食、蔬菜、水果等原料的微生物污染、有毒物质污染、仓储害虫污染及腐败变质等问题。

一、粮食类原料的卫生

粮食类原料（包括谷类、豆类、薯类）是我国居民的主食，它不仅是人体能量的主要来源，也是蛋白质、脂肪、维生素及无机盐的重要来源。粮食类原料经加工、烹调后又可制成各种各样的食品供人们食用，所以解决其卫生问题有着重要的意义。

1. 粮食类原料的卫生问题

粮食类原料的卫生问题主要是微生物污染、化学性有毒物质污染、仓储害虫污染、异物夹杂污染等。

（1）微生物污染

污染粮食类原料的微生物主要是细菌和霉菌。细菌主要有枯草杆菌、大肠杆菌和乳酸杆菌等。霉菌主要有曲霉、青霉、毛霉和根霉等。粮食类原料被微生物污染后，产生霉变，感官性状改变，出现异味，加工性能和营养价值降低，并可导致毒素的积聚。

为了防止微生物污染，应做好如下工作：谷类收割脱粒后应尽快烘干或晒干，使其水分降低到安全线以下；入库储存时应注意保持谷粒和豆粒的完整性，并使周围环境的温度降至 10 ℃以下，相对湿度不高于 70%。

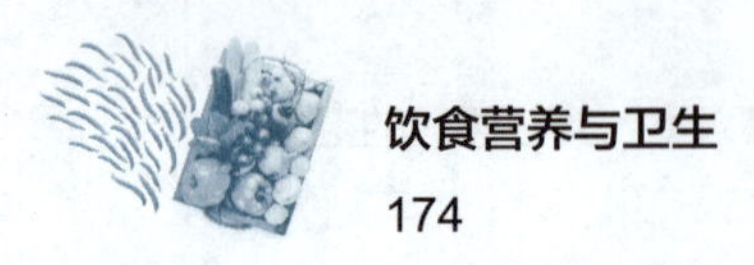

（2）化学性有毒物质污染

为除草、杀虫而喷洒的农药，对农作物以及周围环境的水、空气和土壤都有污染。农药可通过各种途径渗透于农作物，经食物链进入人体，引起人体急性或慢性中毒。所以，应严格控制粮食中农药的残留，控制农药的喷洒时间以及配制和施用方法。

工业废水、废气、废渣以及生活污水中常含有有害物质，如重金属、酚、氰化物等。这些物质如果没有经过处理就直接排放，也会直接或间接地污染粮食，对人体健康造成损害。水质污染如图 6-1 所示。所以，废水应先进行处理，达标后方可排放。要制定灌溉用水中各种有毒物质的最高限量，定期检测农作物中有毒物质的残留量。

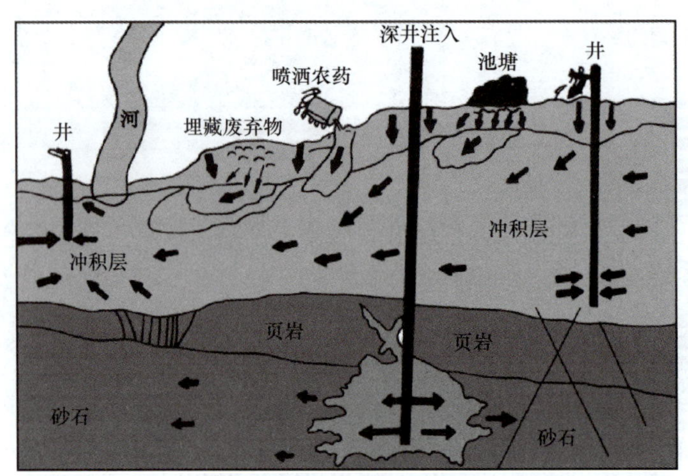

● 图 6-1 水质污染示意图

（3）仓储害虫污染

世界上已发现的仓储害虫有 300 多种，我国已发现 50 多种。其中，甲虫（大谷盗、米象、谷蠹、黑粉虫等）损害米、麦、豆类原料，螨类（粉螨）损害面粉，蛾类（螟蛾）损害稻谷。这些害虫在温度 18 ~ 21 ℃、相对湿度 65% 以上时极易繁殖，常把粮食蚀空，并在粮食上排泄粪便和各种分泌物，使粮食霉烂变质，降低了粮食质量。世界各国的粮食在仓储过程中每年因虫害造成的损失高达产量的 10% 左右，损失十分惊人。

为防止仓储中的虫害，降低损失，应在粮食入库前对粮库进行彻底的清洁和消毒，粮食入库前应晒干扬净，加强入库时的检查，并定期检查虫害情况，发现虫害后应立即用熏蒸剂杀灭，但应注意熏蒸剂的用量不能超过国家规定的最高限量。

（4）异物夹杂污染

收割农作物时，常会混入一些有害的植物（如毒麦、麦仙翁等）的种子。食用混有这些种子的粮食会导致人体中毒。如果麦子成熟后收割不及时，麦粒遇到大雨后会直接在穗上发芽，可引起赤霉病。所以，应加强选种工作，实行农作物生长监控，随时去除有毒植物。

无机物夹杂污染有金属、泥土和砂石等造成的夹杂污染。金属主要来自农具和加工机械，而泥土和砂石则主要来自田间和晒场。无机物夹杂污染可在加工过程中采用清洗、过筛、吸铁等方法除去。

2. 粮食类原料的质量鉴定

合格粮食无霉变、异味、虫蛀、杂质，水分含量低于 14%，污染物限量和农药最大残留限量符合有关食品安全国家标准。

合格面粉和米粉应呈白色粉末状，不含杂质，无粗粒感，没有蛀虫和结块，放在手中紧压后放开不成团，均匀一致，气味和味道正常。面粉和米粉如有微生物、结块、酸味出现，表明其已经腐败，不能食用。

3. 粮食类原料的储存卫生

（1）对水分的要求

粮食类原料的水分含量与其加工储存有密切的关系。为了抑制大部分微生物的生长繁殖和粮食本身的代谢活动，必须将水分控制在安全线以下。谷类原料的含水量安全水平为 12% ~ 14%，豆类原料的为 10% ~ 13%。

（2）对仓库管理的要求

一是控制库内的温度和湿度，注意防潮、防鼠、防虫、防雀，库内不得存放有毒、有害物品。

二是建立严格的原粮进出库验收、登记制度。坚持先进先出和次品先出的原则。定期监测粮食温度和水分含量的变化，如果发现温度或含水量过高，可通风、摊晾、烘干、冷却等。

三是做好仓库的消毒和清洁工作。

二、蔬菜、水果的卫生

1. 蔬菜、水果的卫生问题

蔬菜、水果的卫生问题主要包括腐败变质、肠道致病菌和寄生虫虫卵的污染、农药的污染等。

（1）腐败变质

蔬菜、水果在储存过程中会继续发生呼吸作用，这将导致蔬菜、水果变色、腐烂。如果蔬菜、水果外层组织受到损伤，则更有利于微生物和昆虫的侵入而加速其腐败变质。新鲜蔬菜不宜长期在室温下储存，应及时食用或低温保存。新鲜、质量上乘的水果也应及时食用或冷藏。

（2）肠道致病菌和寄生虫虫卵的污染

我国蔬菜以人畜粪便为主要肥料，所以肠道致病菌和寄生虫虫卵污染十分严重。例如，西红柿、黄瓜等的大肠杆菌检出率可达 67% ~ 95%，寄生虫虫卵的检出率高达 89%。水果在生长、采摘、运输、销售等过程中，由于接触到泥土、灰尘和筐、篮等盛器，也会受到污染，污染的程度与其表皮的破损程度有关。

为防止此类污染，应采取以下措施：

一是人畜粪便应先进行无害化处理后再使用，推广沼气处理法。

二是蔬菜、水果上市前应进行预处理，去除腐烂部分，防止交叉污染。

三是生食水果与蔬菜时，一定要彻底清洗干净，削皮的水果应立即食用。

（3）农药污染

蔬菜、水果在生长过程中，使用的农药较多。部分农药残留在蔬菜、水果的表皮上。特别是化学性质比较稳定的有机氯，其检出率可达 95%。这些残留农药可引起急性食物中毒。

所以，在施农药时，对施药的品种、用量及安全间隔期等都要严格遵守农药安全使用有关标准和规范。食用前，除去蔬菜的外层茎、叶和水果的表皮，可减少农药的残留量。

2. 蔬菜、水果的质量鉴定

优质蔬菜鲜嫩，无黄叶、伤痕、病虫害、烂斑。次质蔬菜梗硬，老叶较多，枯黄，有少量病虫害、烂斑和空心，须挑选后才能食用。劣质蔬菜严重霉烂，有腐臭气味，有毒或有严重虫伤和空心，不可食用。

优质水果表皮光亮，肉质鲜嫩、清脆，有固有的清香。次质水果表皮较干，缺少光泽，肉质鲜嫩度差，清香味减退，略有小烂斑点，有少量的虫伤，去除腐烂、虫伤部分仍可食用。劣质水果严重腐烂变味，有虫蛀，不可食用。

蔬菜、水果的污染物限量和农药最大残留限量应符合有关食品安全国家标准。

3. 蔬菜、水果的储存卫生

蔬菜、水果的储存条件对其新鲜程度有很大的影响。如果储存温度过高，果蔬的呼吸作用旺盛，散热多，易产生大量的二氧化碳和水，会导致果蔬脱水、变黄甚至会使微生物繁殖加快，导致果蔬腐烂变质。当储存温度低于 0 ℃时，果蔬细胞间的液体结冰；当温度再次升高时，冰融化流失，使果蔬腐烂。所以，对果蔬来说，一般采用的是冷藏的储存方法。部分常见蔬菜、水果的储存条件见表 6-1。

表 6-1　　部分常见蔬菜、水果的储存条件

名称	温度（℃）	相对湿度（%）	名称	温度（℃）	相对湿度（%）
苹果	−1 ~ 0	85 ~ 90	马铃薯	10 ~ 13	85 ~ 90
香蕉	15 ~ 22	85 ~ 90	西红柿	7 ~ 10	85 ~ 90
梨	−1 ~ 1	85 ~ 90	黄瓜	7 ~ 10	90 ~ 95
葡萄	−1 ~ 3	85 ~ 90	茄子	7 ~ 10	85 ~ 90

想一想　造成水果和蔬菜污染的因素有哪些？

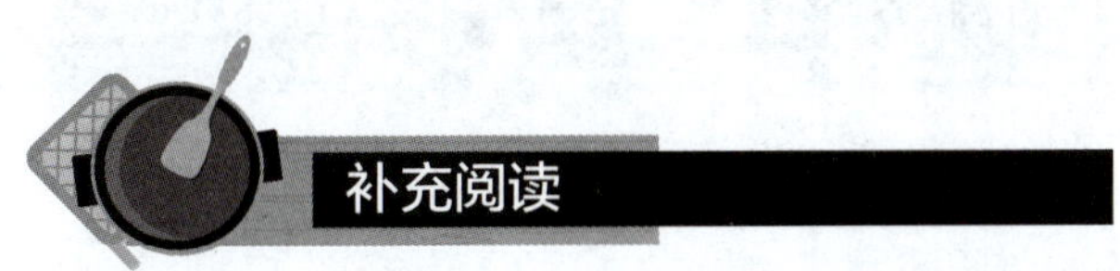

蔬菜久存易生毒

将蔬菜存放数日后再食用是非常危险的，危险来自蔬菜含有的硝酸盐。硝酸盐本身无毒，然而在储存一段时间之后，由于酶和细菌的作用，硝酸盐被还原成亚硝酸盐，它在人体内与蛋白质类物质结合，可生成亚硝胺类物质。实验证明，在 30 ℃的屋子里储存 24 小时，绿叶蔬菜中的维生素 C 几乎全部损失，而亚硝酸盐的含量上升几十倍。所以，凡是已经发黄、萎蔫、水渍化、开始腐烂的蔬菜均不可食用。鲜菜在冰箱内储存不应超过 3 天。

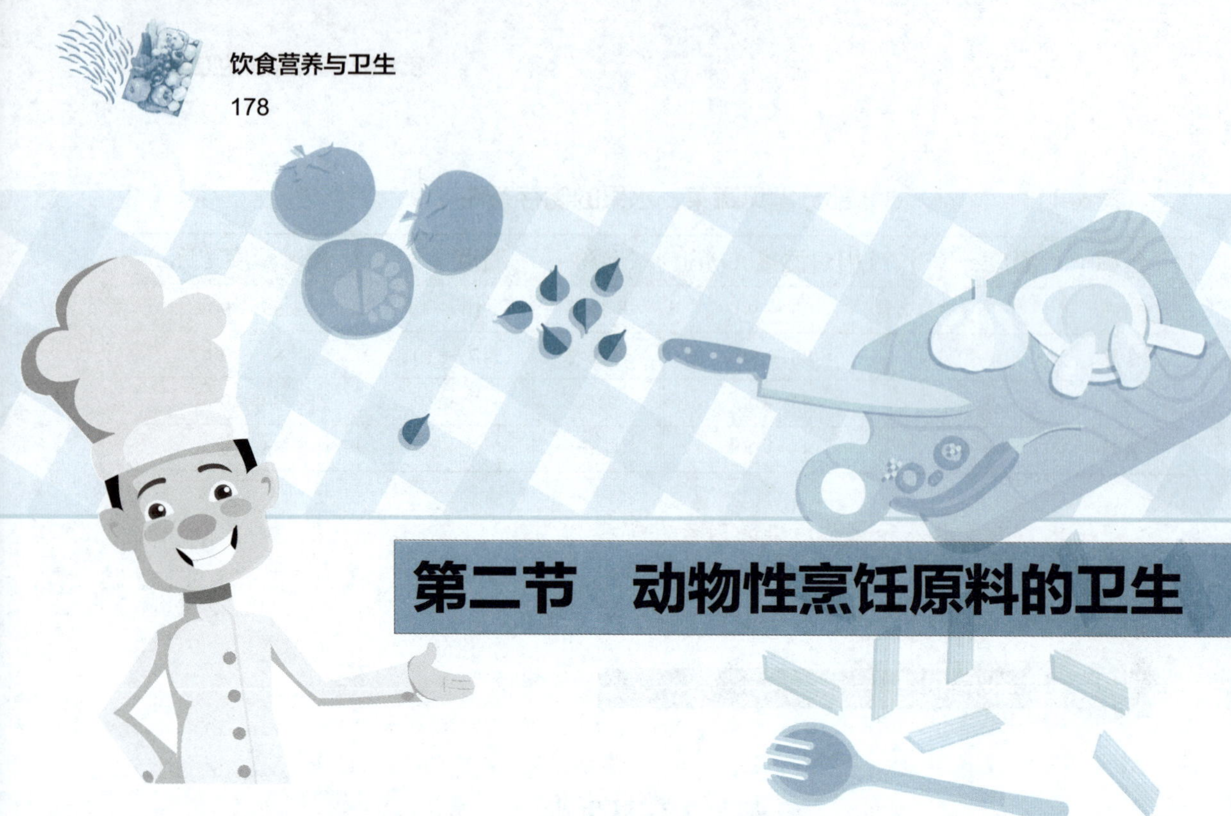

第二节　动物性烹饪原料的卫生

动物性烹饪原料主要包括肉类及其制品、乳类及其制品、蛋类及其制品、水产品等，是日常生活中较常见的烹饪原料。由于动物性烹饪原料富含蛋白质和脂类，营养丰富，特别容易出现卫生问题，所以在选购及加工过程中尤其需要注意。

一、肉类及其制品的卫生

肉类食品包括畜类和禽类的肌肉、脂肪、内脏及其制品。它的消化率高，味道鲜美，是人体多种营养素的重要来源，可提供优质的蛋白质、无机盐和维生素。但家畜易患的传染病和寄生虫病，常通过肉类食品传染给人类，所以，屠宰和加工畜禽时必须做好卫生工作。

1. 肉类及其制品的卫生问题

肉类及其制品的卫生问题主要是受一些传染病病原体和寄生虫的污染。

常见人畜共患传染病及常见寄生虫病将在本书第七章讲解，在此不再展开。

2. 肉类原料的质量鉴定

（1）鲜畜肉

鲜畜肉是指活的畜类经屠宰加工后不进行冷冻处理而制成的肉。按畜肉变质与否，可将其分为新鲜肉、次鲜肉和变质肉三类。

鲜畜肉的感官鉴定标准见表 6-2。

表 6-2 鲜畜肉的感官鉴定标准

指标	新鲜肉	次鲜肉	变质肉
色泽	肌肉有光泽，呈均匀的红色，脂肪洁白	肌肉色泽稍暗，脂肪缺乏光泽	肌肉无光泽，脂肪呈灰绿色
黏度	外表微干或微湿，不黏手	外表干燥或黏手，新切面湿润	外表极干燥或黏手，新切面发黏
弹性	指压后凹陷立即恢复	指压后凹陷恢复慢且不能完全恢复	指压后凹陷不能恢复，留有明显压痕
气味	具有鲜肉的正常气味	有氨臭味或酸味	有臭味
肉汤	透明澄清，脂肪团聚于表面，有香味	稍显浑浊，脂肪呈小滴浮于表面，无鲜味	浑浊，有黄色絮状物，脂肪极少浮于表面，有臭味

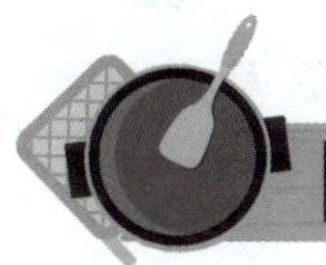

补充阅读

注水猪肉的鉴别

注水猪肉一般肌肉色泽浅淡，外观湿润，具有渗水光泽，肌纤维肿胀。切面可见血水渗出，指压后凹陷恢复较慢，较正常鲜猪肉味淡或带有血腥味。煮后肉汤浑浊，脂肪滴不匀，缺少香味，有的血沫上浮，有血腥味。

（2）冻畜肉

冻畜肉指活的畜类经屠宰加工后在 -18 ℃或更低温度下冷冻处理而成的肉。新鲜冻畜肉肌肉有光泽，色泽均匀，脂肪洁白或微黄，无霉斑，肉质紧密有弹性，肌肉表面微湿润，不黏手，无异味。

储存较久的冻畜肉，表面干枯，脂肪为颗粒状，易碎。若其仅被霉菌侵害表层，可消除霉斑后立即出售。若有明显缺陷或霉菌侵入深层，应局部丢弃或全部丢弃。

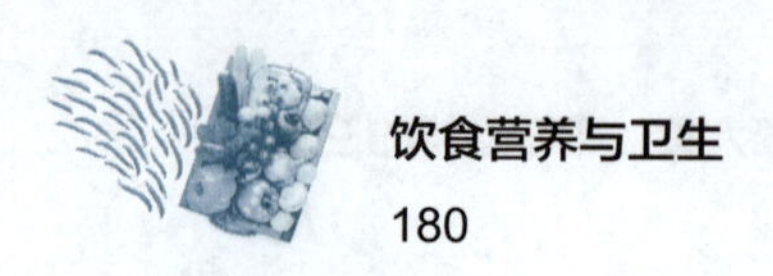

冷却肉、冷冻肉的质量比较

目前市场上的肉类在销售前，一般都经过一定时间的储存，冷却肉（又称冷鲜肉）和冷冻肉是肉类的主要储存方式。

冷却肉的来源是经严格检疫、检验合格的活畜禽，屠宰后经过成熟过程，肉的鲜味增强，肌纤维变软，持水性增强，肉质变嫩。冷却肉的加工、流通和销售都在 0 ~ 4 ℃的冷链条件下进行，其细菌数量极少，难以繁殖，并且外加包装，避免了二次污染。

冷冻肉在 −18 ℃的环境中处理和保存，大量细菌、病虫被冻死或受到抑制，因此比较卫生。但在冻结过程中，部分细胞破裂，而在解冻时，有部分汁液流失，其营养成分的损失可达 5% 左右，因而色、香、味不如鲜肉。但其在储备、调节市场和提供加工原料中仍起着不可或缺的作用。

（3）鲜禽肉

禽类经宰杀后，禽肉会经过僵直、成熟、自溶、腐败 4 个阶段的变化，因其肌肉中结缔组织含量少，禽肉的僵直、成熟期较畜肉短，所以禽肉比畜肉更易腐败变质。造成禽类体表污染的细菌主要是假单胞菌，它可在适宜条件下大量繁殖，使肉发臭、发黏。鲜禽肉的感官鉴定标准见表 6–3。

表 6–3　　鲜禽肉的感官鉴定标准

指标	新鲜肉	次鲜肉	变质肉
眼球	眼球饱满	眼球皱缩凹陷，晶体稍浑浊	眼球干缩凹陷，晶体浑浊
色泽	皮肤有光泽，可呈淡黄、淡红、灰白或灰黑色，肌肉切面有光泽	皮肤色泽转暗，肌肉切面有光泽	体表无光泽，头颈部常带暗褐色，肌肉松软且呈暗红色、淡绿色或灰色
黏度	外表微干或湿润，不黏手	外表干燥或黏手，新切面湿润	外表干燥或黏手，新切面发黏
弹性	指压后凹陷立即恢复	指压后凹陷恢复慢且不能完全恢复	指压后凹陷不能恢复，留有明显压痕
气味	具有禽肉固有香味	腹腔内有轻度腥臭异味	体表和腹腔均有腥臭异味
肉汤	透明清澈，脂肪团浮于表面，具有特有香味	稍显浑浊，脂肪小滴浮于表面，香味差	浑浊，有白色或黄色絮状物并有腥臭味

（4）冻禽肉

1）新鲜冻禽肉。新鲜冻禽肉解冻前，母禽或较肥的禽皮色乳黄，公禽、幼禽、瘦禽皮色微红。解冻后，除母禽和较肥的禽能保持原来的色泽外，其他禽的皮色均由微红变为黄白，切面干燥，肌肉微红，一般可以食用。

2）变质冻禽肉。变质冻禽肉冷冻前已经变质或解冻后因保存不当引起变质，其外表呈灰白色，发黏并有异味。严重变质时，禽皮呈青灰色且发黏，肉质松软，无弹性，不能食用。

（5）肉制品

肉制品包括香肠、火腿、咸肉、肉松等，它们各具风味，可以保存较长时间。

除肉松外，其余肉制品均须以优质肉为原料，制作过程中应避免细菌污染。熏肉、火腿、烟熏香肠和叉烧肉等在制作过程中直接接触烟火或烟，应注意尽量减少多环芳烃的污染和危害。腌肉时，应限制硝酸盐或亚硝酸盐用量。

二、乳类及其制品的卫生

乳类食品营养丰富，蛋白质含量高，易于消化吸收。随着人们生活水平的提高，乳类已成为人们日常生活中的重要食品，更是婴幼儿、老年人和病人不可缺少的食品。然而乳类一旦受到微生物污染，很容易发生腐败变质，给消费者的健康造成严重影响。

1. 乳类的卫生问题

乳类的卫生问题主要是微生物的污染问题。此外，奶牛饲料也容易受到来自环境的金属毒物和放射性物质的污染，以及霉菌和霉菌毒素的污染，从而对奶造成污染。牛奶的掺假，如掺水、掺米浆、掺尿素等，既降低了牛奶的质量，又会造成有毒物质的污染，应引起足够重视。

刚挤出的奶含有能抑制细菌生长的抗菌物质，其抑菌作用时间与奶中菌数和存放时间有关。菌数少，温度低，则抑菌作用的时间长。例如，抑菌作用在 0 ℃下可保持 48 小时，10 ℃下可保持 24 小时，25 ℃下可保持 6 小时。奶被微生物污染后，在适宜的条件下，微生物可大量繁殖，引起奶的腐败变质。挤奶前的污染，主要是指动物本身的致病菌通过乳腺进入奶中，使奶受到污染。挤奶后，奶更容易被细菌污染，挤奶器、挤奶工的手、畜舍内的灰尘和其他不洁用具等都可造成污染。

2. 乳类及其制品的质量鉴定

（1）生乳

合格生乳呈乳白色或微黄色，具有乳固有的香味，无异味，为均匀一致的液体，

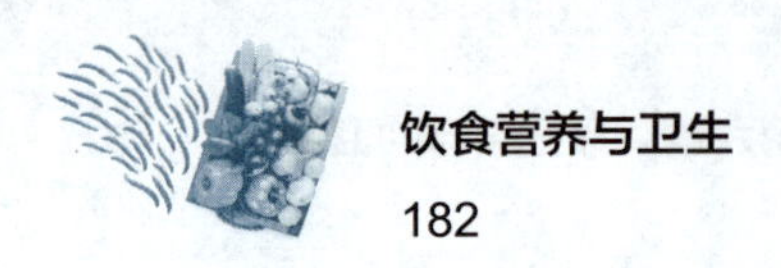

无凝块、无沉淀、无正常视力可见异物，蛋白质含量、脂肪含量、相对密度、杂质度及酸度等理化指标，以及污染物限量、微生物限量、真菌毒素限量、农药残留限量和兽药残留限量等应符合有关食品安全国家标准。

（2）发酵乳

合格发酵乳色泽均匀一致，呈乳白色或微黄色，具有发酵乳特有的滋味、气味，组织细腻、均匀，允许有少量乳清析出，蛋白质含量、脂肪含量、酸度等理化指标，以及污染物限量、微生物限量、真菌毒素限量、乳酸菌数等应符合有关食品安全国家标准。

（3）加糖炼乳

加糖炼乳是以生乳和（或）乳制品、食糖为原料制成的一种黏稠状乳制品。加糖炼乳中含有一定量的蔗糖。由于加糖后渗透压增大，所以成品可以保存较长时间。合格加糖炼乳呈均匀一致的乳白色或乳黄色，有光泽，具有乳的香味，甜味纯正，组织细腻，质地均匀，黏度适中，蔗糖含量、蛋白质含量、脂肪含量、乳固体含量、酸度等理化指标，以及污染物限量、微生物限量、真菌毒素限量等应符合有关食品安全国家标准。

（4）淡炼乳

淡炼乳是以生乳和（或）乳制品为原料制成的一种黏稠状乳制品。合格淡炼乳呈均匀一致的乳白色或乳黄色，有光泽，具有乳的滋味和气味，组织细腻，质地均匀，黏度适中，蛋白质含量、脂肪含量、乳固体含量、酸度等理化指标，以及污染物限量、微生物限量、真菌毒素限量等应符合有关食品安全国家标准。

（5）乳粉

乳粉是用生乳经杀菌、浓缩、干燥制成的粉状制品，乳粉包括全脂乳粉、脱脂乳粉和调制乳粉等。合格乳粉（不含调制乳粉）呈均匀一致的乳黄色，具有纯正的乳香味，为干燥均匀的粉末，蛋白质含量、脂肪含量、复原乳酸度、杂质度等理化指标，以及污染物限量、微生物限量、真菌毒素限量等应符合有关食品安全国家标准。

（6）干酪

干酪是原料乳或乳制品经乳酸菌发酵或加酶使其凝固，再将凝块进行加工、定型和发酵而制成的一种乳制品。干酪含丰富的蛋白质、脂肪、钙、硫及多种维生素。干酪在制作和成熟过程中，发生了复杂的生化反应，使不溶性蛋白质转化为可溶性蛋白质，乳糖转变为乳酸。这些变化使其风味独特，并提高了消化率。

合格干酪具有该类产品正常的色泽、特有的滋味和气味，以及应有的组织状态，污染物限量、微生物限量、真菌毒素限量等应符合有关食品安全国家标准。

（7）奶油

奶油是指以乳和（或）稀奶油为原料，经加工制成的脂肪含量不小于 80% 的乳制品。合格奶油呈均匀一致的乳白色、乳黄色或相应辅料应有的色泽；具有奶油或相应辅料应有的滋味和气味，无异味；均匀一致，允许有相应辅料的沉淀物，无正常视力可见异物；脂肪含量、酸度、非脂乳固体含量等理化指标，以及污染物限量、微生物限量、真菌毒素限量等应符合有关食品安全国家标准。

3. 乳类的卫生要求

（1）挤奶卫生和奶的净化

挤奶前应将奶桶和滤布消毒（用蒸汽蒸或用过氧乙酸浸泡）。使用挤奶机挤奶时，要严格遵守卫生要求，挤奶后要将管道、挤奶机彻底洗刷消毒。挤奶前牛舍要通风、清洁并冲洗地面，要刷牛身。用 0.1% 高锰酸钾溶液或含 0.5% 漂白粉的温水对牛下腹、乳房消毒。挤奶工要用肥皂水洗手至肘部，穿戴好工作衣帽及口罩再挤奶。挤出的奶要及时过滤，除去杂质及部分微生物，并及时将奶冷却至 8 ℃左右，以延长乳中抑菌物质的作用时间。

（2）奶的杀菌

经过滤冷却的奶应尽快杀菌，目的是杀灭致病菌和繁殖型的微生物。乳类的杀菌方法主要有巴氏杀菌法、煮沸杀菌法、超高温瞬时杀菌法和蒸汽杀菌法等几类。其中巴氏杀菌法主要分为低温长时间杀菌法、高温短时间杀菌法。乳类杀菌方法的比较见表 6–4。

表 6–4　　　　乳类杀菌方法的比较

杀菌方法		特点
巴氏杀菌法	低温长时间杀菌法	将奶加热到 62 ~ 65 ℃并保持 30 分钟
	高温短时间杀菌法	将奶加热到 72 ~ 75 ℃并保持 15 ~ 16 秒，或加热到 80 ~ 85 ℃并保持 10 ~ 15 秒
超高温瞬时杀菌法		将无菌软包装的袋装奶加热到 130 ~ 150 ℃并保持 0.5 ~ 3 秒
煮沸杀菌法		将奶直接加热煮沸。此方法所需设备简单，效果良好，但对奶的理化性质和营养成分影响较大，且煮沸时易产生泡沫，影响效果
蒸汽杀菌法		将奶装瓶加盖后放进蒸汽箱，蒸 10 分钟

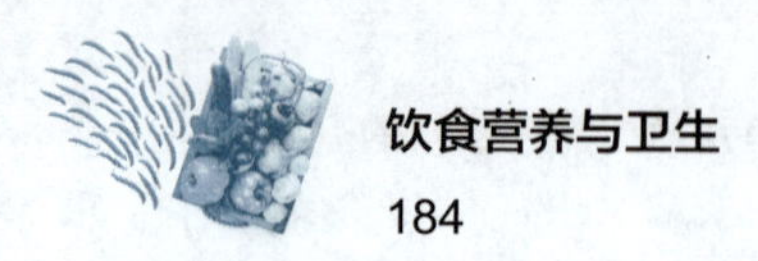

（3）奶的包装、运输和储存卫生

目前常见的奶包装有玻璃瓶、塑料瓶和塑料涂膜夹层纸。奶的运输和储存容器以不锈钢为佳，应做好彻底清洗和消毒工作。夏季送奶时，应有降温设备。瓶装奶出库后，应在 6 小时内送给用户。

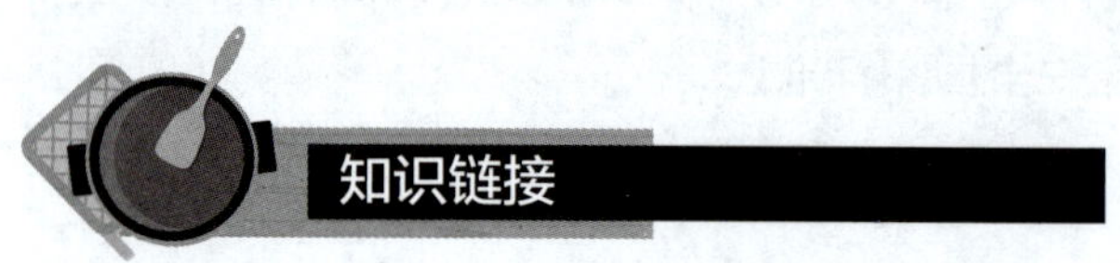

如何鉴别掺假牛奶？

一些不良厂家为了谋取不当利益，在牛奶中掺入水、米汤、淀粉等原料，以次充好。下面介绍几种掺假牛奶的鉴别方法。

1. 掺水牛奶的鉴别

将牛奶慢慢倒入碗中，看其流注的过程。掺水牛奶有细薄感，在碗的边缘流过部分有水样痕迹，同时牛奶的颜色不如正常的白，煮沸时间较长，煮沸时香味也淡。

2. 掺米汤牛奶的鉴别

将牛奶倒入碗中，掺有米汤的牛奶在碗壁上易形成液滴，且液滴隆起度较高。晃碗时，牛奶不易流动，煮沸时容易煳锅且香味较淡。最好是取几毫升牛奶，滴入几滴碘酒并摇匀。如果出现蓝色或紫色，说明掺有米汤。

3. 掺淀粉牛奶的鉴别

将牛奶倒入碗中，掺有淀粉的牛奶不易流动，且煮沸时容易煳锅。也可用上述加碘酒的方法测试。

4. 掺碳酸钙牛奶的鉴别

掺有碳酸钙的牛奶质地不均匀，品尝时有苦涩感。

三、蛋类及其制品的卫生

蛋类营养价值很高，价格相对便宜，是人们经常食用的食品。人们常食用的蛋类有鸡蛋、鸭蛋、鹅蛋、鸽子蛋、鹌鹑蛋等，其中以鸡蛋、鸭蛋最为普遍。

1. 鲜蛋

（1）鲜蛋的卫生问题

在储存蛋类时，由于微生物和酶的共同作用，其中的蛋白质会分解，导致蛋黄移位，然后使蛋黄散开，形成散黄蛋。蛋白质继续分解后，蛋黄和蛋清混为一体，形成浑汤蛋。这时蛋白质分解形成硫化物、胺类，使蛋内容物变色并有恶臭。若霉菌侵入蛋壳，会使蛋壳内壁形成黑斑，这样的蛋称为黑斑蛋。

（2）鲜蛋的质量鉴定

可通过感官检验法和灯光透视法来检验鲜蛋质量。

1）感官检验法。感官检验法包括眼看、手摸、耳听和鼻闻四种方法。

①眼看。观察蛋的大小、形状、颜色，看表面是否清洁、长霉、破裂。新鲜蛋蛋壳应完整，颜色正常，略有一点粗糙，蛋壳上有一层霜状物。如果蛋壳颜色变灰或变黑，说明蛋内容物已腐败变质。

②手摸。用手摸蛋的表面，试重量，试重心。如果蛋壳光滑，则一般为孵化蛋。将蛋放在手中，若过轻则说明蛋因存放过久、水分蒸发而为陈蛋，过重则表明蛋为熟蛋或死胎蛋。把蛋翻转几次，若始终为某特定一面朝下，则为贴壳蛋。

③耳听。把蛋与蛋轻轻互相碰击，若发出清脆声则为鲜蛋，哑声则为裂纹蛋。

④鼻闻。用嘴对蛋壳哈一口热气，再用鼻子闻其味。若有臭味则为腐败蛋，若有酸味则为泻黄蛋，若有霉味则为霉蛋，若有青草味或异味则说明蛋与青饲料放在一起或在散发特殊气味的环境中储存过。

2）灯光透视法。蛋壳对光线具有半透性，在暗室中把蛋紧贴在灯口上，向着光看，可以看清内容物，如蛋黄的位置、气室大小、血液等。新鲜蛋微红，蛋黄不可见或稍有阴影，气室小；陈蛋气室增大，蛋黄清晰可见，呈红、黑等异色；腐败蛋的蛋黄呈暗黑色。

新鲜蛋打开后蛋黄凸起、完整并有系带。

（3）鲜蛋的储存卫生

鲜蛋的蛋壳表面有一层黏液，干燥后成薄膜，能保护鲜蛋免受微生物侵害，防止蛋内水分蒸发。所以，取蛋时应轻拿轻放，暂时不用的蛋不要水洗。鲜蛋蛋清中有杀菌物质，具有一定的杀菌作用，其效力在 37 ℃下可保持 6 小时。

鲜蛋适宜的储存温度为 1 ~ 5 ℃，相对湿度为 85% ~ 97%，一般可储存 5 个月。鲜蛋自冷库取出后，应先在预暖室预暖一段时间，以免蛋壳表面凝结水滴，滋生微生物。若无冷藏条件，可将蛋短期存放在木屑或谷糠中，并定期翻动，防止因久藏引起霉变。

常见的鲜蛋储存方法如下：

1）水玻璃液储存法。水玻璃液（又称泡花碱液）的主要成分为硅酸钠与硅酸钾的混合物，不与蛋壳发生反应，能堵塞蛋壳上的气孔，防止水分的蒸发和细菌的侵入。

2）液体石蜡涂膜法。选取合格的鲜蛋涂蜡后，蛋内外基本隔绝，微生物不能侵入。将蛋直立放在塑料箱内，保持相对湿度 80%、温度 10 ℃，鲜蛋可存放 8 个月，蛋完好率可达 90%。

3）石灰水储存法。可将生石灰溶于水，取冷却后澄清的石灰水储存鲜蛋。此方法的原理是利用蛋内呼出的二氧化碳与石灰水中的氢氧化钙反应生成碳酸钙，这些细小的碳酸钙颗粒沉积在蛋壳表面，将气孔堵住。气孔被堵住后可防止微生物的侵入和蛋内水分的蒸发，又可防止蛋内二氧化碳的呼出，增大蛋内二氧化碳浓度。这样既可抑制微生物的活动，又可抑制浓厚蛋白的变稀。采用此法时，每 50 kg 水加 1 ~ 15 kg 石灰，容器可用缸或水泥池，温度不要超过 25 ℃。

4）二氧化碳储存法。二氧化碳储存法是将蛋放在充有二氧化碳的仓库中，以抑制细菌的生长，同时可防腐。

2. 蛋制品

使用化学防腐剂处理、干燥处理、冰冻等方法将鲜蛋（去壳或不去壳）加工制成的制品统称蛋制品。蛋制品主要有冰蛋和蛋粉、松花蛋、咸蛋、糟蛋等。

（1）冰蛋和蛋粉

1）冰蛋。将均匀的蛋液经 –30 ~ –25 ℃急冻，再放于 –20 ~ –18 ℃的冷库中，使中心温度达到 –18 ~ –15 ℃，即成冰蛋。正常冰蛋为橙黄色，常温下呈均匀的流体状，无杂质，无异味。

2）蛋粉。将均匀的蛋液以高压喷入 80 ~ 85 ℃恒温室内，经急速脱水即制成蛋粉。正常蛋粉为黄色，呈粉末状，均匀松软，无杂质，溶解性好，无异味。

冰蛋和蛋粉易受沙门菌污染。加工中应选择优质鲜蛋，严禁使用水禽蛋（水禽蛋更容易受沙门菌感染）和变质蛋。制作前要将鲜蛋洗涤干净，在漂白粉溶液中消毒 5 分钟，晒 4 小时，待干后再打蛋。车间工具须经 4% 碱水和清水分别浸泡洗涤，再用蒸汽消毒 10 分钟。

（2）松花蛋

松花蛋又称皮蛋、变蛋、碱蛋或泥蛋。在加工过程中，因加入烧碱而使蛋清凝固变性，并有部分蛋白质分解为微黄或暗黑色透明体。优质松花蛋外壳完整，无霉斑，抛起后落入手掌时有振动感，摇晃时无动荡声。剥开后蛋清呈青褐色、棕褐色或棕黄色，半透明。蛋黄为绿褐色或橘黄色，呈胶体状或全部凝固。其铅含量不可超标。破损的松花蛋不宜食用，应禁止销售。

（3）咸蛋

咸蛋又称腌蛋、盐蛋，一般选用新鲜鸭蛋或鸡蛋制作。将鲜蛋放在饱和盐水中浸泡或以混有盐的黏土包裹，腌一个月后煮熟即可食用，保存期为 2 ~ 4 个月。咸蛋经灯光透视，蛋黄应呈鲜红色，圆如球形，靠一边，浓缩且质地硬。咸蛋煮熟后蛋白嫩，蛋黄食用时有细砂感，富有油脂，清香适口。咸蛋若无腥臭味，未出现腐败变质现象，均可食用。禁止食用蛋清、蛋黄全部发黑或全部呈水样的咸蛋。

（4）糟蛋

糟蛋是将鲜蛋放入醋中泡软外壳后埋入酒糟中存放约 2 个月制成的蛋制品。酒糟中的醇类使蛋清和蛋黄变性，而酒糟中的醋酸使蛋壳中的钙渗入蛋中，其钙含量可比鲜蛋高出 40 多倍。

想一想　刚产下的禽蛋一般比较脏，是否要先水洗再储存？

四、水产品的卫生

水产品含水量多，适宜细菌的生长繁殖。水产品体内的酶活性强，不饱和脂肪酸含量高，所以，更容易发生腐败变质。另外，水产品还能传染某些人与水产品共患疾病，有些自身含有毒素，所以，必须注意水产品的卫生问题。

1. 水产品的卫生问题

（1）微生物和寄生虫污染

常见的污染水产品的微生物有假单胞菌属、无色杆菌属、产碱杆菌属等。鱼体离水后，在组织中的蛋白酶作用下，组织变软失去弹性，为上述微生物的生长繁殖提供了有利条件，使鱼体发生腐败变质。

我国常见的水产品寄生虫主要有肝吸虫和肺吸虫两种。肝吸虫多寄生在淡水鱼体内，而肺吸虫多寄生在蟹体内。感染肺吸虫可引起慢性肺炎，病人有咳嗽、血痰、支气管炎等症状。感染此类寄生虫病的主要原因是食用了加热时间不长或温度不够的水产品。

（2）化学物质污染

水产品的化学物质污染主要来自水域中的重金属、有机农药及放养环境中的药物残留。而不少的水产品对化学物质有富集作用，这些化学物质通过食物链进入人体，对人的健康造成不利影响。

（3）毒素

有些水产品本身含有某种天然有毒成分，或在储存过程中由于处理不当形成毒素，被人食用后都可引起中毒。例如，河豚体内的河鲀毒素是自然界中毒性最强的非蛋白神经毒素。该毒素对热稳定，220 ℃以上才可分解。

又如，当某些青皮红肉鱼（如鲐鱼、金枪鱼、马鲛鱼）等鱼类不新鲜或腐败时，鱼体中便会产生组胺。当组胺积蓄至一定量时，人类食后便可引起中毒。

2. 水产品的质量鉴定

（1）鱼类

鲜鱼眼球饱满，角膜透明，腮色鲜红，腮丝清晰，肌肉有弹性，肌肉横断面有光

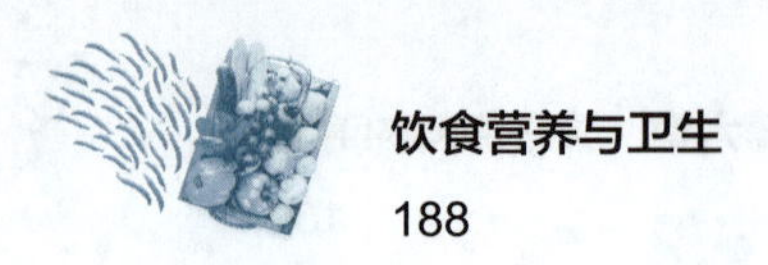

泽，体表有透明黏液且有光泽，鱼鳞紧贴完整，腹部完整不膨胀，无异味。

不新鲜鱼眼球塌陷，角膜浑浊。腮呈褐色至灰白色，有浑浊黏液，有异味。肌肉松软无弹性，易与骨刺分离。体表黏液污秽，鳞无光泽且易脱落。腹部不完整，膨胀破裂或变软凹下。

（2）虾类

鲜虾体形完整，外壳有光泽，半透明。体表洁净，触之有干燥感。肉质紧密，有弹性。头胸节与腹节紧连，甲壳紧密附着虾体，气味正常。

不新鲜虾外壳失去光泽，浑浊。体表有黏液，触之有滑腻感。肉质柔软，无弹性。甲壳和虾体分离，从头部起逐渐发红，头脚易脱落，有氨臭味。

（3）蟹类

鲜蟹蟹壳纹理清楚，肉质紧实，气味正常。用手指夹持其腹背，两面平置，蟹脚伸直不下垂。

不新鲜蟹蟹壳纹理不清，蟹脚下垂并易脱落，体轻，有异味。

（4）贝类

鲜贝体大肉肥，肉色新鲜有光泽，受刺激时贝壳紧闭，两贝壳相撞时发出实响。

不新鲜的贝肉色暗淡，贝壳易张开，两贝壳破缺或相撞时发出空响，壳揭开后其内水较浑浊且略带微黄色。

3. 水产品的保鲜

（1）鱼的保鲜

日常生活中通常采用低温储存或盐腌的方法来抑制鱼体内酶的作用和微生物的生长繁殖，达到延缓僵直和自溶的目的。

1）冷却。常见的有冰鲜法、冰盐混合法和海水冷却法。采用冰鲜法时，要将鲜鱼放在包装容器或冰箱内，一层鱼，一层冰，然后密封或包装起来。冰可将新鲜鱼的体温降低到 -1 ℃左右，鱼一般可保存 5 ~ 14 天。

2）冷冻、冷藏。将鲜鱼清洗后，装在铁盘内，在 -25 ℃以下速冻 18 ~ 24 小时，然后储存在 -20 ~ -15 ℃的冷库中，相对湿度维持在 80% 左右，鱼可保存半年以上。冻结前应避免鱼体损伤，并用低于 20 ℃的水冲洗和漂洗，在 0 ~ 5 ℃预冷后低温快速冻结。

3）盐腌。一般盐腌的用盐比例在三四月份时不应低于 15%，随着温度的升高可逐步增大用盐量，但比例不应超过 25%。有毒的鱼类应及时挑出，专箱存放，进行特殊处理。

（2）虾的保鲜

虾冷藏前要剪去虾须。冷藏时，容器里先放一层水，再撒一层盐，中心放一块冰块，然后将虾围绕冰块直立摆 3 层，上面再盖一层冰，最后用麻袋或草袋封口。小虾直接与碎冰放在一起即可。

（3）蟹的保鲜

活蟹可放在篓或篮中，蟹腹朝下，一个接一个紧密排好，最好用冰水冰一次，以限制其活动，防止其消瘦。

想一想 水产品主要涉及的卫生问题是什么？

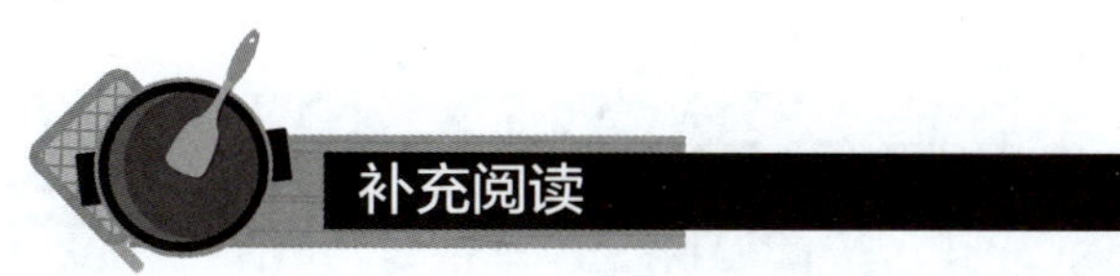

醉蟹、醉虾、生鱼要少吃

有的人喜欢吃醉蟹、醉虾，有的人将鱼洗净后切成鱼片生吃，有的人吃“生鱼粥”，有的人只用开水浸泡鱼肉后半生吃，还有人在野餐时吃没烤熟的鱼、虾等，这些生吃或半生吃水产品的饮食习惯很危险，容易使人患上多种寄生虫病。例如，生吃淡水鱼易患肝吸虫病。肝吸虫的虫卵常在鲤鱼、青鱼、鲫鱼、大头鱼等淡水鱼类的鱼鳞、皮肤、肌肉中发育成囊蚴。人生吃此类鱼后，肝吸虫幼虫会在食用者的体内脱去外囊，并逐渐发育为成虫，这些成虫可在人体的胆管和胆囊内存活 30 年之久。

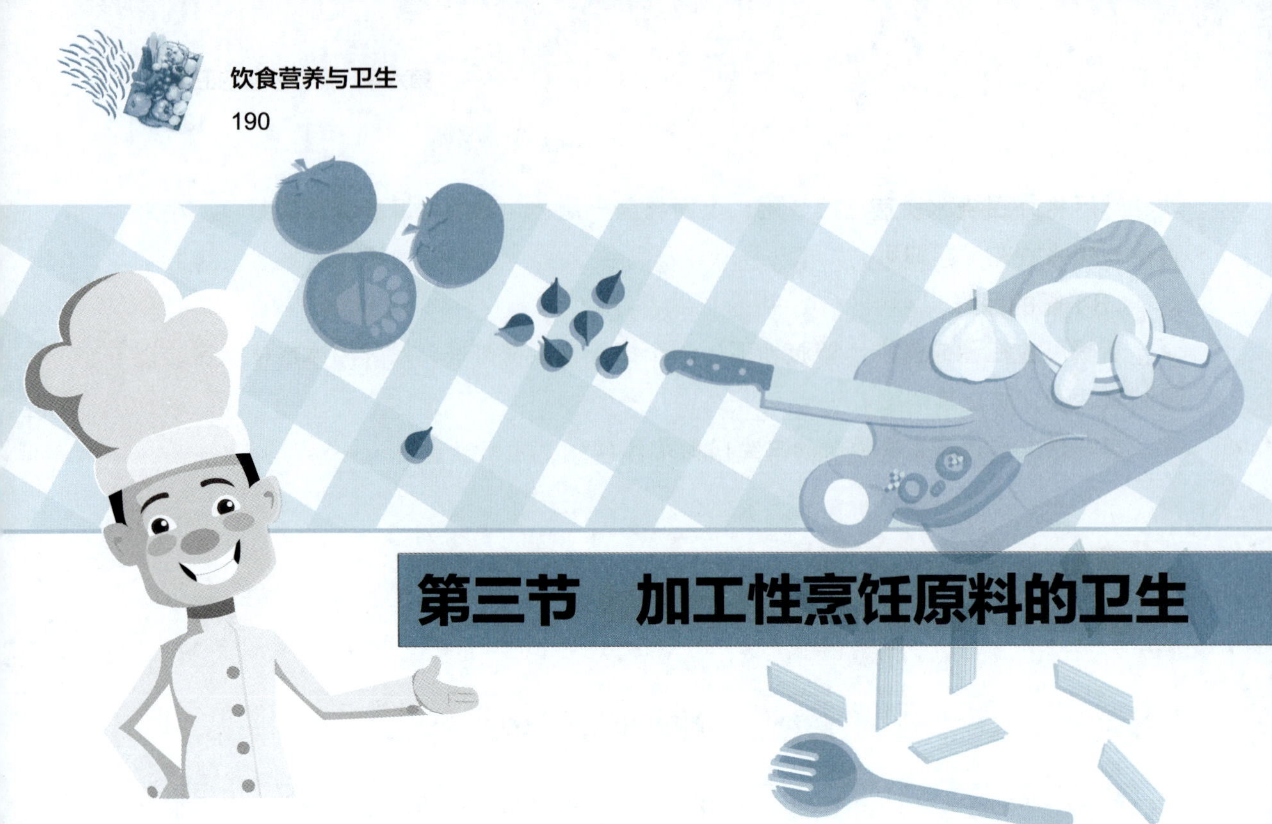

第三节　加工性烹饪原料的卫生

常见的加工性烹饪原料有油脂类、糕点、冷饮食品、罐头食品、调味品和酒类等，它们在烹饪中常用于制作各类菜肴或点心，所以加工性烹饪原料的卫生问题也需要加以注意。

一、食用油脂的卫生

常用的动物油脂有猪油、牛油、羊油、奶油等，常用的植物油脂有花生油、大豆油、菜籽油、棉籽油等。油脂是烹饪和食品工业的重要原料。

1. 油脂的卫生问题

油脂的卫生问题主要是污染产生的毒性作用和储存过程中产生的酸败。油脂的卫生问题主要是由霉菌毒素、多环芳烃、芥子苷、棉酚、高温加热等造成的。

2. 油脂酸败及其预防

（1）油脂酸败的原因

油脂酸败的原因有两方面：一是油脂中存在的动植物组织残渣和微生物中的酶发生酶解，使甘油三酯分解成甘油和脂肪酸，油脂酸度增高并在此基础上进一步氧化；二是油脂在氧气、紫外线、水等外界因素作用下生成脂肪酸，尤其是不饱和脂肪酸自身会发生氧化。铜、铁、锰等金属离子可催化油脂的氧化过程。油脂的自身氧化是引起油脂酸败的主要原因。

（2）油脂酸败的危害

1）感官性状发生变化。油脂酸败产生的醛、酮、过氧化物等有害物质使油脂带有令人不愉快的气味和味道，即所谓的哈喇味儿。

2）营养物质被破坏，导致食用价值降低。食用油脂中的亚油酸、维生素 A、维生素 D 在油脂酸败过程中可因氧化遭到破坏。

3）危害人体健康。油脂酸败产物对人体的酶系统有明显破坏作用，影响体内正常代谢，危害人体健康，甚至引发食物中毒。

（3）防止油脂酸败的措施

1）从加工工艺上确保油脂纯度。在加工过程中，油脂应尽量提高纯度，减少动植物组织残渣的存在，限制水分含量，避免微生物污染。

2）采用正确的储存方法。油脂适宜的储存条件是密封、隔氧、避光、低温。另外，储存油脂的容器不应含有铁、铜、铅等成分。

3）添加抗氧化剂。添加油脂抗氧化剂是防止食用油脂酸败的重要措施。我国常用的抗氧化剂有丁基羟基茴香醚（BHA）、二丁基羟基甲苯（BHT）、没食子酸丙酯（PG）。维生素 E 对热稳定，与 BHA、BHT 一起使用效果更好。维生素 E 在动物油脂中的添加比例为 0.001% ~ 0.5%，在植物油脂中的添加比例为 0.03% ~ 0.07%。

3. 高温加热油脂的毒性及其预防

（1）高温加热油脂的毒性

1）感官性状变化。高温加热油脂可使油脂感官性状发生变化，如油脂颜色变深变黑、油脂变黏稠等。

2）营养价值降低。高温加热油脂可使油脂中必需脂肪酸和脂溶性维生素遭到破坏，油脂的吸收率降低，其营养价值也随之降低。

3）产生有害气体。油脂高温加热时，甘油和脂肪酸经脱水生成丙烯醛、低分子碳氢化合物。这些物质有强烈刺激性臭味，随油烟一起挥发时给人体带来危害。

4）产生大分子聚合物。高温加热尤其是反复循环加热油脂，油脂中不饱和脂肪酸可发生聚合作用，形成二聚体、三聚体等聚合物和多环芳烃化合物，其毒性较强，可使动物生长停滞，肝脏肿大，生育功能和肝功能发生障碍，还可能有致癌作用，此外还会阻碍食物中其他营养成分的吸收。

（2）预防高温加热油脂毒性的措施

1）选用烟点较高的油脂。精炼过的植物油脂烟点都较高，约为 230 ℃，可避免丙烯醛、低分子碳氢化合物对人体黏膜的强刺激作用。

2）油炸、油煎温度不宜超过 190 ℃。油温低于 190 ℃时，油脂几乎不产生聚合物。

3）减少反复使用次数，随时添加新油，并注意清除漂浮的食物碎屑和底部沉渣，以防止聚合物大量生成。

4. 油脂的质量鉴定

（1）植物油脂的质量鉴定

1）颜色。正常植物油脂一般为黄色，但颜色有浅有深。花生油为淡黄色至橙黄色，大豆油为黄色至橙黄色，菜籽油为黄色至棕色，精炼棉籽油为棕黄色或棕色。

2）气味。冷榨油无味，热榨油有各自的特殊气味。例如，花生油有花生香味，芝麻油有芝麻香味。油料发霉、炒焦后制成的油带有霉味、焦味，所以优质油脂应无焦臭味、霉味、哈喇味儿。浸出油脂若带有汽油味，不得销售和食用。

3）味道。取油样滴在舌尖上以辨别油的味道，正常植物油脂不带任何异味，无苦、辣、刺激味。用发霉油料制成的油带苦味，酸败油脂带有酸、苦、辣味。

4）透明度。正常植物油脂是透明状液体，无沉淀，不浑浊（花生油等凝固点较高的植物油脂在气温略低时会变得浑浊，呈固态或半固态，是正常现象）。透明度越高，油脂质量越好。油脂中若含有较多的磷脂、蜡质、水分及酸败产物，会影响油脂透明度，油脂会浑浊、出现沉淀并且容易酸败。

5）其他。植物油脂的理化指标较多，在此不详细介绍。植物油脂的污染物限量、真菌毒素限量、农药残留限量等应符合有关食品安全国家标准。

（2）动物油脂的质量鉴定

正常动物油脂为白色或微黄色，有固有的气味、味道，无焦味、哈喇味儿。

二、糕点、冷饮食品及罐头食品的卫生

1. 糕点

糕点多以面粉、油脂、食糖、乳及乳制品、蛋及蛋制品、干果、果脯及食品添加剂等为原料，营养丰富，适宜细菌生长。糕点一旦受到细菌污染，很容易造成食物中毒。

糕点原料中的乳、蛋极易受致病菌的污染，所以，原料加工前应经巴氏杀菌或煮沸杀菌。不可使用霉变、受潮结块、生虫的面粉以及有腐败气味的油脂。食品添加剂的使用应严格遵守国家的有关规定，严格控制各种食品添加剂的质量、规格、使用范围和用量。储存糕点时要防止糕点生虫、霉变和脂肪酸败，应保持环境清洁卫生、干燥、通风，并具有防鼠、防蝇设备。

2. 冷饮食品

（1）冷饮食品的卫生问题

冷饮食品使用的原料主要有水、甜味剂、乳类、蛋类、果蔬原汁或浓缩汁、食用油脂、食品添加剂和二氧化碳等。冷饮食品的配料、制作、包装及销售等各个环节都可能受到微生物的污染，成为肠道传染疾病的传播途径。此外，一些冷饮食品含酸量较高，当与金属容器或管道接触时，又可溶解一些有害的金属元素。

（2）冷饮食品的卫生要求

合格冷饮食品具有产品应有的正常色泽；无异嗅，无异味；具有产品应有的状态，无正常视力可见外来异物；污染物限量、微生物限量等应符合有关食品安全国家标准。同时，在配料、制作、包装、销售、储存及运输等各个环节也要符合相关卫生要求。

1）配料卫生。冷饮食品的用水应符合国家生活饮用水质量标准。各种原辅料应符合国家有关的卫生标准，不得使用变质、有虫害及危害人体健康的原辅料。碳酸饮料使用的二氧化碳须经净化系统处理，纯度应大于 99% 且不允许含有无机盐等杂质。各种食品添加剂在使用范围和剂量上均应符合国家有关规定。

2）制作卫生。将原料制成半成品后，应立即加热熬料，在 85 ~ 90 ℃时加热 15 分钟杀菌。熬料后应密闭，在 4 小时内降温至 20 ℃以下。生产冷饮食品所用的容器、工具、管道、设备等在生产前后都要彻底洗刷干净，使用前进行热力消毒或用消毒剂消毒。使用的包装纸应经高压蒸汽消毒。操作人员在加工过程中，应严格执行洗手、消毒制度。

3）储存、运输卫生。冷饮食品在储存、运输过程中，应防止日晒雨淋，不得与有毒或有异味的物品混储、混运。运输车辆应清洁、卫生，搬运时注意轻拿轻放，避免碰撞。冷饮食品应在阴凉、干燥、通风的仓库中储存，禁止露天堆放。冷饮食品在储存期间还应定期检查，以保证质量。

3. 罐头食品

优质罐头食品外壳光洁，无锈斑，无损伤、裂缝及漏气膨胀现象，接合处焊锡完整均匀。罐头食品可不经烹调直接食用，所以，它对卫生质量有严格的要求。

（1）罐头食品的卫生问题

1）微生物污染。一般在加工过程中由于杀菌不彻底，使部分耐热的芽孢杆菌残留，或因密封不严，致使外界微生物重新侵入。微生物污染易致罐头出现平酸腐败。平酸腐败是指由能分解碳水化合物的平酸菌污染罐头内容物而发生的一种腐败变质，表现为产酸而不产生气体，罐头内容物酸度增加，却不发生胖听现象。凝结芽孢杆菌多造成酸性罐头发生平酸腐败。罐头只要出现酸败就应禁止食用。

2）重金属污染。因罐装酸性内容物腐蚀金属罐壁，使焊缝处材料中的锡、铅溶入食品，引起中毒。

3）发色剂添加过量。肉类罐头中加入硝酸钠和亚硝酸钠，可使肉色鲜红，并有防腐、抑制肉毒梭菌的作用，但添加过量也易造成中毒及致癌。

4）漏气。将罐头放于86±1 ℃的水中，观察1～2分钟，若发现有小气泡不断上升，则表明漏气。如确认为漏气应销毁。

5）胖听。胖听是指罐头的底、盖其一凸起或底、盖均凸起的现象，可分为物理性胖听、化学性胖听和生物性胖听3类，具体见表6-5。

表6-5　罐头食品胖听

类型	发生原因	处理方法
物理性胖听	装罐量过多 真空度太低 外界气温与气压变化	发生物理性胖听时，通常一批罐头均发生膨胀。可进行37 ℃下的7天保温试验，若胖听消失，则为物理性胖听，此时可以食用
化学性胖听	多见于用樱桃、杨梅、草莓等酸性较强的水果制作的罐头，主要因酸性内容物腐蚀金属罐壁产生大量氢气引起，也有因内容物发生美拉德反应或抗坏血酸的分解而产生大量二氧化碳引起	若罐头无裂损，可按正常罐头限期出售
生物性胖听	杀菌不彻底 罐内微生物大量繁殖产生气体	此类罐头应禁止食用

6）瘪罐。瘪罐一般为真空度过高、装罐量不足或机械碰撞所致，此类罐头可以食用。

（2）罐头食品的储存卫生

罐头食品应置于通风、阴凉、干燥处，温度宜在20 ℃以下，以1～4 ℃为最佳，相对湿度以70%～75%为宜。罐头的保质期一般自生产之日起计算，铁皮罐头保质期为一年，玻璃罐头保质期为半年。

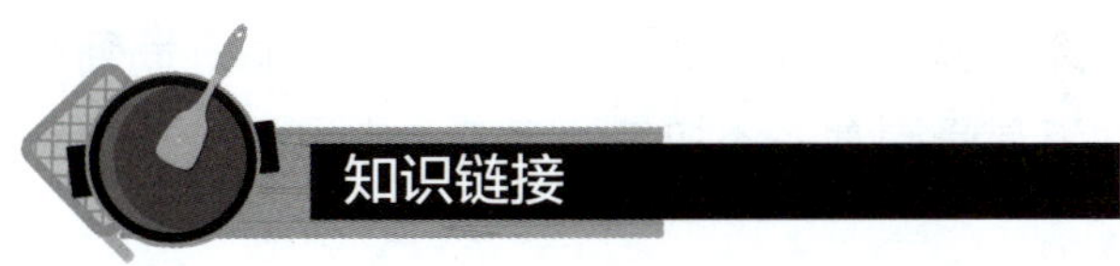

罐头食品的生产卫生

罐头的生产工艺流程一般为原料加工和调配、装罐、排气、封口、杀菌、冷却、保温试验、外观检验及入库储藏。在生产过程中主要应注意以下几方面的卫生问题：

1. 原料的卫生

用于制作各类罐头的原料及辅料应新鲜、质优、清洁、无污染，禁止使用质次或变质原料。

2. 罐头容器的卫生

生产罐头容器的材质、助剂以及罐内层用的涂料和罐头盖用的胶圈，必须符合国家卫生要求，应有良好的密封性，无毒，耐腐蚀，热稳定性好。软罐头使用的复合塑料薄膜袋应无分层现象。

3. 装罐、排气和封口环节的卫生

经加工处理后的原料或半成品应立即装罐。装罐时应严格执行工艺规程的要求，按规定控制装罐量并留有顶隙。软罐头应保持封口区的清洁，以免在杀菌、冷却时发生凸起、爆裂和瘪罐。

4. 杀菌和冷却环节的卫生

为了杀死病原微生物及阻止腐败菌的繁殖，罐头密封后应及时杀菌。杀菌的温度、时间必须严格按照规定的要求进行，并做好记录。

想一想　罐头食品出现瘪罐现象一律不可以食用吗？为什么？

三、调味品的卫生

调味品包括咸味剂、甜味剂、酸味剂、鲜味剂及辛香剂等。这里重点介绍酱油、酱、食醋、味精和食盐的卫生。

1. 酱油

（1）酱油的卫生问题

酱油主要的卫生问题是微生物的污染。在酱油的生产过程中，如果卫生条件差，酱油不但容易受大量腐败菌污染，而且还易受到大肠杆菌、沙门菌、痢疾杆菌等致病菌的污染。在夏秋季节，如果保存不当，酱油还容易受到产膜酵母的污染，在酱油表

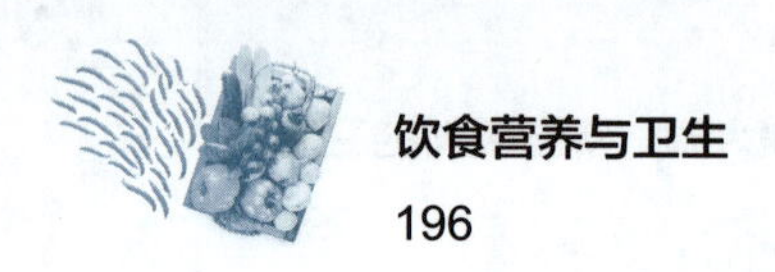

面长出一层白膜。此外，如果发酵菌种含有杂菌，如黄曲霉菌，则会使产品中带有黄曲霉毒素 B_1。除了微生物污染外，酱油还易受到食品添加剂的污染（常见的是防腐剂和着色剂）。

为了减少酱油中微生物的污染，一般要求酱油中食盐含量占 18% ~ 20%，以达到抑菌目的。生酱油不能直接食用，必须采用巴氏杀菌法杀菌后才可食用，并应防止再次被污染。对酱油中的发酵菌种应经常监测，以防止杂菌污染产生毒素。防腐剂和着色剂都应适量添加，不能过量。

（2）酱油的卫生要求

合格酱油具有产品应有的色泽、滋味和气味，无异味，不混浊，无正常视力可见外来异物，无霉花浮膜，每 100 mL 中氨基酸态氮含量不少于 0.4 g，污染物限量、微生物限量、真菌毒素限量等应符合有关食品安全国家标准。

2. 酱

酱也称黄酱或大酱。按制造方法不同，酱可分为天然发酵酱和人工发酵酱；按原料不同，酱可分为黄豆酱、蚕豆酱、甜面酱和虾酱等。酱的卫生问题基本与酱油相同。

合格酱无异味，无异嗅，无正常视力可见霉斑和外来异物，每 100 g 中氨基酸态氮含量不少于 0.3 g，污染物限量、微生物限量、真菌毒素限量等应符合有关食品安全国家标准。

3. 食醋

食醋按制作方法不同分为普通米醋、熏醋和老陈醋，按原料不同分为米醋、糖醋和水果醋等，其中以米醋和熏醋最为常用。食醋的卫生问题与酱油相同。

合格食醋具有产品应有的色泽、滋味和气味，不涩，无异味，不混浊，可有少量沉淀，无正常视力可见外来异物，每 100 mL 中总酸（以乙酸计）含量不少于 3.5 g，污染物限量、微生物限量、真菌毒素限量等应符合有关食品安全国家标准。我国禁止用冰醋酸兑制食醋，禁止将用其他化学方法生产的化学醋作为食醋。

4. 味精

传统的味精是用天然蛋白质（如面筋）水解生成谷氨酸，再将生成的谷氨酸进行中和而制得。现在普遍采用含碳水化合物的原料进行发酵生产味精或用人工合成方法制取味精。但在生产过程中，使用的盐酸、纯碱、有机硅消泡剂及某些添加剂给产品带来了新的化学性污染。所以，所有的添加剂都必须符合食品安全国家标准。

合格味精为无色至白色，具有特殊的鲜味，无异味，呈结晶状颗粒或粉末状，无正常视力可见外来异物，谷氨酸钠（以干基计）含量不小于 99%，污染物限量、食品添加剂等应符合有关食品安全国家标准。

5. 食盐

一些矿盐、井盐、湖盐中含硫酸（钠）盐较多，使食盐味道不佳，发苦发涩，而且影响人的消化吸收，有碍健康。某些地区所产的食盐中含可溶性钡，长期食用会引起慢性中毒，患者全身麻木刺痛，四肢无力，严重时会出现弛缓性瘫痪。

此外，食盐常因水分含量高而结块，影响生产、储存、运输。我国规定可使用亚铁氰化钾作为抗结剂，该物质被认为是低毒。

合格食盐色白，味咸，无异味，为结晶体，无正常视力可见外来异物，污染物限量、食品添加剂等应符合有关食品安全国家标准。食盐的理化指标比较复杂，在此不一一介绍。

四、酒类的卫生

根据制造方法不同，可将酒类分为发酵酒（酿造酒）、蒸馏酒和配制酒。个别品种的酒类含有少量的营养素，但由于其生产工艺特殊，容易产生某些卫生问题。

1. 酒类的卫生问题

酒类的卫生问题一般涉及甲醇残留、氰化物残留、杂醇油残留、铅污染、锰污染、二氧化硫污染、黄曲霉毒素 B_1 的污染等。

甲醇有一定的毒性，一般存在于蒸馏酒和配制酒中。氰化物有剧毒，主要存在于蒸馏酒中。饮用杂醇油含量高的酒后易头痛及大醉，所以，对酒中杂醇油含量有一定的限制。

铅可在人体内蓄积，主要损害神经系统、造血器官和肾脏。而长期摄入过量的锰可引起慢性中毒。

二氧化硫是一种常用的食品防腐剂，但对人体有一定的副作用，在酒类中的含量不得超标。

如果用霉变粮食酿酒，可能造成黄曲霉毒素 B_1 污染。制作发酵酒过程中容易发生细菌污染。

制酒原料中的农药、3,4－苯并芘等污染物也会进入成品酒中，所以，制酒原料必须符合食品卫生标准。

此外，酒类使用食品添加剂必须符合国家有关标准。

2. 酒类的卫生要求（感官指标方面）

（1）发酵酒

葡萄酒应清亮并具有天然的色泽，不能因细菌或酵母繁殖而致浑浊。黄酒应为浅黄色，澄清，有固有香味。啤酒应透明澄清，无任何沉淀，爽口并稍带有苦味，有固

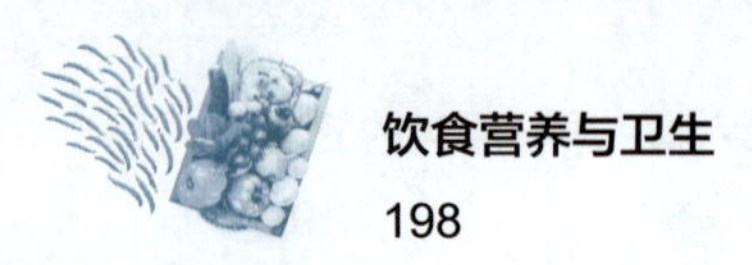

有的香味，无异味，倒入杯中要有密集的泡沫，并能保持一定时间不变。

（2）蒸馏酒和配制酒

蒸馏酒应无色透明，配制酒可有色。二者均应具有本身特有的酒香味，无沉淀、杂质，不浑浊，无异臭、异味及酸、涩等味道。

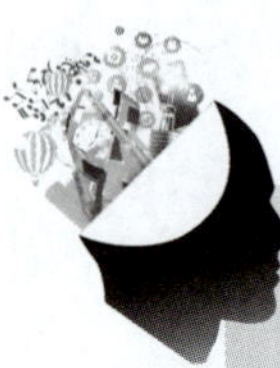

思考与练习

1. 如何利用感官鉴定的方法鉴定肉的新鲜度？
2. 蔬菜、水果、水产品和罐头食品一般存在哪些卫生问题？
3. 常见的乳类杀菌方法有哪些？
4. 粮食类原料主要的卫生问题是什么？
5. 鱼类应如何进行保鲜？
6. 防止油脂酸败的措施有哪些？

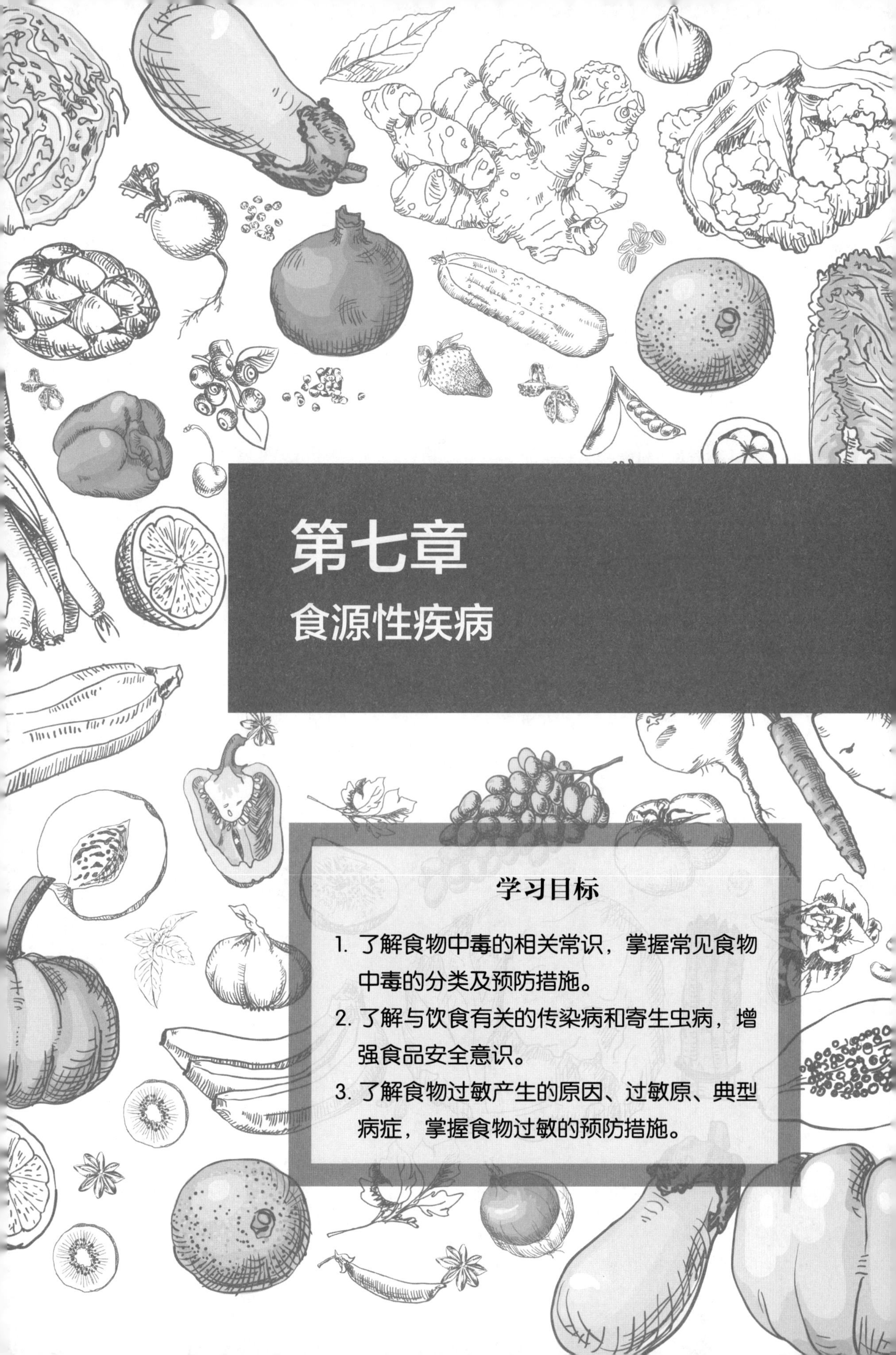

第七章

食源性疾病

学习目标

1. 了解食物中毒的相关常识，掌握常见食物中毒的分类及预防措施。
2. 了解与饮食有关的传染病和寄生虫病，增强食品安全意识。
3. 了解食物过敏产生的原因、过敏原、典型病症，掌握食物过敏的预防措施。

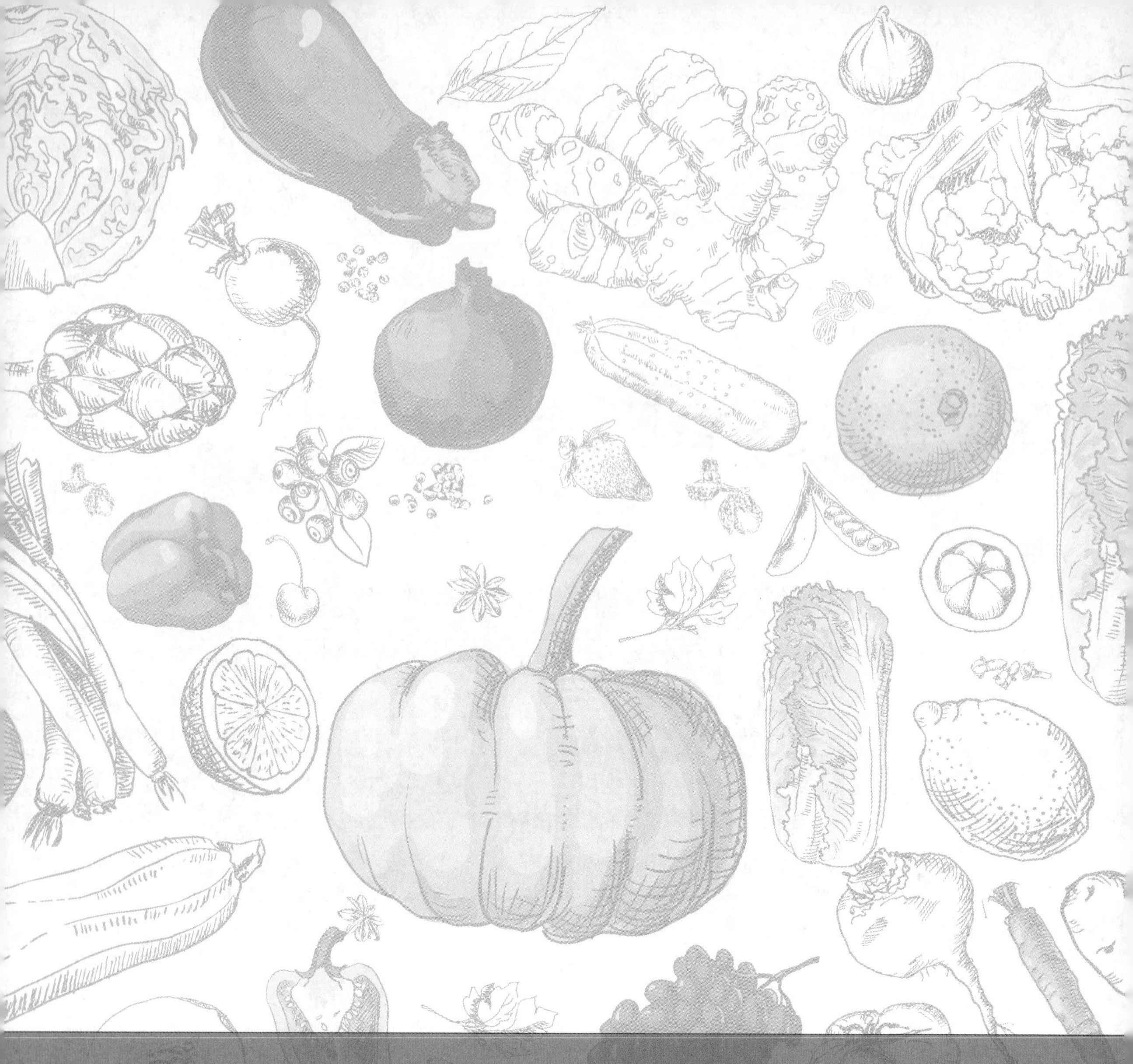

食源性疾病是指食物中的致病因素进入人体引起的食物中毒、传染病、寄生虫病、食物过敏等疾病。食源性疾病的发病率居各类疾病总发病率的前列，是世界上最突出的卫生问题之一。

第一节　食物中毒

在日常生活中，食物中毒现象时有发生。例如，误食变质食物易引起细菌性食物中毒，误食青皮红肉鱼易引起组胺中毒，误食发芽马铃薯易导致龙葵素中毒，发色剂使用过量会导致亚硝酸盐中毒。

一、食物中毒的概念

食物中毒是指食用了含有有毒有害物质的食物或者把有毒有害物质当作食物食用后出现的急性或亚急性疾病。这是一类经常发生的疾病，会对人体健康和生命造成严重损害。

健康人经口吃入可食状态和正常数量的食物后如果发病，这种食物就叫有毒食物。食入非可食状态食物（如未成熟水果等）和暴饮暴食所引起的急性胃肠炎，因食用不净食物而感染的传染病、寄生虫病，本身有肠胃疾病的患者或过敏体质者食用某些食物后发生的疾病，均不属于食物中毒的范畴。不论是一次性还是长期连续食入有毒食物，凡是以慢性毒害为主要特征的疾病都不属于食物中毒。

二、食物中毒的原因

引起食物中毒的原因有很多，主要有以下几类：

一是食品在加工、运输、储存和销售过程中受病原微生物的污染，产生大量的活菌，如沙门菌和变形杆菌等。

二是食品受病原微生物污染后，产生大量毒素（如葡萄球菌肠毒素和肉毒菌毒素等），使食品具有毒性。

三是在生产过程中滥用食品添加剂或使用非食品原料，或食品在生产、加工、运输、储存过程中被有毒化学物质（如农药）污染，达到中毒剂量。

四是食物本身含有有毒物质（如河豚体内的河鲀毒素、发芽马铃薯中的龙葵素等），由于加工或烹饪方法不当未被去除。

五是误食某些外形相似而实际有毒的食物，如毒蕈、毒鱼类等。

三、食物中毒的特点

虽然各类食物中毒的原因不同，症状各异，但一般都具有以下几个特点：

1. 潜伏期短

食物中毒的潜伏期较短，一般为几分钟到几小时。多人同时食入有毒食物后，会在较短时间内同时或先后发病，发病状况比较剧烈。

2. 食物相同

病人在近期同一段时间内都食用过同样的食物，停止食用该食物后病症很快缓解或消除，发病曲线在突然上升之后呈突然下降趋势。

3. 症状相似

所有发病者都有相似的临床表现，如恶心、呕吐、腹痛、腹泻等消化道症状。

4. 无传染性

食物中毒病人对健康人不具有传染性，与健康人之间不直接传染。

5. 季节性明显

夏秋季多发生细菌性食物中毒和有毒动植物食物中毒，冬春季多发生肉毒中毒和亚硝酸盐中毒。

四、食物中毒的分类及预防

食物中毒按致病物质不同，一般可分为细菌性食物中毒、有毒动植物食物中毒、霉菌及霉菌毒素食物中毒、化学性食物中毒四大类。

1. 细菌性食物中毒

细菌性食物中毒是指吃了含有大量活的细菌或细菌毒素的食物而引起的食物中毒。

细菌性食物中毒具有明显的季节性，在食物中毒中最普遍、最常见，相关病例几乎占食物中毒病例总数的90%，它多发生在气温较高的夏秋季节。引起细菌性食物中毒的食物主要有动物性食物（如肉类、鱼类、乳类和蛋类等）和植物性食物（如剩饭、糯米凉糕、豆制品、发酵面食等）。细菌性食物中毒多发生在抵抗力差的人群中，如儿童、老年人和病人。只要及时治疗，一般病程短、恢复快，但肉毒毒素所致的疾病例外。

（1）沙门菌食物中毒

沙门菌是一类分布广、适应力较强的细菌，在 20 ℃以上能大量繁殖，在食盐浓度为 1% ~ 2% 时可正常繁殖，当环境 pH 值在 4.5 以下时其生长受到抑制，在 80 ℃的水中经 5 分钟可被杀灭。沙门菌引起的食物中毒在细菌性食物中毒中最为常见，是预防的重点。

沙门菌食物中毒多由肉类、鱼类、蛋类、乳类等动物性食物引起，每年 7 月至 9 月发病率较高。因沙门菌在肉类中不分解蛋白质，受污染的食物通常没有感官性状上的变化，所以更应引起注意。对于储存时间较久的肉类，即使没有腐败变质，也应注意彻底杀菌。

肉类食物被污染主要有两个途径：一是宰前感染，即家畜、禽类等在宰杀前已患病，带有沙门菌，其中内脏带菌率更高，危险性更大；二是宰后污染，即家畜、禽类等被宰杀后在储存、运输、加工、销售和烹调等环节中被带有沙门菌的水、土壤、天然冰、不洁的容器和炊具、苍蝇、老鼠及人畜粪便等污染。

沙门菌食物中毒潜伏期多为 12 ~ 36 小时，最短 2 小时，最长 72 小时。多表现为急性胃肠炎症状，开始表现为头痛、恶心、发烧、食欲不振，随后出现腹痛、腹泻、呕吐。经对症治疗，一般 2 ~ 3 天可逐渐好转，一周左右恢复正常。除重症外，很少出现死亡。

对沙门菌食物中毒须加强日常监测，通常采取以下预防措施：

1）严禁食用病死家畜、禽肉。

2）严格执行食物分开存放制度。

3）暂不烹调的肉类食物应立即低温储存。

4）加工后的熟肉制品应在 10 ℃以下低温或通风良好处存放，且存放时间不可过长。

5）合理掌握火候，对肉类要充分加热，煮熟煮透。

6）禁止活家畜、家禽进入厨房和切配间。

7）注意厨房环境卫生，整治好排污水系统，防蝇、灭鼠、灭蟑螂，杜绝污染源。

8）教育员工注意个人卫生，尤其是便后和工作前要用肥皂和流动水洗手。

（2）葡萄球菌食物中毒

葡萄球菌在自然界中分布广泛，是化脓性球菌之一。健康人的皮肤、鼻腔、咽腔、

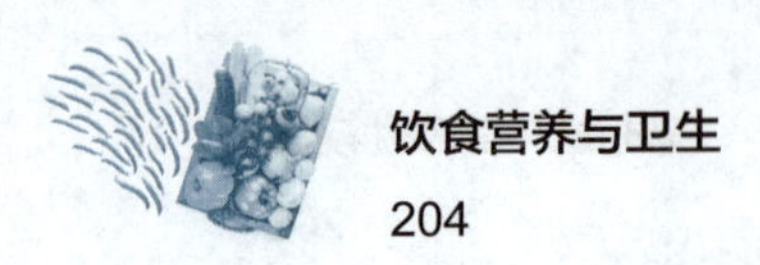

手均可带此菌，它在食物中能产生大量的肠毒素。肠毒素耐热性强，在沸水中煮 2 小时后方能被破坏，故肠毒素在一般烹调加热中不能被完全破坏。

引起这类中毒的食物主要有肉类、水产品类、乳类、剩米饭、糯米凉糕、凉粉和米酒等。

葡萄球菌食物中毒潜伏期最短为 1 小时，一般在 2 ~ 6 小时。中毒的症状主要是恶心、呕吐，唾液分泌增加，胃部不适或疼痛，继而腹泻。患者呕吐比较频繁，多为喷射状。腹泻时大便多为水样便或黏液便。其病程较短，经对症治疗，患者多在 1 ~ 2 天内恢复正常，很少死亡。

葡萄球菌耐热、不耐寒，对此类食物中毒可采取以下预防措施：

1）对患有疮疖、化脓性创伤或皮肤病以及上呼吸道炎症、口腔疾病的患者，应暂时调换工作，并及早治疗。

2）各种易腐食物应在较低温度（5 ℃以下）储存或冷藏。

3）将剩饭剩菜松散开，放在阴凉通风处，避免污染。保存时间尽量缩短在 4 小时以内，且食前必须充分加热。

金黄色葡萄球菌污染

某小学一些学生在该校食堂进食午餐后，先后出现腹痛、腹泻等症状。经当地医院检验，确认食物中毒的人数为 43 人。

经调查和检验，这是一起食堂外购的鱼和肉丸中含有的金黄色葡萄球菌造成的食物中毒事件。

该校食堂未落实卫生部门的整改要求，未取得食品经营许可证擅自供餐。当地卫生部门依照有关规定责令该校食堂停业整改，并处以罚款。

（3）副溶血性弧菌食物中毒

副溶血性弧菌是一种嗜盐弧菌，在海水中广泛分布，我国沿海地区发生副溶血性弧菌食物中毒较多。引起此类中毒的食物主要是海产品，其中以海产鱼类和贝类较为多见，如黄花鱼、带鱼、乌贼、海蜇等。其他食物如熟肉类、禽蛋类及其制品亦可因交叉污染导致食物中毒。副溶血性弧菌食物中毒潜伏期最短为 2 小时，一般多在 10 小时左右，表现为典型的急性胃肠炎症状，腹痛特征为阵发性绞痛。大多数患者经对症治疗，可在 2 ~ 4 天恢复正常。

预防副溶血性弧菌食物中毒可采取下述措施：

1）海产品加工前应用淡水充分冲洗干净，接触海产品的厨具、容器及水池等，用后均应洗刷冲净，避免交叉污染。

2）水产品要以低温冷藏保鲜。因为副溶血性弧菌在 2 ~ 5 ℃时停止生长，在 10 ℃以下时不能繁殖。

3）副溶血性弧菌不耐高温，在 80 ℃的水中经 1 分钟即可杀灭。烹调鱼、虾、蟹和禽畜肉类等动物性食物时一定要蒸熟、煮透，防止外熟里生。

4）利用副溶血性弧菌不耐酸的特点作相应处理。例如，凉拌海蜇时，将海蜇洗切后在食醋中浸泡 10 分钟即可杀灭该细菌。所以，做凉拌菜时加些食醋，既可杀菌又可调味，一举两得。

（4）致病性大肠杆菌和变形杆菌食物中毒

致病性大肠杆菌和变形杆菌在自然界中分布广泛，人和动物对此二类细菌的带菌率都比较高。相关食物主要是动物性食物，如肉类、水产品等，也可能是蔬菜和豆制品等，生活中以熟肉类和凉拌菜引起的此类中毒较为多见。致病性大肠杆菌和变形杆菌食物中毒会引起急性胃肠炎和急性细菌型痢疾。前类患者腹泻，大便呈米泔状，呕吐，腹绞痛；后类患者腹泻，便血，发高烧。

对致病性大肠杆菌和变形杆菌食物中毒的预防措施基本与沙门菌食物中毒相同，但还应特别注意以下几点：

1）防止熟食被带菌厨师和服务员、带菌动物以及厨房的污水和容器污染。

2）制作凉拌菜要有专门的凉菜间，凉菜间外面应有预进间。

3）凉菜间要配备专门的厨师。

4）厨师应先在预进间更衣、洗手后才能进凉菜间操作。

5）切配好的凉菜要直接上席，不能再经过有生肉、生菜和脏碗碟的区域，以防交叉污染。

（5）肉毒梭菌食物中毒

肉毒梭菌食物中毒是由肉毒梭菌及其芽孢随泥土或动物粪便污染食物，在食物中生长繁殖，产生毒性很强的外毒素所引起的。成人摄入 0.01 mg 的该种毒素就会死亡。

引起肉毒梭菌中毒的食物有家庭自制豆酱、臭豆腐、面酱、豆豉等。肉类罐头、腊肉、香肠、熟肉也可引起此类中毒。肉毒梭菌食物中毒潜伏期一般为 1 ~ 4 天，最短 2 ~ 6 小时。肉毒梭菌食物中毒主要症状是神经麻痹，先是眼肌麻痹和调节功能出现障碍，出现视力模糊、眼睑下垂、复视、眼球震颤等症状，接着出现咽肌、胃肠肌等麻痹，并出现吞咽困难、语言障碍。继续发展可因呼吸肌麻痹引起呼吸功能衰竭而死亡。

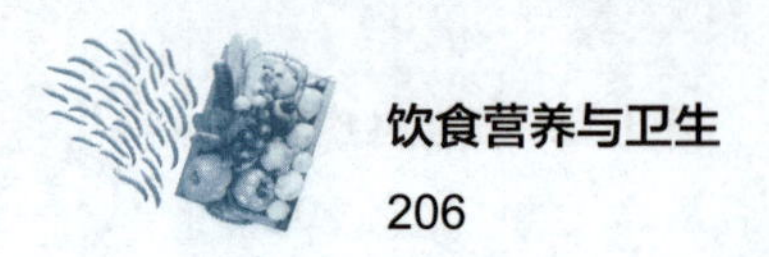

预防肉毒梭菌食物中毒的主要措施如下：

1）厨房在对原料进行初加工时，要尽量洗清泥土和粪便等可能带菌的杂物。

2）采购罐头时，要避免购买破损的和有胖听的罐头。采购香肠、火腿肉时，要了解生产厂家的加工质量是否可靠。采购由大豆类发酵制成的酱料时，要注意包装是否完好以及是否在食用期限之内。

3）注意食物存放条件，食用前要充分蒸煮消毒，这是破坏肉毒毒素、预防中毒的可靠措施。

2. 有毒动植物食物中毒

有毒动植物食物中毒是指误食有毒动植物或食入因加工或烹饪方法不当未除去有毒成分的动植物食物而引起的中毒。

（1）河豚中毒

河豚在我国的沿海地区和长江中下游分布很广。该鱼虽然味道鲜美，但其体内含有剧毒的河鲀毒素，误食后可中毒。河豚的形态如图 7-1 所示。

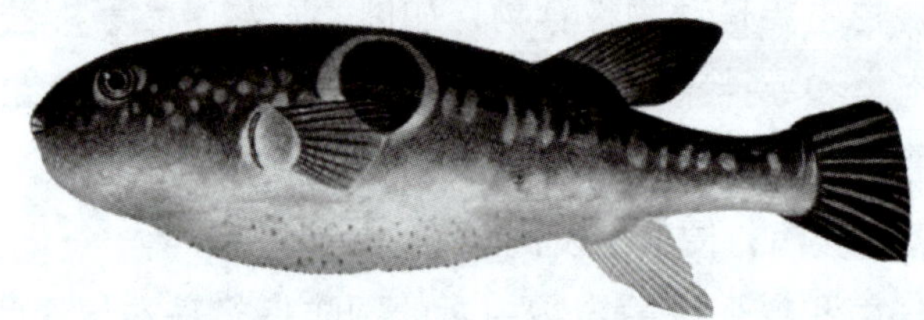

● 图 7-1　河豚的形态

河豚卵巢和肝脏的毒性最强，其次为肾脏、血液、眼睛、鳃和皮肤。新鲜且洗净血液的河豚肉可视为无毒，但河豚若死亡时间较长，内脏毒素会逐渐溶入体液并渗入肌肉，使鱼肉有毒。河豚所含的毒素常随季节变化而有差异，每年 2 月到 5 月为其卵巢发育期，此时河豚毒性最强。6 月到 7 月产卵后，卵巢萎缩，此时河豚毒性减弱，故河豚中毒多发生在春季。

河豚中毒发病急速且剧烈，患者食后半小时内出现口、唇、舌、四肢麻木，而后恶心、呕吐，严重的出现运动神经麻痹、血压下降、呼吸衰竭而导致死亡。

河豚中毒的预防措施如下：

1）宣传普及河豚中毒的有关知识。

2）禁止出售和食用鲜河豚。

3）普通饮食店不得加工制作河豚。

（2）鱼类组胺中毒

引起此类中毒的鱼大多是含组胺多的鱼类，主要是海水鱼中的青皮红肉鱼，常见的有鲐鱼、马鲛鱼、金枪鱼、沙丁鱼等。

组胺中毒的症状多为皮肤潮红、眼结膜充血，同时伴有头痛、头晕、脉频、心悸、胸闷及血压下降等症状。

预防鱼类组胺中毒的措施如下：

1）做好水产品卫生管理和保鲜工作，尤其是若发现鱼类腐败变质，应禁止销售。

2）对于含组胺较多的鱼类，烹调时可采取适当措施，减少组胺的含量。

3）体弱、过敏体质的人应尽量少食或不食青皮红肉鱼类。

（3）肉毒鱼类中毒

肉毒鱼类的肌肉或内脏含有雪卡毒素。雪卡毒素对热十分稳定，是不溶于水而溶于脂肪的外因性和积累性的新型神经毒素，其毒理与有机磷农药相似。

肉毒鱼类在我国的南海和东海分布较多，大约有 20 多种，如花斑裸胸鳝、黄边裸胸鳝、褐点石斑鱼、侧牙鲈、斑点九棘鲈等。这些鱼类肌肉中毒素的含量从微毒到剧毒各不相同，某些鱼类肌肉和内脏均有毒。所以，饮食业不能选用和加工这些鱼类。

（4）血毒鱼类中毒

血毒鱼类的血液中含有毒素。我国目前已知的血毒鱼类有两种，即黄鳝和鳗鲡。血毒鱼类中毒者会出现腹泻、恶心、皮疹、呼吸困难等症状。出现此类中毒多是由于一些人听信鱼血能滋补强身的民间说法，生饮鱼血而引起的。但鱼血中的毒素能被热和胃液所破坏，所以只要鱼做熟后再食用就不会出现中毒现象。

（5）胆毒鱼类中毒

胆毒鱼类的鱼胆含有毒素。在我国部分地区有吞服鱼胆治病的习惯，一些人认为鱼胆有清热解毒、明目、止咳平喘的功效，食之以求治病，却引起中毒。胆毒鱼类主要有鲤科鱼类，如青鱼、草鱼、鲤鱼和鳙鱼等。所以，在治疗疾病时不能随意吞服鱼胆，在烹调时要将鱼胆去除，以防中毒。

（6）麻痹性贝类中毒

麻痹性贝类中毒者主要是由于食用了某些含有毒素的贝类（如贻贝、蛤类、螺类、牡蛎等）。症状以某些部位麻痹为主，初期为唇、舌、指麻痹，随后腿、颈麻痹，并伴有头痛、呕吐，最后出现呼吸困难，甚至死亡。

（7）毒蕈中毒

蕈类又称蘑菇，属真菌类植物。目前发现约有 100 种蕈类含有毒素，其中至少有 10 种含有剧毒，可致人死亡。由于生长条件的差异，不同地区发现的毒蕈种类、大小、形态均不同，所含毒素也不一样。毒蕈的有毒成分分为原浆毒素、神经毒素、胃肠毒素和溶血素四种。

毒蕈的有毒成分十分复杂，一种毒蕈可以含有几种毒素，而一种毒素又可存在于数种毒蕈之中。毒蕈中毒在全国各地均有发生，多发生在高温多雨的夏秋季节，往往

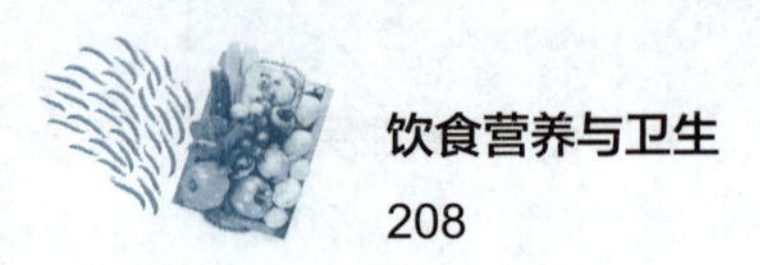

是由于误采误食野生蕈类引起的。中毒的症状为胃肠症状和神经精神症状，毒蕈中毒可导致肝功能、肾功能受损。

预防毒蕈中毒的措施如下：

1）加强毒蕈中毒相关知识的宣传，掌握毒蕈与食用蕈的鉴别方法。

2）在野外游玩不要乱采乱食蕈类，以防中毒。

3）发现可疑蕈类后及时送卫生部门检验。

4）掌握蕈类中毒的急救方法。

（8）含氰苷类植物中毒

含氰苷类植物中毒也很常见，多为生吃木薯、果仁引起。食物中含有的氰苷经过水解过程形成氰氢酸，氰氢酸有剧毒。引起氰氢酸中毒的常见食物有木薯和各种果仁，如杏仁、桃仁、李子仁、枇杷仁、樱桃仁等。部分果仁的有毒成分及其含量见表 7–1。

表 7–1　　部分果仁的有毒成分及其含量

果仁类型	有毒成分	有毒成分含量（%）
杏仁	苦杏仁苷	0.11
苦杏仁	苦杏仁苷	3.0
桃仁	苦杏仁苷	3.0
枇杷仁	苦杏仁苷	0.4 ~ 0.9

这些含氰苷类植物中毒的症状为恶心、呕吐、头晕、头痛、血压下降、昏迷，严重的会因缺氧休克，呼吸衰竭而死亡。

预防含氰苷类植物中毒的措施如下：

1）不要生吃各种苦味果仁，尤其儿童应特别注意。

2）若食用果仁，必须用清水充分浸泡，再敞锅蒸煮，使氰氢酸挥发掉。

3）不吃生木薯。若要食用，必须将木薯去皮，加水浸泡，再敞锅蒸煮后食用。

（9）四季豆中毒

四季豆又名菜豆、刀豆、芸豆等，是我国居民经常食用的一种蔬菜。秋季霜降以后收获的四季豆、储存时间过长的四季豆、炒得不够熟的四季豆，都有可能引起食物中毒。四季豆的有毒成分有两种，即豆素和皂素。豆素是豆类的毒蛋白，具有凝集红细胞和溶解红细胞的作用。皂素会刺激消化器官和组织的黏膜，引起充血、肿胀及出血性炎。

预防四季豆中毒的措施如下：

1）将四季豆在开水中烫泡数分钟，捞出后再进行烹制。

2）烹制时要烧熟煮透，将四季豆加热至原有生绿色消失，食用时无生味。

（10）发芽马铃薯中毒

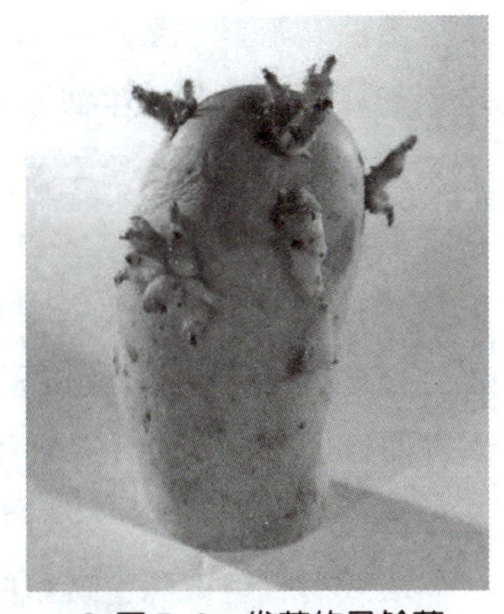
● 图 7–2　发芽的马铃薯

发芽马铃薯（见图 7–2）中的有毒成分是龙葵素。马铃薯在气温较高、空气潮湿时或在光照下会发芽，皮变为青色或紫绿色，这时皮内和芽眼内的龙葵素含量会大大增加，人食用后可发生急性中毒。发芽马铃薯中毒的症状为咽喉麻痒，胃部灼痛，出现胃肠炎症状，瞳孔散大，耳鸣，神经兴奋，中毒严重时会出现抽搐，意识丧失，甚至死亡。

预防发芽马铃薯中毒的措施如下：

1）发芽、变软、皮变色严重的马铃薯不要食用。

2）储存时应存放在干燥、阴凉处，避免日光照射。

3）烹调前应削皮，并将芽和芽眼周围挖掉，再放在水中浸泡。

4）烹制马铃薯时要控制好时间，使其彻底熟透。

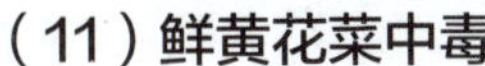

（11）鲜黄花菜中毒

黄花菜又名金针菜，食用鲜黄花菜中毒的原因是黄花菜中含有秋水仙碱。秋水仙碱本身无毒，但是被人体摄入后会氧化成二秋水仙碱，二秋水仙碱有剧毒。鲜黄花菜中毒会引起恶心、呕吐、头晕、腹痛、腹泻、口渴、喉干等症状。

预防鲜黄花菜中毒的措施如下：

1）食用鲜黄花菜必须先用开水焯，然后沥干水分，再加以烹调。

2）先用热水浸泡鲜黄花菜，然后再进行彻底加热。

3）将鲜黄花菜蒸煮后晾干，成为干制品，再水发后烹制成菜肴。

3. 霉菌及霉菌毒素食物中毒

霉菌可在食物中生长繁殖并产生有毒的代谢产物即霉菌毒素。食用被霉菌毒素污染的食物而引起的急性疾病发病率较高，病死率因菌种及其毒素种类而异。霉菌及霉菌毒素种类很多，霉菌中最主要的是黄曲霉菌和黑斑病菌。

（1）黄曲霉毒素食物中毒

黄曲霉毒素是黄曲霉菌的一种代谢产物，具有极强的毒性和致癌性，其毒性是氰化物的 80 倍，是敌敌畏的 100 倍，对人、畜均有强烈的毒害作用。少量的黄曲霉毒素就能杀死鸡、鸭等家禽，黄曲霉毒素是目前已知的最强烈的化学致癌物。

我国长江以南广大地区温度高，湿度大，所以，粮食收获后很容易生霉。特别是梅雨季节，环境条件十分适合黄曲霉菌生长。如果粮食所在环境的相对湿度超过 80%，黄曲霉菌即可生长并产生黄曲霉毒素。

黄曲霉毒素主要污染粮食、油料作物（如花生、棉籽）及其油类制品等，此外还会引起核桃、杏仁、牛奶及其制品、干鱼、咸鱼、干辣椒等霉变。黄曲霉毒素食物中毒系肝脏中毒，黄曲霉毒素一旦通过消化系统进入体内，便会引起肝脏急性病变。人中毒后，会出现发热、厌食、呕吐、黄疸、肝腹水等症状，最终死亡。由于黄曲霉毒素很难被破坏，所以危害性极大。虽然通过水洗、加碱或高压，去毒率可达 80% 以上，但依旧有部分残留。所以，预防黄曲霉毒素食物中毒的最好措施就是防止食物受黄曲霉菌及其毒素的污染，不食用发生霉变的食物。

（2）黑斑病菌类食物中毒

表皮有褐色或黑色斑点的番薯（或白薯、甘薯），是受到了黑斑病菌污染。黑斑病菌分泌出的毒素含有番薯酮和番薯酮醇，会使番薯变硬、发苦，有剧毒。这种毒素经水煮、火烤，其生物活性均不能被破坏。人食用后，可在 24 小时内发病，出现恶心、呕吐、腹泻等症状，严重的伴有高热、头痛、气喘、神志不清、抽搐、呕血、昏迷，甚至死亡。所以，不可食用发生霉变或有黑斑的番薯等薯类。

4. 化学性食物中毒

化学性食物中毒指误食有毒化学物质或食用被其污染的食物而引起的中毒。化学性食物中毒包括金属、农药和其他有毒化学物质引起的食物中毒，发病率和病死率均较高。

（1）砷化物中毒

砷本身毒性不大，但其化合物一般有剧毒，其中三氧化二砷的毒性最强。三氧化二砷又称砒霜、白砒、信石等，为白色无臭无味的粉末，可用于制作杀虫剂、灭鼠剂、药物、染料、防腐剂等。

造成砷化物中毒的原因包括：在食品制作过程中添加了砷含量过高的色素、有机酸等；砒霜放置不当，与面粉、食用碱、白糖等原料混淆而被误食；用砷化物灭鼠、杀虫，对粮食、蔬菜、水果等造成污染。

砷化物中毒的症状是咽喉有烧灼感，心脏部位疼痛，剧烈地呕吐、腹泻，严重的可引起休克、昏迷、惊厥，因呼吸衰竭、循环衰竭而导致死亡。

预防砷化物中毒的措施如下：

1）砷及其制品必须有明显标记，标签要醒目，以免误食。

2）烹制食品使用的食品添加剂必须符合要求，添加量要严格控制在规定范围内。

3）被农药毒死的牲畜和家禽必须销毁深埋，严禁食用。

4）加强农药管理，防止污染食物。

5）不用非食物用的包装材料和容器盛放、包装食物。

（2）铅中毒

铅中毒的主要原因是用含铅的金属容器盛装酒类，或用劣质陶瓷或搪瓷容器来盛装酸性食物。

铅中毒多为慢性中毒，这是由于铅有蓄积作用，长期摄入体内将引起中毒症状。铅中毒的主要症状为口中有金属味，流涎，口腔黏膜变白，剧烈恶心，极度乏力，冷汗淋漓，严重者昏迷，循环衰竭，甚至可能死亡。

预防铅中毒的措施如下：

1）不用含铅的金属容器盛装酒类。

2）选购陶瓷或搪瓷容器时，应购买合格产品。

（3）锌中毒

锌微量存在于各种食物中，但不会引起中毒。锌中毒是由于镀锌容器或工具与有机酸或酸性食物长期接触，使锌溶解于食物中，人食用后导致中毒。锌中毒的症状主要为恶心，呕吐，腹绞痛，腹泻，口腔有烧灼感，眩晕及全身不适，重者可致休克。锌从容器转移入食物中的数量与食物的性质、存放时间等因素有关。常见饮料放置于镀锌桶后的锌含量见表 7-2。

表 7-2 常见饮料放置于镀锌桶后的锌含量 mg/L

饮料种类	放置 17 小时后锌含量	放置 41 小时后锌含量
汽水	193	281
牛奶	438	1 054
橘子水	530	850
柠檬水	1 411	2 700

预防锌中毒的措施如下：

1）不使用镀锌容器制备、冷却、运输、保存酸性饮料和食物。

2）饮食业使用的厨具和容器尽量采用不锈钢制品。

（4）亚硝酸盐中毒

硝酸盐在自然界中分布很广，人类的食物及饮水中均含有一定量的硝酸盐。硝酸盐在细菌的作用下，可转变为亚硝酸盐。食物中亚硝酸盐的大量累积会引起食物中毒。

亚硝酸盐中毒多表现为食用了含有大量硝酸盐及亚硝酸盐的青菜或误食亚硝酸盐而引起的一种高铁血红蛋白血症。亚硝酸盐中毒的症状为头晕，头痛，乏力，心跳加速，瞌睡或烦躁不安，呼吸困难，亦有恶心、呕吐、腹胀、腹痛、腹泻等。皮肤青紫是本病的特征，尤以口唇青紫最为普遍。

预防亚硝酸盐中毒的措施如下：

1）蔬菜应妥善储存，防止腐烂，禁食腐烂变质的蔬菜。

2）腌菜要腌透，至少腌渍半个月以上再食用。

3）不喝苦井水、蒸锅水，不使用苦井水、蒸锅水做饭。

4）发色剂的使用量应严格遵守国家规定。

5）要妥善保管亚硝酸盐，防止将其当成食盐或食用碱误食而中毒。

（5）有机磷农药中毒

有机磷农药是当前使用最广、品种最多的一类农药。在生产和使用过程中如不注意防护或者误食均可引起食物中毒。引起有机磷农药中毒的原因主要是水果、蔬菜等食物中存在农药残留，误食用装过农药的容器、包装袋盛放的食物，以及因农药保管不善、管理不严而污染食物。

有机磷农药中毒的潜伏期较短，多在 2 小时以内，发病越急病情越重。有机磷农药中毒的症状主要为头晕，恶心，流涎（泡沫样分泌物），出汗，无力，视力模糊，瞳孔缩小，肌束震颤，严重者会因呼吸衰竭、呼吸肌麻痹或循环衰竭、肺水肿而死亡。

预防有机磷农药中毒的措施如下：

1）有机磷农药应由专人保管，单独储存，器具专用。

2）喷洒农药须遵守安全间隔期的要求，喷过农药的农田要树立标识牌提示群众。

3）配药、拌种要远离畜圈、饮水源和瓜果地，以防污染。

4）禁止食用因剧毒农药致死的各种畜禽。

5）喷洒农药必须注意个人防护，喷药后要用肥皂水洗手、洗脸。

6）蔬菜、水果在食用前必须充分洗净。

五、食物中毒的调查处理

一旦发生食物中毒事件，相关部门应及时进行认真调查，查明原因，提出改进措施，以免同类事件再次发生。

1. 明确诊断并及时抢救病人

医生通过询问病史和体检，可初步确定病人是否为食物中毒，以及可能由何种食物引起中毒，要将情况及时向卫生防疫部门报告，通知有关的食堂、餐馆暂时封存可疑食物，保护好现场。同时，要尽早就地抢救病人，重点是重症患者、老年人和儿童。对已食入可疑食物而无症状者也应密切观察。

2. 现场调查

（1）中毒情况调查

当地卫生防疫部门和有关部门接到报案后，应立即组织人员到现场进行调查，进一步了解发病经过、主要临床表现、发生中毒的地点及时间、中毒人数、重症人数、死亡人数、可疑食物、进食范围、发病趋势、已采取的措施和待解决的问题等。

（2）现场卫生情况调查

了解餐具、炊具、设备是否符合卫生要求，炊事人员个人卫生习惯和健康状况，用膳制度等，分析可能引起中毒的原因。

（3）确定引起中毒的食物

首先，详细了解病人发病前 24 ~ 48 小时内的各餐食谱，找出可疑食物。然后，进一步了解可疑食物的来源、运输和储存情况、制作过程及出售中有无污染的可能。

（4）采样检验

对食剩的可疑食物、餐具及用具涂抹物、病人排泄物、炊事人员的手部等进行检验，查明病原。

3. 现场处理

确定引起中毒的食物类型后，要针对原因立即对现场进行处理，以防止事件扩大。

一是销毁引起中毒的食物。

二是针对问题及时督促整改，有传染病的炊事人员应调离饮食服务岗位，应制定和完善卫生管理制度。

三是指导现场消毒。

4. 认真贯彻执行食品安全法规

要加强卫生宣教工作，增强个人卫生意识，严格执行食品安全法规和食品卫生标准，做好食品卫生工作。

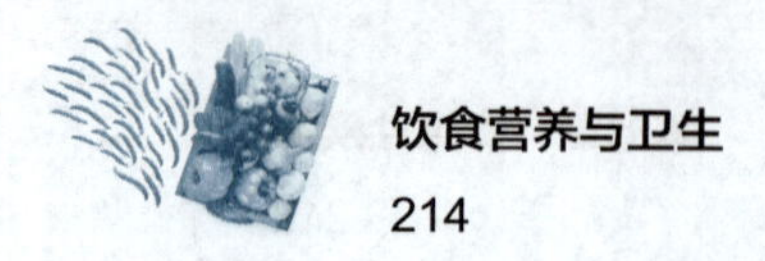

六、食物中毒的急救处理

一旦发生食物中毒，千万不能惊慌失措，应冷静地分析发病的原因，针对引起中毒的食物及食用时间的长短，及时采取如下应急措施。

1. 尽快排除胃肠道内未被吸收的毒物

排除毒物的过程可分为催吐、导泻及洗胃。这个过程对非细菌性食物中毒的抢救尤为重要，进行得越早、越彻底，效果越好。但对于患有肝硬化、心脏病和胃溃疡等疾病的患者，原则上不应采用催吐和洗胃的方法。

（1）催吐

进餐后如出现呕吐、腹泻等食物中毒症状，可用筷子或手指刺激咽部帮助催吐，排出毒物。也可取食盐 20 g，加开水 200 mL 溶化，冷却后一次性喝下。如果不吐，可多喝几次。还可将鲜生姜 100 g 捣碎取汁，用 200 mL 温水冲服。但因食物中毒导致昏迷的患者，不宜进行人为催吐，否则容易引起窒息。

（2）导泻

如果进餐的时间较长，已超过 2 ~ 3 小时，而且精神较好，则可服用一些泻药，促使食物和毒素尽快排出体外。也可用 1% 的盐水、肥皂水或清水，加热至 40 ℃左右，进行高位连续灌肠。

（3）洗胃

洗胃可以彻底清除胃黏膜皱襞内尚未被吸收的残毒。洗胃进行得越早、越彻底，效果越好。

2. 防止毒素的吸收并保护胃肠道黏膜

发现有人食物中毒后，应尽快使用拮抗剂。拮抗剂的作用是吸附毒素或暂时与毒素结合，从而使胃肠道中未被吸收的毒素毒性降低或变为无毒，或使毒素与胃肠道黏膜隔开而延缓吸收。牛奶、豆浆、蛋清等食物是容易找到的拮抗剂，可以使砷、汞等重金属沉淀，也有中和酸碱的作用，并能保护胃黏膜，阻止其吸收毒素。

3. 促进已吸收的毒素排泄

一般毒素进入人体后多由肝脏解毒，或经肾脏随尿排出，或经胆管与肠道随同胆汁混入粪便排出。所以，大量输液稀释体内毒素是抢救食物中毒患者的重要措施之一，对保护肝、肾及促进毒素排泄十分重要。

4. 对症治疗

在进行排毒、解毒抢救的同时，还应针对中毒者所出现的临床症状对症治疗。在治疗过程中，要给病人以良好的护理，尽量使其安静，避免精神紧张，注意休息，防止受凉，同时补充足量的淡盐开水。

中毒症状较轻者，应及时采取相应救治措施使其康复。中毒症状较重者，救助时应保持冷静，进行简单救治后立即将其送往医院进行急救。

想一想　误食了有毒食物后应采取哪些紧急救治措施?

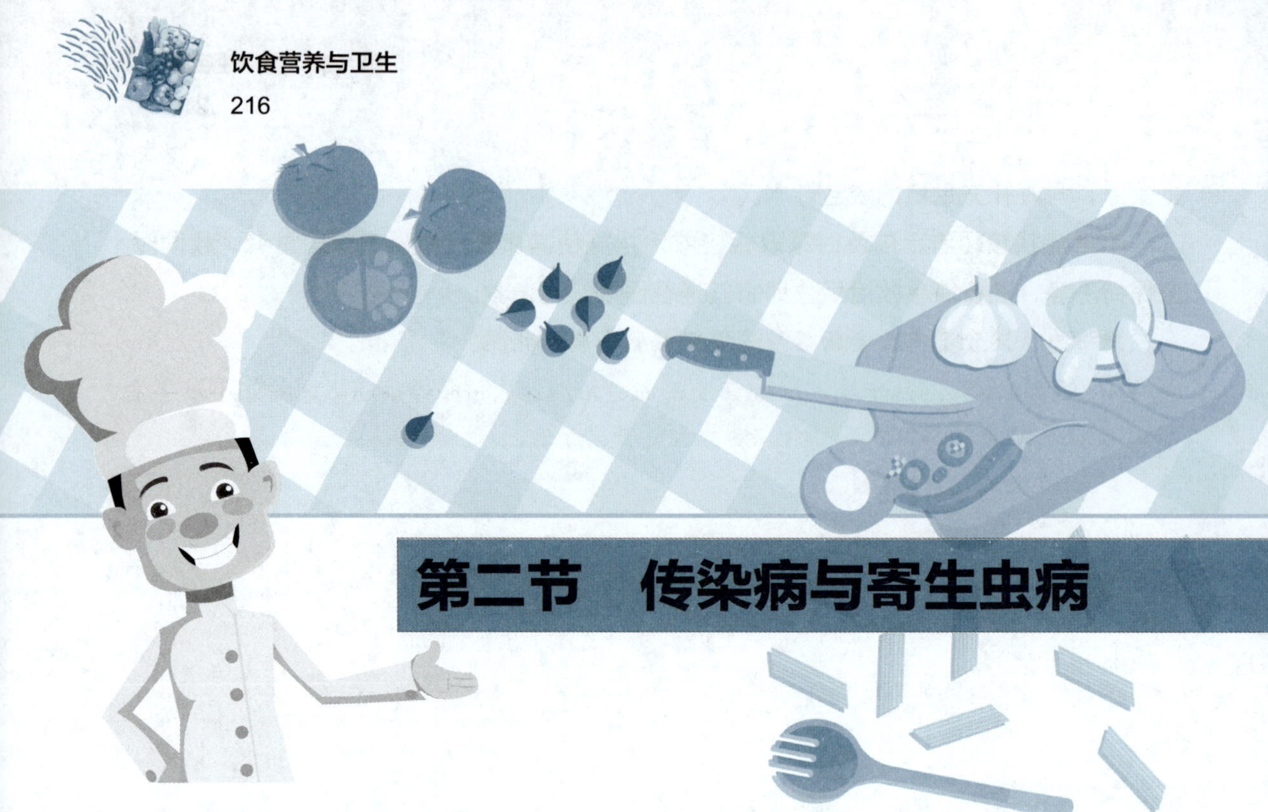

第二节　传染病与寄生虫病

畜禽类虽然是为人体提供营养物质的重要食物来源，但是也存在着很多传染病和寄生虫病，其中有 30 多种是人畜共患的传染病。这些传染病和寄生虫病往往通过人与畜禽的接触、饮水、生食瓜果蔬菜、食用病畜禽肉等途径传染给人，损害人体健康，甚至威胁生命。

一、传染病

传染病是由病原微生物或寄生虫引起的，能在人与人、动物与动物或人与动物之间相互传染的疾病。每一种传染病都有一定的病原体，都有一定的传染性，都可以广泛传播和流行，都危害人类健康。

传染源就是传染的来源，带病原体的病人（包括只带病原体而不生病的人）和动物都称为传染源。传染源传播病原体，到处污染。导致传染病的常见原因有：人通过呼吸道吸入病原体而被传染；蚊、虫等把病原体吸入体内，再叮咬健康人的皮肤，把病原体直接注入人体；饮用水、食物被病原体污染；农业粪肥污染水源、蔬菜、瓜果、运输工具；苍蝇带菌传播，直接或间接地把病原体传染到食物上；瓜果、蔬菜未经洗净、消毒、加热，其中的病原体随食物进入人体内。

1. 常见与食物有关的传染病

日常生活中常见的与食物有关的传染病有痢疾、伤寒、霍乱、传染性肝炎、炭疽、鼻疽、口蹄疫、肺结核、布鲁氏菌病等。

（1）痢疾

痢疾是在夏秋季节由痢疾杆菌引起的一种常见肠道传染病，由于饮食不清洁而引起，苍蝇、水、食物和不清洁的手是主要传播媒介。

痢疾发病都比较急，患者突然发烧，肚子绞痛，打寒战，恶心，呕吐，全身无力，患者每天排便几次到几十次，出现粪便带血、带泡沫、带脓等症状。患者如不及早治疗或治疗不彻底，容易成为慢性痢疾或痢疾的带菌者。

预防痢疾的措施如下：

1）注意个人卫生，做到饭前便后洗手。

2）饮食业从业人员上岗前须进行体检，每年检查一次，以免带菌操作。

3）饮食业场所应按要求配备与其规模相适应的防蝇设备。

4）餐具用后要严格消毒，在公共场合就餐采取分食制，以防互相传染。

5）不食或少食生冷、不洁的食物。

（2）伤寒

伤寒是由伤寒杆菌引起的一种急性肠道传染病，也称肠热症。

伤寒杆菌会从病人肠道内排出，污染水源、食物等。带菌时间短的为 2～3 周，长的达几年。患者持续高烧，发冷，打寒战，四肢无力，胸部出现疹块，严重时会导致肠穿孔、肠出血而死亡。

伤寒的预防措施与痢疾的预防措施相同。

（3）霍乱

霍乱是由霍乱弧菌引起的一种烈性肠道传染病。

霍乱传播速度较快。健康人吃了被霍乱弧菌污染的水或食物，经过几小时，最多两到三天的时间就会发病。典型症状为剧烈呕吐，腹痛，腹泻，手脚发凉，嘴唇发紫，肌肉痉挛，严重时会因虚脱而死亡。

预防霍乱的措施如下：

1）注意饮食卫生，不喝生水，不食生冷和不洁的食物。

2）饮食业从业人员应按时接种霍乱疫苗。

3）搞好环境和个人卫生，消灭苍蝇、蟑螂等害虫，消除其滋生条件。

4）发生疫情后及时报告当地卫生部门，病人的呕吐物、衣物、用具和食物要进行全面消毒。

（4）传染性肝炎

传染性肝炎是由某种病毒引起的一种疾病，主要传染源是肝病病人、苍蝇等。

轻者疲倦，厌食，右上腹部不适，消化不良，体重减轻。重者皮肤和眼球巩膜发

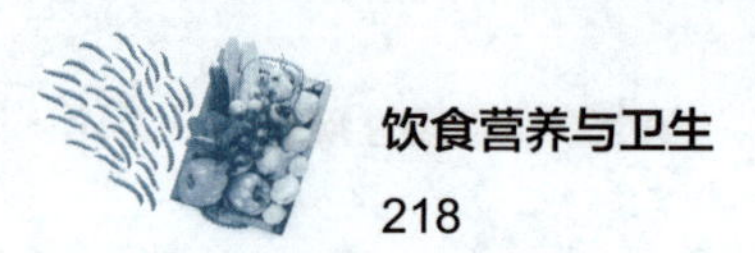

黄，发热，肝脏肿大，肝区疼痛，恶心，小便发黄。

预防传染性肝炎的措施如下：

1）注意饮食卫生，餐具用前要消毒。

2）发现患病者后应及早进行隔离治疗，以防该病传播。

3）灭蝇、灭蟑螂，减少传染机会。

4）按时进行健康检查，接受疫苗注射。

（5）炭疽

炭疽的病原体为炭疽杆菌，人类的感染途径主要为皮肤和呼吸道，也可能因食用被污染的食物而感染肠胃炭疽。屠宰过程中如发现患炭疽的病畜应立即进行隔离、消毒。病畜严禁屠宰和解体，应就地焚烧或以深坑加石灰掩埋。屠宰人员的手和衣服要用 2% 来苏儿液消毒，屠宰人员应注射青霉素预防感染。

（6）鼻疽

鼻疽病原体为鼻疽杆菌，感染途径主要为消化道、呼吸道及损伤的皮肤和黏膜。其病畜处理方法与患炭疽病畜相同。

（7）口蹄疫

口蹄疫病原体为口蹄疫病毒。发现病畜后，要立即将病畜及同群牲畜宰杀，病变部位的肉要切除销毁。无明显病变的肉、内脏和副产品经高温无害化处理后可供食用。对屠宰场所、屠宰工具和屠宰人员的衣服要进行消毒。感染口蹄疫的奶牛的奶不能供人饮用。

（8）肺结核

肺结核是由结核杆菌引起的一种传染病。此病是人和牲畜都可患的传染病，健康人通过呼吸道，接触病人及其餐具、用具，或食用患有结核病的病牛的乳或肉，都会感染。

肺结核的发病症状分为全身和局部两种。前者主要表现为发热，全身无力，体重减轻，夜间盗汗，消化不良，失眠等。后者主要表现为不同程度咳嗽，痰呈黏液状，严重者肺泡破裂，有的出现大量咯血症状。

预防肺结核的措施如下：

1）养成良好的卫生习惯，不随地吐痰。

2）饭前便后要洗手，餐具要消毒。

3）饮食业从业人员患病时，要暂时调离工作岗位，以免传染给别人。

（9）布鲁氏菌病

布鲁氏菌病的病原体为布鲁氏杆菌，可经过皮肤、黏膜传染给家畜或人。发现病畜后，应采取高温处理或盐腌的方法。高温处理时，肉块厚不超过 8 cm，重不超过 2 kg，煮沸 2 小时，肉块中心温度要超过 80 ℃；盐腌时，肉块重量应小于 2.5 kg，干腌时盐为肉重的 15%，湿腌时盐水的波美度为 18 ~ 20 °Bé。

2. 传染病的防治方法

传染病的流行需要三个基本环节，即传染源、传播途径、易感人群。人们的日常饮食是传染病传播的主要途径。传染病疫情发生以后，应针对传染病流行的三个环节，根据疫情和灾情，因地制宜地制定突出主导性措施的综合性防治方案。

（1）管好传染源

对传染病患者、疑似患者应做到“四早”，即“早发现、早诊断、早报告、早隔离治疗”。除患者外，病原携带者常常也是重要传染源，也应争取尽早发现并采取相应措施。对密切接触传染源、可能受到感染的人，也应采取应急预防接种、药物预防、医学观察、隔离或留验等措施，以防止其发病而成为传染源。对动物传染源，若无法治疗，应尽快灭杀，并采取相关措施处理好尸体。

（2）切断传染途径

对许多传染病来说，切断传染途径常常是起主导作用的预防措施，但因各种传染病传染途径不同，采取的措施也不一样。例如，对于肠道传染病，重点是做好粪便等污染物的处理及环境消毒；对于呼吸道传染病，重点是空气消毒、通风换气、个人防护（如戴口罩）等；对于虫类传染病，应以杀虫防虫为主；对于某些传染病（如血吸虫病），由于传染因素复杂，应采取综合性措施才能切断其传染途径。

（3）保护易感人群

保护易感人群主要有预防接种、提高人群免疫力以及让高危人群预防性服药等措施。

二、寄生虫病

寄生虫的种类有很多，自然界里许多动植物都有寄生虫寄生。寄生虫侵袭人体，可穿透皮肤、黏膜或某些器官，引起组织损伤；可阻塞管腔，引起肠梗阻；可吸收身体营养，造成营养不良。有些寄生虫的分泌物、排泄物和死亡虫体对身体有毒害作用。

1. 畜类常见的寄生虫病

（1）囊虫病及绦虫病

囊虫病及绦虫病是常见的人畜共患寄生虫病，人、牛、羊、猪均可患病。囊虫病是因感染囊虫（即绦虫幼虫，又称囊尾蚴）所致，绦虫病是因感染绦虫成虫所致。猪肉绦虫生活史如图 7–3 所示。

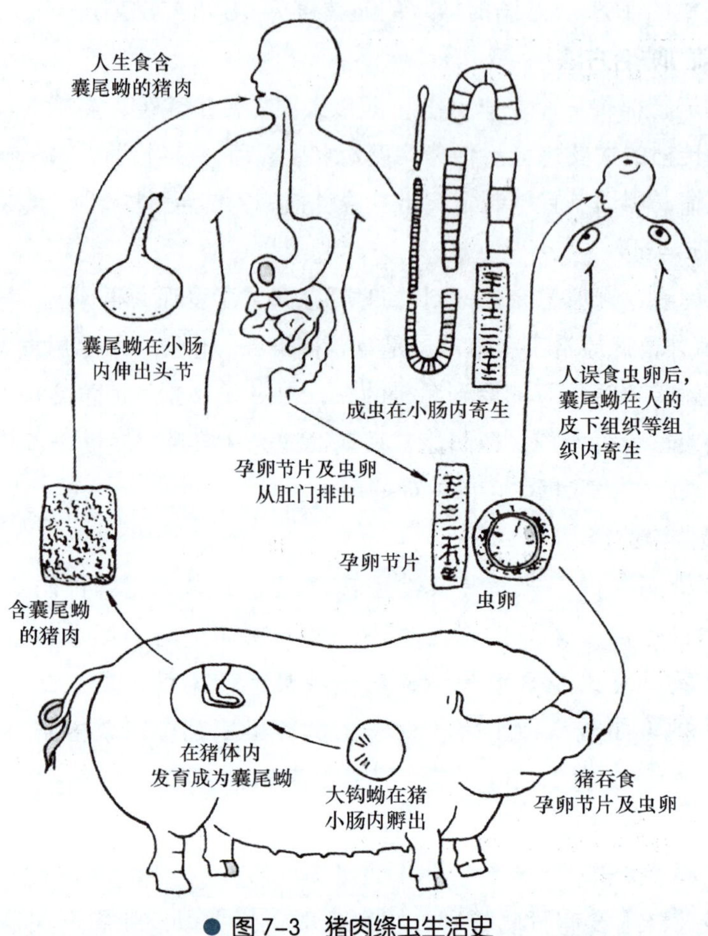

● 图 7–3　猪肉绦虫生活史

囊尾蚴在猪的横纹肌及结缔组织中分布，形成圆形或椭圆形的包囊，透明或为灰白色，大小为米粒大至豌豆大（5 ~ 10 mm）。含囊尾蚴的猪肉称为“米猪肉”。人吃了生的或半生的含有包囊的肉后，包囊在人体小肠里受胆汁的作用而破裂，囊尾蚴钻出，吸附在小肠黏膜上，生长出节片。幼虫 10 ~ 12 周后发育成成虫，即绦虫。

人患有囊虫病或绦虫病时，往往出现贫血、消瘦、腹痛、消化不良和腹泻等症状。囊尾蚴若寄生在人体肌肉中，可使肌肉酸痛、僵硬。若寄生在脑内，脑组织因受到压迫而出现神经精神症状，发生抽搐、癫痫、瘫痪甚至死亡。若进入眼部，可影响视力，甚至使人失明。至今尚无治疗此病的特效药物。

预防囊虫病及绦虫病的措施如下：

1）购买肉类时，一定要选购卫生检验合格的肉。

2）牛肉、猪肉等一定要煮熟煮烂再食用。

3）餐具、菜刀、案板严格实行生熟分开制度。

4）注意饮食卫生。

（2）旋毛虫病

旋毛虫病是人畜共患的寄生虫病，主要发生在肌肉中，是以损害横纹肌为主的一种全身性疾病。

人、猪、狗、猫及许多野生动物均可患该病。人吃了带有旋毛虫包囊的肉，会头痛，皮肤发亮、发红，全身皮肤层层脱落，严重时还会出现大面积肌炎、吞咽困难，甚至死亡。旋毛虫病的感染和传播途径如图 7-4 所示。

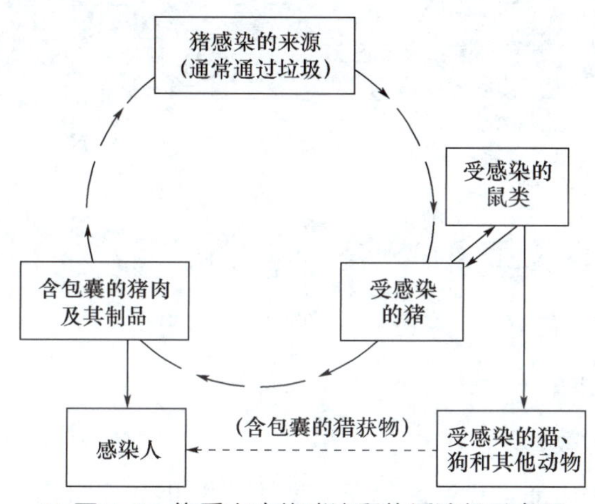

● 图 7-4 旋毛虫病的感染和传播途径示意图

预防旋毛虫病的措施如下：

1）进行必要的卫生宣传教育。

2）严格执行肉品卫生检验制度。

3）改变生食或半生食猪肉等畜肉的习惯。

2. 鱼类常见的寄生虫病

（1）肝吸虫病

肝吸虫病是由寄生于人体肝胆系统的吸虫引发的一种慢性寄生虫病。肝吸虫病主要由食用未煮透的淡水鱼、虾所致，也可由囊蚴通过案板、菜刀等用具污染食物而造成疾病的传播。肝吸虫生活史如图 7-5 所示。

人感染此病后表现为慢性消化机能紊乱，出现不规则的腹痛、便秘、肝肿大、胆囊炎，少数人会因肝硬化诱发肝癌而死亡。儿童感染后会影响生长发育，甚至引起侏儒症。

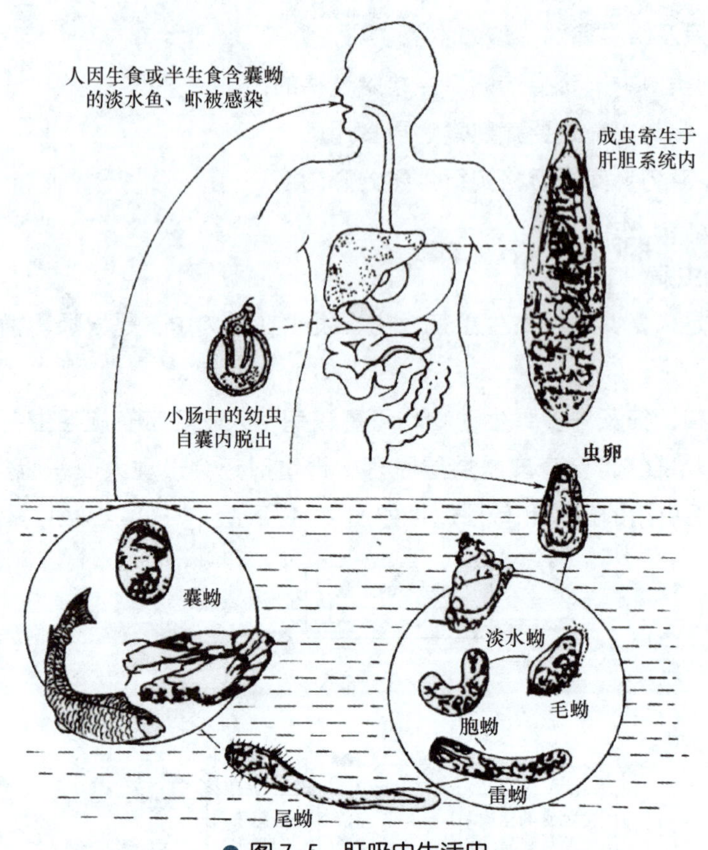

图 7–5　肝吸虫生活史

预防肝吸虫病的措施如下：

1）加强卫生宣传教育。

2）饮食业从业人员加工鱼虾后须及时洗手，防止交叉感染。

3）杜绝生食醉虾等不良习惯。

（2）肺吸虫病

肺吸虫病主要是由寄生在肺部的吸虫所引起的一种慢性寄生虫病。肺吸虫生活史如图 7–6 所示。一些地区的人们有生吃虾蟹等水产品或将其简单盐腌、用酒浸泡后食用的习惯，易得此病。

预防肺吸虫病的措施如下：

1）鱼类、水产品须煮熟后食用。

2）火锅中烫鱼片须烫透。

3. 常见肠道寄生虫病

（1）蛔虫病

蛔虫病是蛔虫寄生于人体小肠内引起的一种常见的寄生虫病。蛔虫头尾较细，为乳白色或粉红色的长圆形小虫。蛔虫生活史如图 7–7 所示。

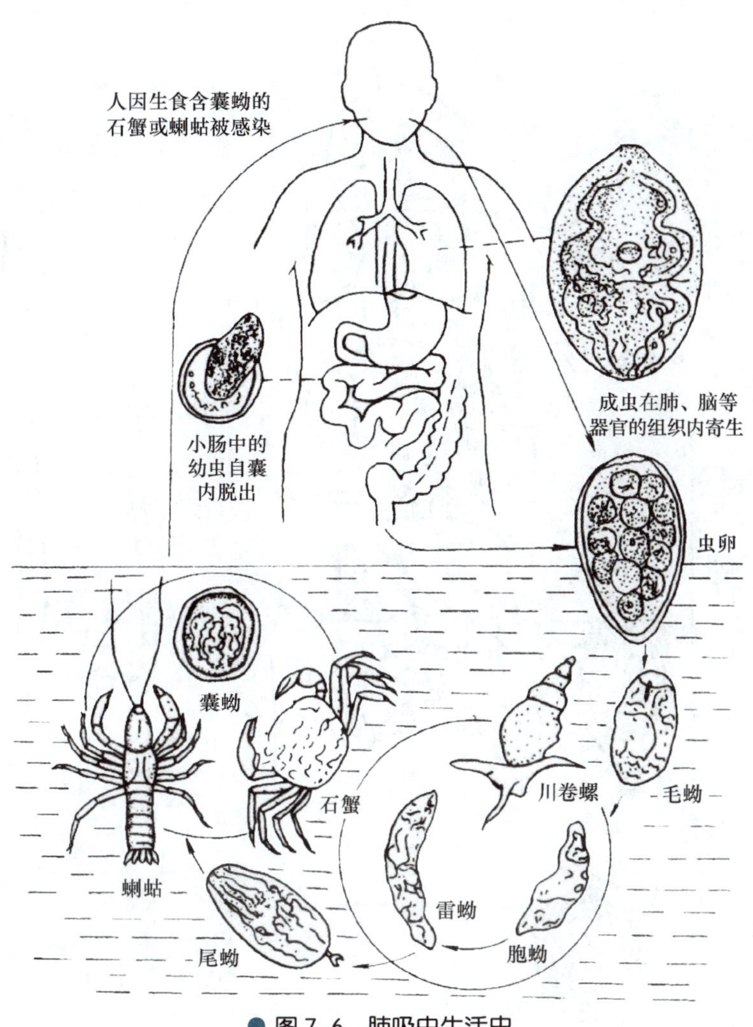

● 图 7-6　肺吸虫生活史

蛔虫寄生在人体肠道内，吸取人体的营养，虫卵随粪便排出。蛔虫可穿入胆总管、阑尾、胰腺管等处，引起炎症。蛔虫病在我国各地均有发生，农村感染率高于城市，儿童感染率高于成人。

预防蛔虫病的措施如下：

1）不要让儿童用手抓食物吃。

2）菜一定要做熟，将虫卵杀死后再食用。

（2）蛲虫病

蛲虫是一种寄生在人体小肠下部和直肠里的寄生虫，身体细小，像白线头。蛲虫夜间到肛门周围产卵，引起肛门发痒。人感染蛲虫主要是由于不注意个人卫生，人通过手接触感染原而感染后会使内衣裤、床单带有寄生虫虫卵，所以必须经常用开水烫洗这些物品。

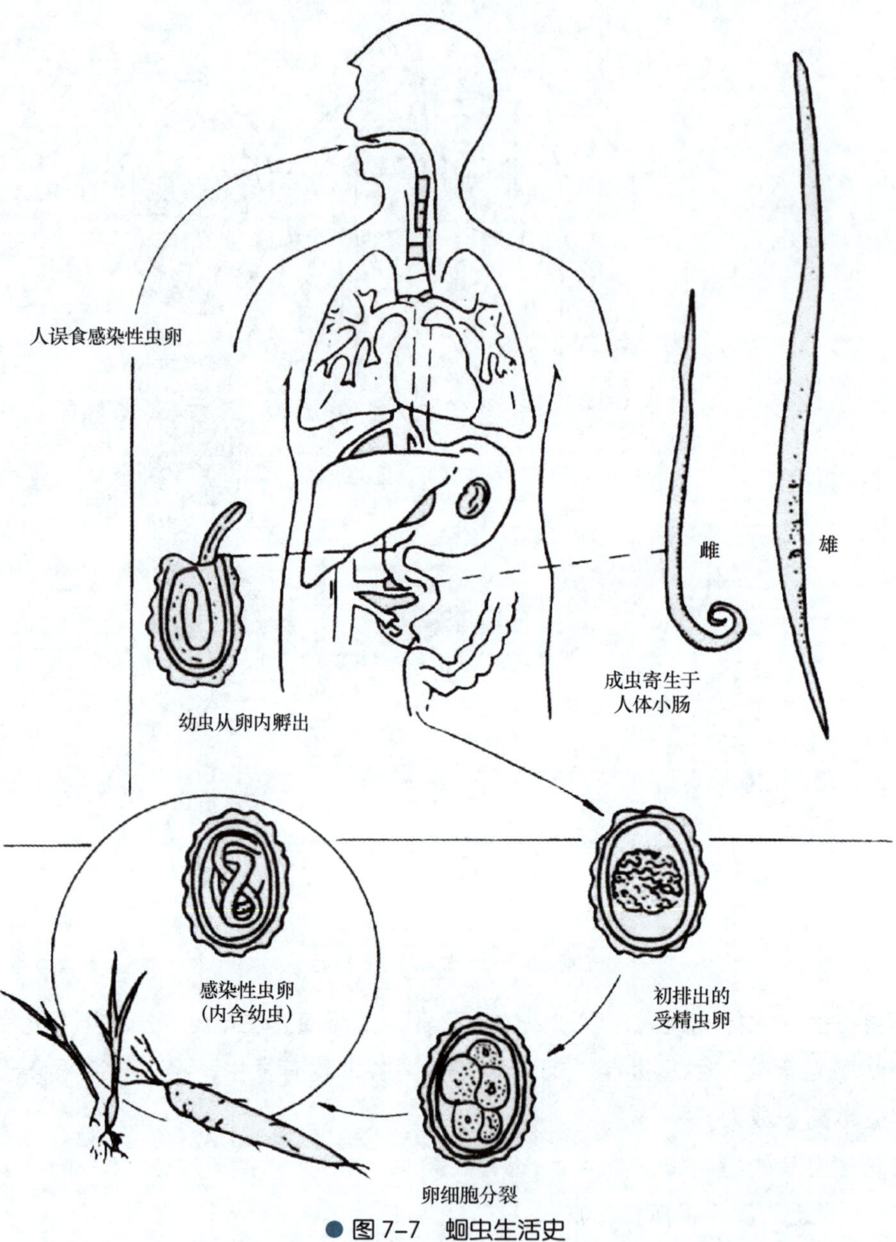

● 图 7-7　蛔虫生活史

(3)姜片虫病

姜片虫是鲜红、微带褐色的小虫，形状像生姜片，寄生在人的肠道里。虫卵随大便排出人体后，在水中长成尾蚴，附着在水生植物中。姜片虫生活史如图 7-8 所示。人生食水生植物后易患姜片虫病，引起消化不良、浮肿及发育障碍等。

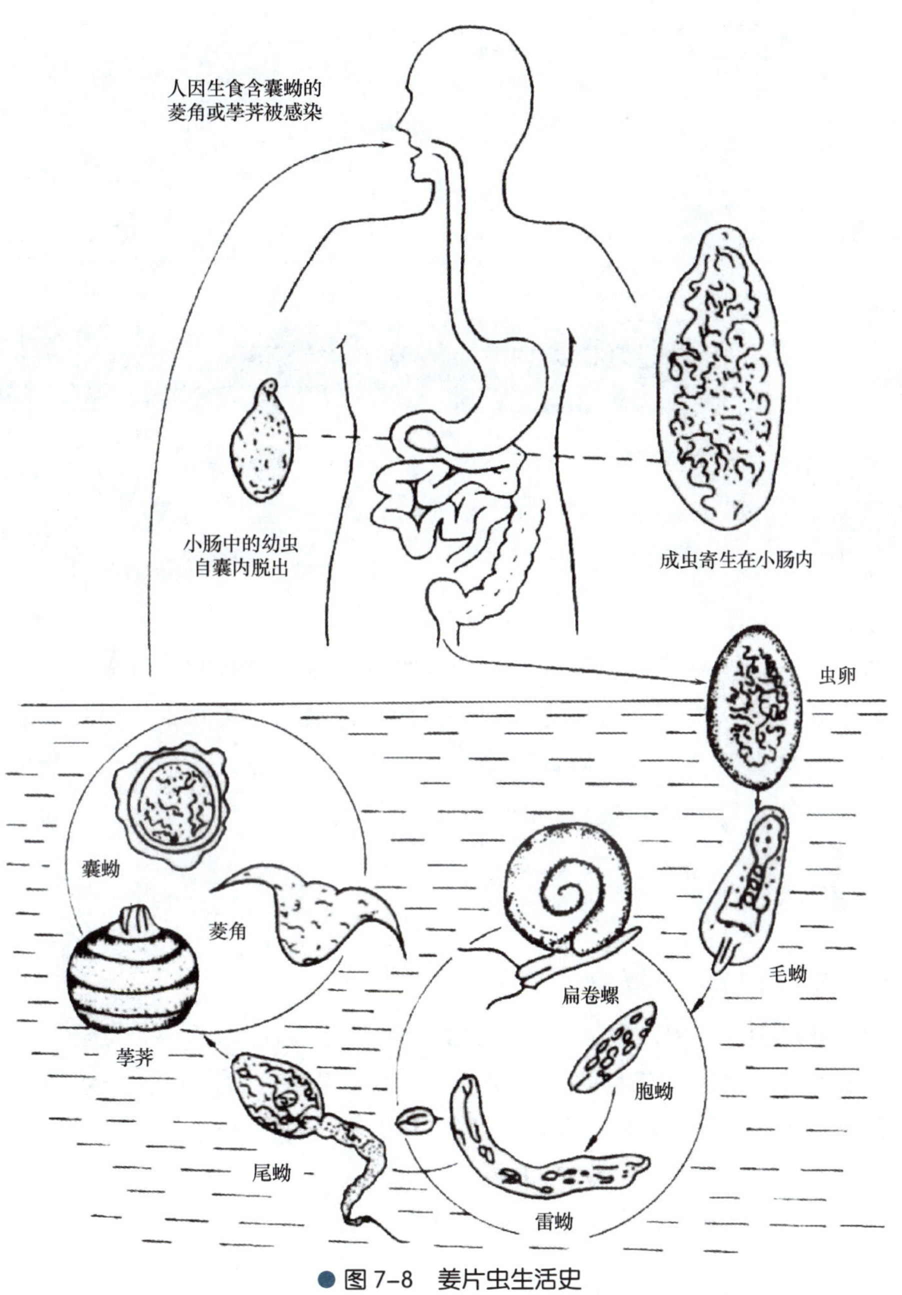

● 图 7-8　姜片虫生活史

想一想　一些国家和地区的人们喜食生鱼片，这种吃法是否科学？为什么？

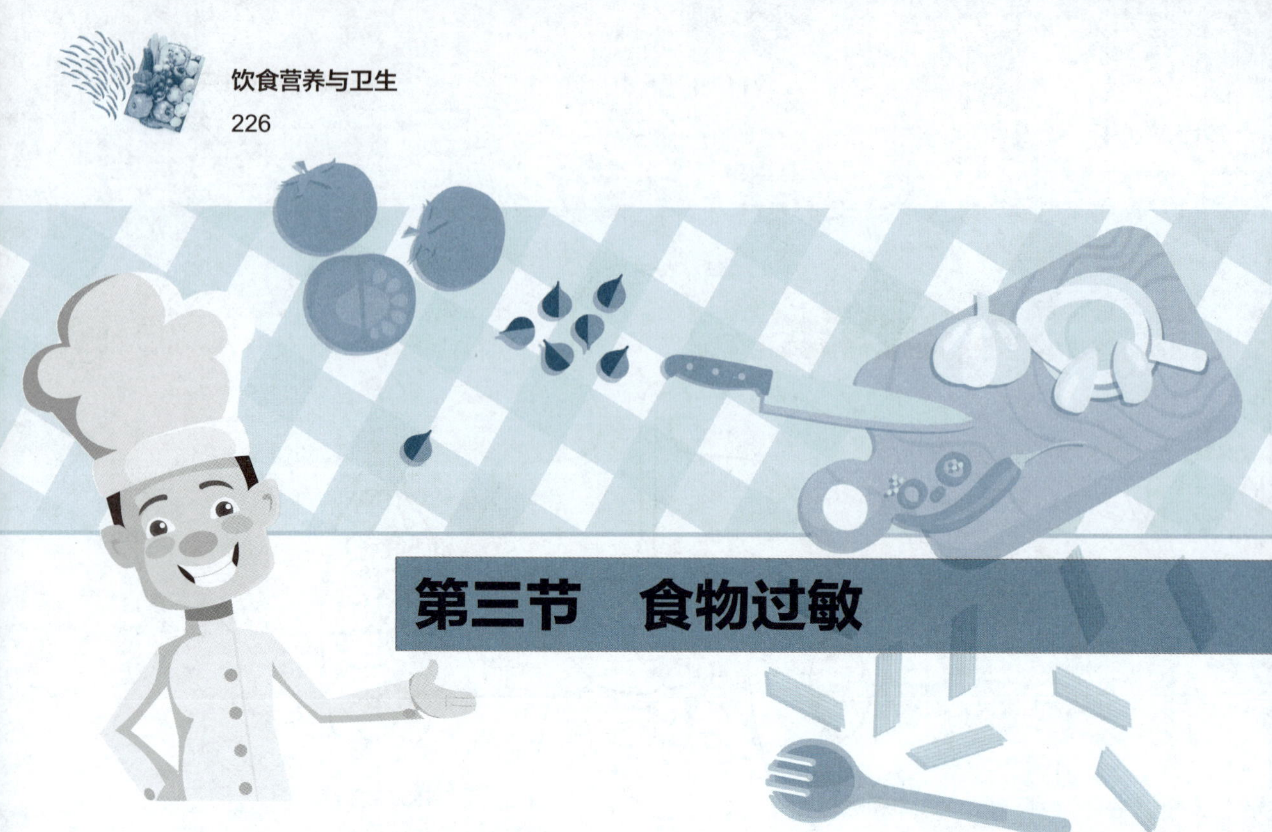

第三节　食物过敏

随着人们生活水平的不断提高，人们能吃到的食物种类越来越多。这虽然满足了人们的口腹之欲，但也使人们面临着更多的过敏风险。近年来，由于过敏性疾病发病率增加、转基因技术的发展以及转基因农作物商品化，人们开始重新评价食物过敏问题，食物过敏对大众健康的影响才逐渐受到重视，成为全球关注的公共卫生问题之一。

一、食物过敏的概念

食物过敏是指人体摄入食物后，对食物产生了异常的免疫反应，导致生理功能紊乱，从而引发的一系列临床症状。食物过敏实际上是指人体对食物产生了过分敏感、过分强烈的反应。有的人吃了螃蟹后脸、脖子起满了红疹，刺痒难耐。有的人对面粉过敏。这些现象都属于食物过敏。

二、食物过敏的主要影响因素

食物过敏的影响因素有很多，主要有遗传因素、喂养及辅食添加情况、孕期饮食及吸烟情况等。

1. 遗传因素

遗传因素在过敏性疾病中起主要作用。父母中的一方有过敏性疾病，其子女的过敏性疾病患病率为 30% ~ 40%。若父母双方均患有过敏性疾病，其子女患病率则高达 60% ~ 80%。民间有“奶癣”一说，即未断奶的孩子出现湿疹、瘙痒等皮肤症状，这多半是食物过敏造成的。当然，是过敏体质不一定就会过敏，如果在后天环境中没有遇到会引起过敏的物质，就不会过敏。

2. 喂养及辅食添加情况

母乳喂养时间过短和辅食添加不当与食物过敏关系密切。调查显示：3 岁以下的婴幼儿容易过敏，1 岁内最多，4 ~ 6 个月为高发年龄段。4 个月内添加辅食的婴儿，过敏危险比 4 个月后添加辅食者要高。对有过敏性疾病家族史的高危儿童而言，其母亲在孕期和哺乳期应避免进食可引起过敏的食物，推迟断乳时间，推迟添加乳制品、蛋、鱼、坚果和豆类的时间，这样做能有效降低儿童食物过敏发生率并减轻症状。对因各种原因不得不进行混合喂养或人工喂养的食物过敏高危儿童，喂养水解配方奶可有效降低食物过敏发生率或减轻症状。

3. 孕期饮食

食物过敏患者如在怀孕期间进食含有致敏性食物的膳食，其新生儿发生食物过敏的危险性将会大大增加。

4. 吸烟情况

孕期吸烟者所产婴儿发生食物过敏的危险性较高，所以孕妇不要吸烟。此外，早产儿由于免疫屏障发育不完善，也容易发生食物过敏。

食物过敏的高危人群为婴幼儿和儿童，食物过敏是儿童继发性营养不良的原因之一。降低食物过敏患病率及减轻食物过敏对人体危害的关键是早期明确诊断，及早将致敏性食物从患者食谱中彻底排除并及时给予喂养指导。

三、食物过敏原

对人类健康构成威胁的食物过敏原主要来自食物中含有的致敏性蛋白质、食品加工储存中使用的食品添加剂和含有过敏原的转基因食品。

1. 致敏性蛋白质

食物中 90% 的过敏原是蛋白质，但并非所有的蛋白质都会引起过敏。具有抗原特性的蛋白质通常耐受食品加工、加热和烹调，并能抵抗肠道的消化作用。

国际食品法典委员会公布了常见致敏性食物的清单，其中包括 8 种常见的和 160 种较不常见的致敏性食物。临床上 90% 以上的过敏反应由 8 类高致敏性食物引起，它们是鸡蛋、牛奶、鱼、贝壳类海产品、坚果、花生、大豆、小麦。在我国，芝麻、水果等食物引起的过敏也相当常见。

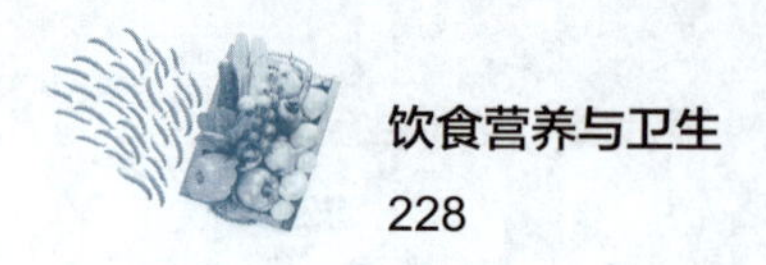

2. 食品添加剂

食品添加剂包括防腐剂、人工色素、抗氧化剂、香料、乳化剂、稳定剂、松软剂和保湿剂等，其中人工色素、香料引起的过敏较为常见。

为了改善食品的感官性状和口感，这些添加剂被广泛应用于各类食品中，但由于食品标签中标注不明确或没有标注，如果不特别注意往往难以观察到。例如，有的人吃薯片过敏，结果并不是对马铃薯过敏，而是对其中添加的食品保鲜剂过敏。又如，有的人喝橙汁过敏，经检查是对橙汁中添加的色素过敏。

3. 转基因食品

近年来，随着生物技术的迅速发展，转基因食品不断进入人类社会。有些转基因生物中含有来自致敏性物种和人类不曾食用过的生物物种的基因，由于基因重组产生的新蛋白质可能对人体产生包括致敏性在内的毒性效应。所以，检查食品的致敏性是转基因食品安全检查的一项主要内容，任何新的转基因食品在商业化之前，都要对其进行包括致敏性在内的安全性评估，以确保消费者能够安全的食用。

四、食物过敏的典型症状

食物过敏症状发生时间因人而异，它可以在进食数分钟至数小时后发生，90%的食物过敏症状在进食 1 小时内发生。根据进食与出现症状间隔时间的长短，食物过敏症状可分为速发型食物变态反应和迟发型食物变态反应两种。速发型食物变态反应通常发生在进食含有过敏原的食物之后 2 小时内，症状一般较重。迟发型食物变态反应一般发生在进食后数小时或者数天后，症状相对要轻。食物变态反应常见的临床症状主要表现在以下几个方面：胃肠道症状，包括恶心、呕吐、腹痛、腹胀、腹泻，黏液样或稀水样便，个别人还会出现过敏性胃炎及肠炎、乳糜泻等；皮肤症状，如皮肤充血、湿疹、瘙痒、荨麻疹、血管性水肿，这些症状最容易出现在面部、颈部、耳等部位。有些人还表现在神经系统上，如头痛、头昏，严重的还可能发生过敏性休克，患者血压急剧下降，意识丧失，呼吸不畅，如果抢救不及时还会有生命危险。

五、食物过敏的防治措施

由于食物品种繁多，产地、季节和每个人的饮食习惯各不相同，所以食物过敏的诊断和治疗都存在一定困难。若想防治食物过敏，首先必须查明“元凶”，然后采取相应措施进行防治。

1. 避免疗法

不摄入含致敏性物质的食物是预防食物变态反应的最有效方法。当经过临床诊断或根据病史已经明确过敏原后，应当完全避免再次摄入此种食物。例如，对牛奶过敏，就应避免食用含牛奶的一切食物，如添加了牛奶成分的雪糕、冰激凌、蛋糕等。当然，还存在这样一种可能性，即某人对某种食物过敏，但过了很长一段时间，再次食用此食物时可能不再发生过敏反应。这是因为在致敏阶段，产生的抗体经过一段时间的分解后，可能已经消耗殆尽，不会再对同一种致敏性物质产生反应。但这种可能性并不一定会发生，所以尽量避免再次食用这种食物是最安全的。

2. 对食物进行深加工

通过对食物进行深加工，可以去除、破坏或者减少食物中过敏原的含量。一旦去除了引起食物变态反应的过敏原，那么这种食物对于易感者来说就是安全的了。例如，可以通过加热的方法破坏生食物中的过敏原，也可以通过添加某种成分改变食物的理化性质、成分，从而达到去除过敏原的目的。在这方面，最易理解、也最常见的就是酸奶。牛奶中加入乳酸菌，分解了其中的乳糖，从而使对乳糖过敏的人不会对酸奶过敏。

3. 替代疗法

替代疗法简单地说就是不吃含有过敏原的食物，而选用不含过敏原的食物代替。例如，对牛奶过敏的人可以用豆浆代替。

4. 脱敏疗法

对于某些易感人群，若必须食用营养价值高、想经常食用或需要经常食用的食物可以采用脱敏疗法。脱敏疗法的具体步骤是：首先将含有过敏原的食物稀释1 000 ~ 10 000倍，然后吃一份，也就是说首先吃含有过敏原食物的千分之一或万分之一，如果没有症状发生，则可以逐日或者逐周增加食用量。但是注意一定要适量，千万不能盲目增加，一定要按照规律增加食用量，并在增加的过程中注意是否发生了过敏反应，如果发生过敏反应则要暂停一段时间，然后从头再来，将每次的食用量重新设计，减少每次的增量，如此反复。这样经过几周或者几个月，有些原来对某种过敏原过敏的人就可能达到正常人的食用量。采取此种方法，即使逐渐适应食物中的过敏原，也一定要注意千万不要大量食用，以免复发。

想一想　食物过敏就是食物中毒，这种说法是否正确？为什么？

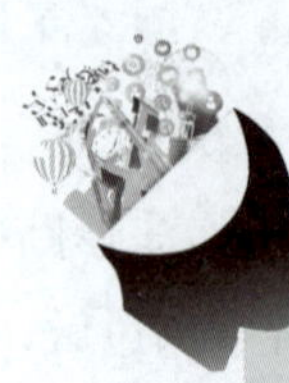

思考与练习

1. 食物中毒的特点有哪些?
2. 预防亚硝酸盐中毒的措施有哪些?
3. 如何预防鱼类组胺中毒?
4. 简述食物中毒调查处理的程序。
5. 常见的肠道寄生虫病有哪些?
6. 举例说明常见的 8 类高致敏性食物。
7. 简述食物过敏的防治措施。

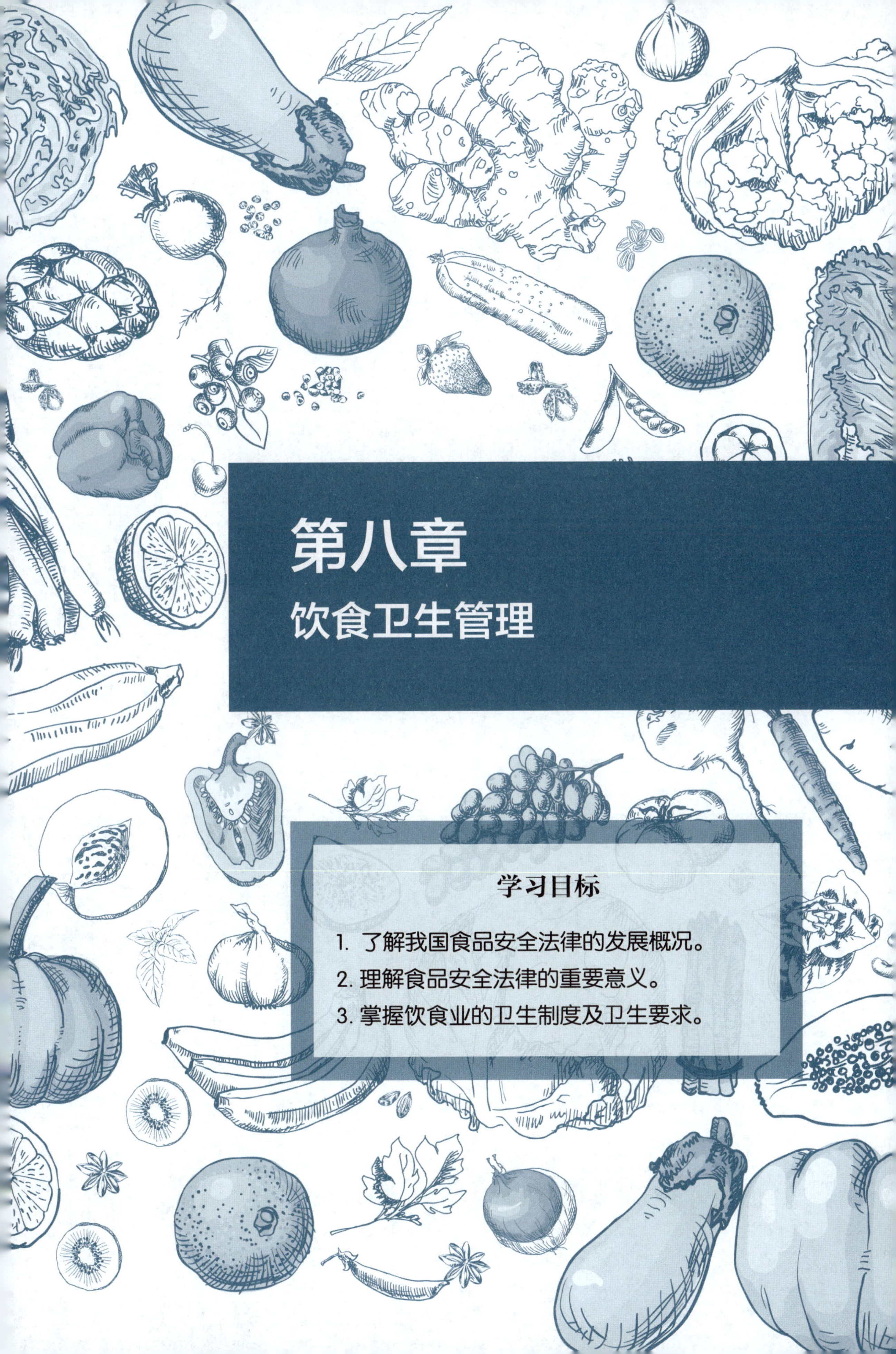

第八章 饮食卫生管理

学习目标

1. 了解我国食品安全法律的发展概况。
2. 理解食品安全法律的重要意义。
3. 掌握饮食业的卫生制度及卫生要求。

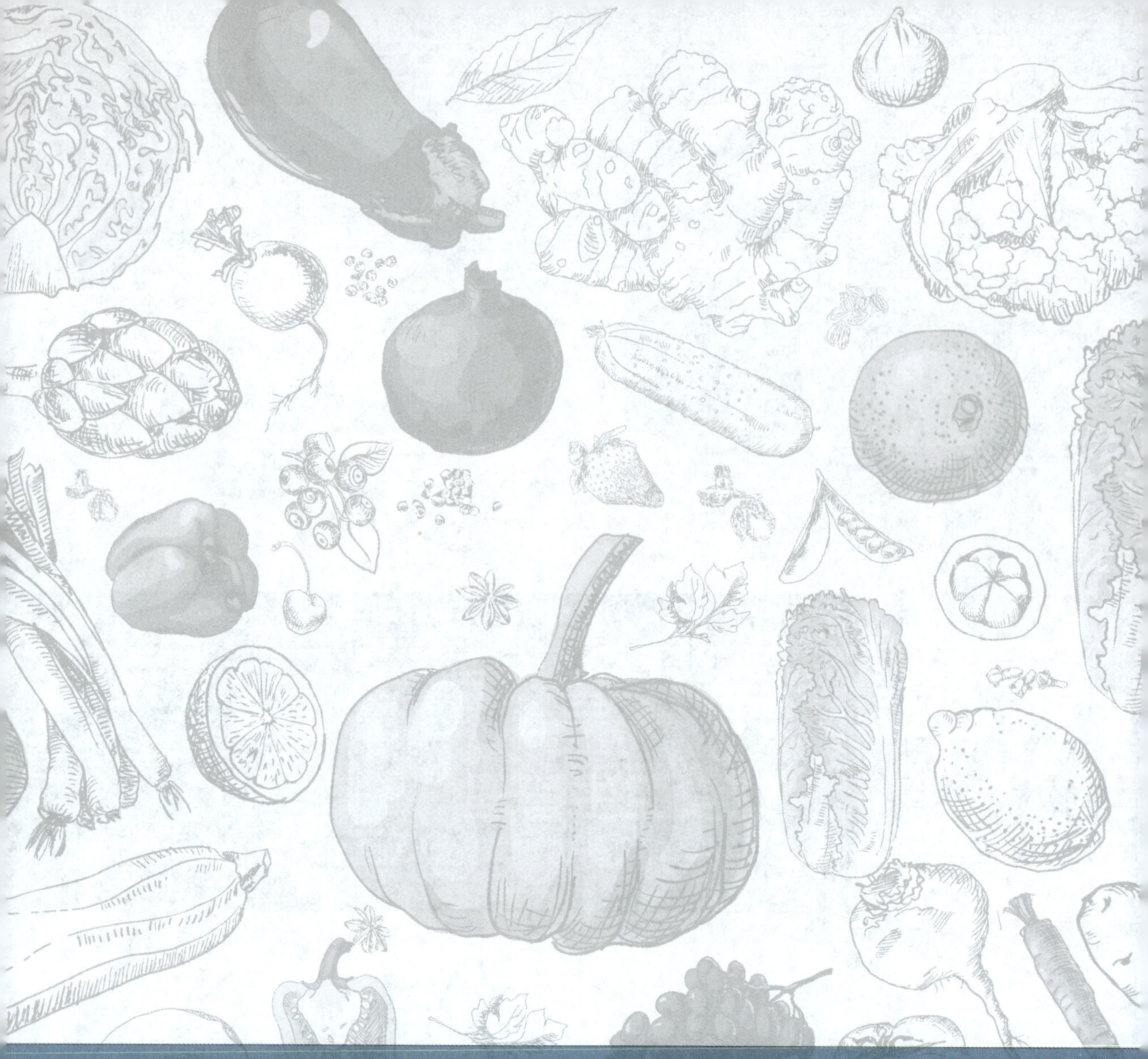

随着社会的进步和科学的发展，人类对饮食卫生与自身健康的关系有了日益深刻的认识。面对日益严峻的食品安全问题，我国各种食品卫生法律法规、制度也在不断建立和完善。作为烹饪工作者，必须提高食品安全意识和法律意识，严格执行食品卫生的各项法律法规和制度。

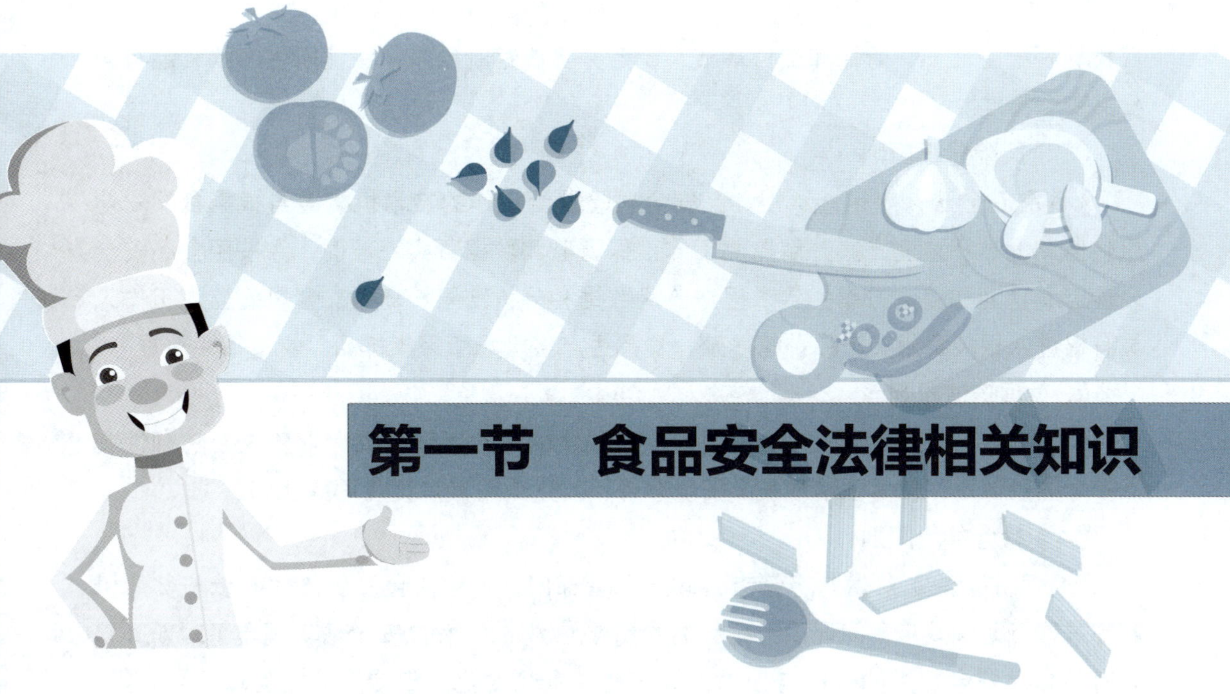

第一节　食品安全法律相关知识

一、我国食品安全法律的发展概况

1995 年，我国颁布了《中华人民共和国食品卫生法》，后于 2009 年废止。

2009 年，我国颁布了《中华人民共和国食品安全法》(以下简称《食品安全法》) 及《中华人民共和国食品安全法实施条例》。

2015 年，我国对《食品安全法》进行了修订。这次修订体现了严惩重处的原则，强化了食品安全刑事责任的追究。

2018 年和 2021 年，我国又对《食品安全法》进行了两次修正。

二、《食品安全法》的特点

《食品安全法》引导公众以科学的精神、积极的态度关注食品产业，推进社会齐抓共治，为产业的发展营造良好环境。《食品安全法》不仅是一部监管食品企业的法律，也是饮食行业依法执法的基本依据，是饮食行业健康发展的利器。现行《食品安全法》主要有以下特点：

1. 立法原则科学

《食品安全法》体现了风险防控、风险分析、预防性和社会共治四大原则。

(1) 风险防控原则

《食品安全法》规定，食品生产企业应当在原料采购、原料验收、投料等原料环节，生产工序、设备、贮存、包装等生产关键环节，原料检验、半成品检验、成品出

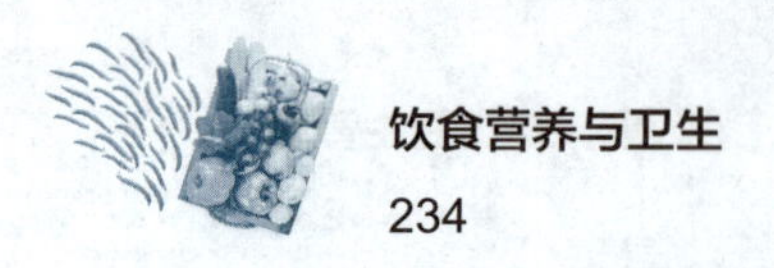

厂检验等检验环节，运输和交付环节，制定并实施控制要求，保证所生产的食品符合食品安全标准。

（2）风险分析原则

《食品安全法》规定，承担食品安全风险监测工作的技术机构应当根据食品安全风险监测计划和监测方案开展监测工作，保证监测数据真实、准确，并按照食品安全风险监测计划和监测方案的要求报送监测数据和分析结果。食品安全风险监测工作人员有权进入相关食用农产品种植养殖、食品生产经营场所采集样品、收集相关数据。

（3）预防性原则

《食品安全法》遵循了预防性原则，在科学的风险管理基础之上建立起防御性食品安全监管体系，使得系统性食品安全事件不发生或将其消灭在萌芽状态。

（4）社会共治原则

《食品安全法》对生产经营者、政府监管部门、行业协会及媒体的职责与奖惩机制都进行了明确规定，体现了社会共治的精神。例如，《食品安全法》规定了对新闻媒体有关食品安全报道的责任与处罚，规定有关食品安全的宣传报道应当真实、公正。又如，《食品安全法》规定，认证机构出具虚假认证结论，使消费者的合法权益受到损害的，应当与食品生产经营者承担连带责任。此外，《食品安全法》对虚假食品广告的发布增加了责任方，即明确广告商有连带责任。

2. 强调食品安全风险交流和风险防控

（1）实行食品安全风险交流制度

《食品安全法》规定，食品安全监督管理部门和其他有关部门、食品安全风险评估专家委员会及其技术机构，应当按照科学、客观、及时、公开的原则，组织食品生产经营者、食品检验机构、认证机构、食品行业协会、消费者协会及新闻媒体等，就食品安全风险评估信息和食品安全监督管理信息进行交流沟通。

（2）明确安全风险防控措施

《食品安全法》规定，不符合食品安全标准的食品要召回，同时，食品生产经营者发现其生产经营的食品有证据证明可能危害人体健康的，应当立即停止生产经营，召回已经上市销售的食品，通知相关生产经营者和消费者。

《食品安全法》规定，县级以上人民政府食品安全监督管理部门履行食品安全监督管理职责，可以查封、扣押有证据证明不符合食品安全标准或者有证据证明存在安全隐患以及用于违法生产经营的食品、食品添加剂、食品相关产品。

3. 强调食品生产经营者主体义务

（1）食品生产经营者对其生产经营食品的安全负责

《食品安全法》规定，食品生产经营者应当依照法律、法规和食品安全标准从事生产经营活动，保证食品安全，诚信自律，对社会和公众负责，接受社会监督，承担社会责任。

（2）建立食品安全追溯机制

《食品安全法》规定，国家建立食品安全全程追溯制度。国务院食品安全监督管理部门会同国务院农业行政等有关部门建立食品安全全程追溯协作机制。

（3）明确食品生产经营者的自查义务

《食品安全法》规定，食品生产经营者应当建立食品安全自查制度，定期对食品安全状况进行检查评价。生产经营条件发生变化，不再符合食品安全要求的，食品生产经营者应当立即采取整改措施；有发生食品安全事故潜在风险的，应当立即停止食品生产经营活动，并向所在地县级人民政府食品安全监督管理部门报告。

此外，《食品安全法》强调网络食品交易第三方平台提供者的义务，规定网络食品交易第三方平台提供者应当对入网食品经营者进行实名登记，明确入网食品经营者的食品安全管理责任；依法应当取得许可证的，还应当审查其许可证。

4. 强调食品安全各利益相关方责任

（1）注重源头治理

《食品安全法》规定，明知未经许可从事食品生产经营活动、食品添加剂生产活动，仍为其提供生产经营场所或者其他条件的，由食品安全监督管理部门责令停止违法行为，没收违法所得，并处五万元以上十万元以下罚款。

（2）明确民事法律责任

《食品安全法》规定，生产不符合食品安全标准的食品或者经营明知是不符合食品安全标准的食品，消费者除要求赔偿损失外，还可以向生产者或者经营者要求支付价款十倍或者损失三倍的赔偿金。

《食品安全法》强调地方人民政府食品安全职责，要求其实行食品安全监督管理责任制，加强食品安全监督管理能力建设，同时还要求强化县级以上地方人民政府食品安全责任追究。

5. 监管方式方法合理

（1）实行食品安全风险分级管理

风险分析原则是食品安全管理的基本原则，为突出重点，应将有限的食品安全监管力量和资源投放于食品安全风险较高的领域。《食品安全法》规定，县级以上人民政府食品安全监督管理部门根据食品安全风险监测、风险评估结果和食品安全状况等，确定监督管理的重点、方式和频次，实施风险分级管理。

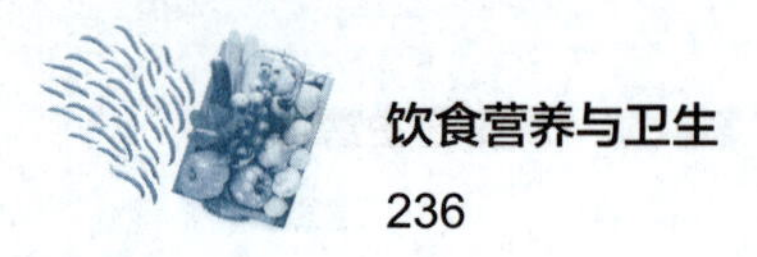

（2）实行临时限量和临时检验

《食品安全法》规定，对食品安全风险评估结果证明食品存在安全隐患，需要制定、修订食品安全标准的，在制定、修订食品安全标准前，国务院卫生行政部门应当及时会同国务院有关部门规定食品中有害物质的临时限量值和临时检验方法，作为生产经营和监督管理的依据。

（3）实行责任约谈

根据《食品安全法》，出现以下情况的，要按规定进行约谈和整改：一是食品生产经营过程中存在食品安全隐患，未及时采取措施消除的，县级以上人民政府食品安全监督管理部门可以对食品生产经营者的法定代表人或者主要负责人进行责任约谈；二是食品安全监督管理部门未及时发现食品安全系统性风险，未及时消除监督管理区域内的食品安全隐患的，本级人民政府可以对其主要负责人进行责任约谈；三是地方人民政府未履行食品安全职责，未及时消除区域性重大食品安全隐患的，上级人民政府可以对其主要负责人进行责任约谈；四是被约谈的食品安全监督管理等部门、地方人民政府应当立即采取措施，对食品安全监督管理工作进行整改。

责任约谈情况和整改情况应当纳入食品生产经营者食品安全信用档案以及地方人民政府和部门食品安全监督管理工作评议、考核记录。

6. 强调食品安全社会共治

（1）实行食品安全有奖举报制度

《食品安全法》规定，有关部门应当对举报人的信息予以保密，保护举报人的合法权益。举报人举报所在企业的，该企业不得以解除、变更劳动合同或者其他方式对举报人进行打击报复。

（2）明确虚假发布食品安全信息的法律责任

《食品安全法》规定，有关食品安全的宣传报道应当真实、公正。该法还明确了发布不实信息者的法律责任。

（3）实行食品安全信息发布制度

《食品安全法》规定，国家食品安全总体情况、食品安全风险警示信息、重大食品安全事故及其调查处理信息等，由国务院食品安全监督管理部门统一公布。

（4）充分发挥行业协会自律监督作用

《食品安全法》明确了行业协会在食品安全风险交流中的地位和作用；明确了食品安全国家标准审评委员会应当包括食品行业协会、消费者协会的代表；明确了在标准执行过程中，食品行业协会发现食品安全标准存在问题的，应当立即向卫生行政部门报告。

（5）强化社会公众监督，完善违法行为信息公开和通报制度

《食品安全法》规定，县级以上人民政府食品安全监督管理部门应当建立食品生产经营者食品安全信用档案，记录许可颁发、日常监督检查结果、违法行为查处等情况，依法向社会公布并实时更新；对违法行为情节严重的食品生产经营者，可以通报投资主管部门、证券监督管理机构和有关的金融机构。

（6）强化食品安全技术机构的法律责任

《食品安全法》明确了监测、评估技术机构及人员的法律责任，规定：承担食品安全风险监测、风险评估工作的技术机构、技术人员提供虚假监测、评估信息的，依法对技术机构直接负责的主管人员和技术人员给予撤职、开除处分；有执业资格的，由授予其资格的主管部门吊销执业证书。

三、《食品安全法》监督管理的范围

根据《食品安全法》第二条的规定，在中华人民共和国境内从事下列活动，应当遵守该法：

一是食品生产和加工（以下称食品生产）、食品销售和餐饮服务（以下称食品经营）。

二是食品添加剂的生产经营。

三是用于食品的包装材料、容器、洗涤剂、消毒剂和用于食品生产经营的工具、设备（以下称食品相关产品）的生产经营。

四是食品生产经营者使用食品添加剂、食品相关产品。

五是食品的贮存和运输。

六是对食品、食品添加剂、食品相关产品的安全管理。

供食用的源于农业的初级产品（以下称食用农产品）的质量安全管理，遵守《中华人民共和国农产品质量安全法》的规定。但是，食用农产品的市场销售、有关质量安全标准的制定、有关安全信息的公布和《食品安全法》对农业投入品作出规定的，应当遵守《食品安全法》的规定。

四、食品安全监督管理的内容和措施

1. 监督管理的内容

食品安全的监督管理主要包括道德规范和法制管理两方面的内容。道德规范是通过宣传、评比和教育等各种形式来启发、教育人们，从而不断提高食品的卫生质量；法制管理则是通过法律、法规、条例等，规定有关食品供求双方当事人在法律上的权利及义务，并且对违法者追究法律责任。

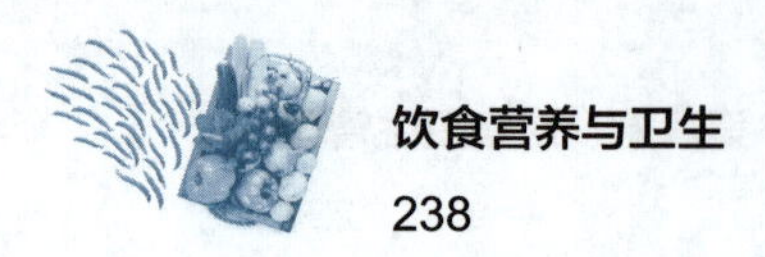

具体来说，食品安全监督管理有以下几个方面的内容：

一是对所有食品生产经营企业的生产经营条件依法进行卫生审查，执行审批发放许可证制度。

二是协助培训食品生产经营人员，监督食品生产经营人员的健康检查。

三是对各类食品及其他物品进行卫生学监测和检验，并对食品生产经营过程进行现场检查和巡回监督，及时处理发现的问题。控制有毒有害食品，防止其对人体健康造成危害。

四是对食品生产经营企业的新建、扩建、改建工程的选址和设计进行卫生审查，并参加工程验收。

五是对食物中毒和食品污染事故进行调查、处理并采取控制措施。

六是对违反《食品安全法》的行为进行巡回监督检查。

七是依法调查和处理违反《食品安全法》的案件，对违反该法的行为追查责任，并依法进行行政处罚。

八是建立食品生产经营者食品安全信用档案。

九是负责其他食品卫生监督事项。

2. 监督管理措施

《食品安全法》规定，县级以上人民政府食品安全监督管理部门履行食品安全监督管理职责，有权采取下列措施，对生产经营者遵守《食品安全法》的情况进行监督检查：

一是进入生产经营场所实施现场检查。

二是对生产经营的食品、食品添加剂、食品相关产品进行抽样检验。

三是查阅、复制有关合同、票据、账簿以及其他有关资料。

四是查封、扣押有证据证明不符合食品安全标准或者有证据证明存在安全隐患以及用于违法生产经营的食品、食品添加剂、食品相关产品。

五是查封违法从事生产经营活动的场所。

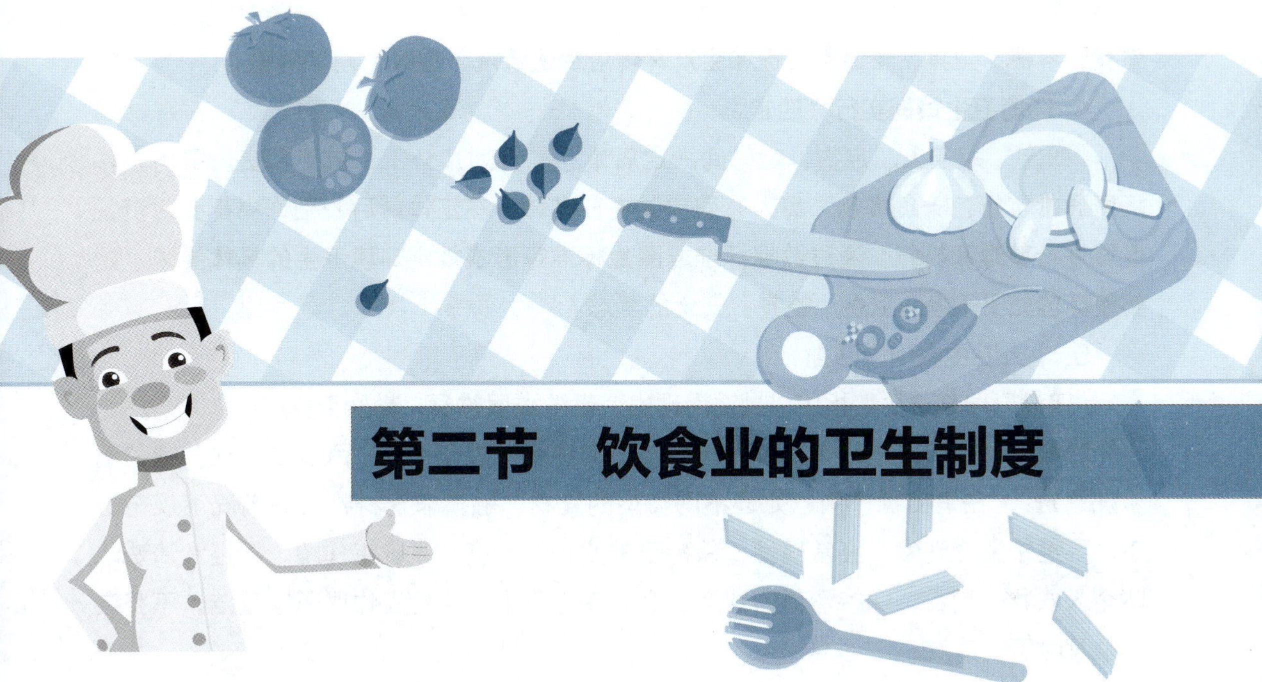

第二节　饮食业的卫生制度

饮食业经营者必须先取得食品经营许可证方可向市场监督管理部门申请登记，未取得食品经营许可证的不得从事饮食业经营活动。同时，饮食业经营者必须建立一系列保证食品安全的规章制度，配备专职或者兼职的食品安全专业技术人员、食品安全管理人员。

一、食品卫生“五四”制

1. 由原料到成品实行“四不制度”

“四不制度”即采购员不买腐烂变质的原料，保管验收员不收腐烂变质的原料，加工人员（厨师）不用腐烂变质的原料，营业员（服务员）不卖腐烂变质的食品（零售单位不收进腐烂变质的食品，不出售腐烂变质的食品，不用废纸、污染物包装食品）。采购、保管、加工、销售每个环节相互依赖、相互监督。

2. 成品（食物）存放实行“四隔离”

“四隔离”即生与熟隔离，成品与半成品隔离，食品与杂物、药物隔离，食品与天然冰隔离。成品在储存时应存放在专门的冰箱或冷库，应利用保鲜盒、保鲜膜、不同隔层进行存放，防止发生交叉污染。

3. 用（食）具实行“四过关”

“四过关”即一洗，二刷，三冲，四消毒（蒸汽或开水）。

饮食业中的消毒工作是保证食品卫生质量的关键。饮食企业生产经营过程中所用餐具、容器、工具、管道、台板和生产环境应每班清洗，定时（期）消毒。

4. 环境卫生管理实行“四定”

“四定”即定人、定物、定时间、定质量。实行划片分工，包干负责。厨房工作场所通常实行包干负责制，每人有固定的责任区域，在工作前后、工作中都要对责任区域进行整理和打扫，通过数据标准或图片标准等形式规定环境卫生的具体要求，始终使环境处于干净、卫生、整齐、安全的状态。

5. 个人卫生做到“四勤”

“四勤”即勤洗手剪指甲，勤洗澡理发，勤洗衣服被褥，勤换工作服。

饮食业从业人员应经常自检并修剪自己的指甲，规范使用“六步洗手法”或“七步洗手法”，在进出操作间、处理不同类型的食材、触摸非食材物品等情况下规范洗手。要经常洗澡洗发，经常理发，保持正常的头发长度，佩戴工作帽。要经常清洗晾晒个人衣物等用品，保持清新的味道。个人在工作中要保持工作服干净整洁，不整洁的须及时更换清洗。

二、健康检查制度

饮食业从业人员每年必须进行健康检查。新参加工作和临时参加工作的饮食业从业人员也必须进行健康检查，取得健康证明后方可参加工作。

饮食业从业人员须持有效健康证明，才能从事相关生产经营活动。

饮食业从业人员同时实行每日晨检和登记制度，在举行重大活动或有重要接待任务时实行临时体检的制度。

三、餐饮器具消毒制度

所有餐饮器具使用前应当洗净、消毒。

所有餐饮器具使用后要立即清洗消毒，做到使用一次，清洗消毒一次。

负责餐饮器具消毒工作的专职人员应身体健康，工作认真。

餐饮器具清洗消毒必须严格按一洗、二刷、三冲、四消毒的顺序操作。

餐饮器具消毒应达到三项要求：一是将餐饮器具浸入沸水中煮 5 分钟，二是用蒸汽蒸餐饮器具持续 10 分钟，三是将餐饮器具用适当且达规定浓度的药物浸泡 10 分钟。

清洁完毕的餐饮器具应立即放于干净的橱柜内保存，防止再次被污染。

四、卫生知识培训制度

新参加工作和临时参加工作的饮食业从业人员必须经卫生知识培训，合格后方可上岗。

长期从事饮食生产经营的人员，每2年进行一次卫生知识考核，经考核合格后方可继续上岗。

饮食业从业人员必须掌握相关的食品安全知识和基本卫生操作技能，严把卫生质量关。

五、食品安全检查制度

饮食企业必须有与产品品种、数量相适应的原料处理、加工、包装、储存等场所，应当有相应的消毒、更衣、盥洗、采光、照明、通风、防腐、防尘、防蝇、防鼠、洗涤、排放污水、存放垃圾和废弃物的设施，还应具有完善的各项食品安全制度。

食品应当分类、分架、离墙存放，应定期检查处理变质或超过保质期限的食品。

食品加工前必须认真检查，如果发现有腐败、变质或其他感官性状异常的食品，不得使用。

熟制品、半成品和各种新鲜原料应该分开存放，凡隔餐或隔夜的熟制品必须经充分再加热后方可食用。

饮食业从业人员应当保持个人卫生，严格按照卫生“五四”制的要求操作。

食品添加剂应当按照国家有关标准使用。

想一想　饮食业从业人员为什么要遵守食品卫生“五四”制？

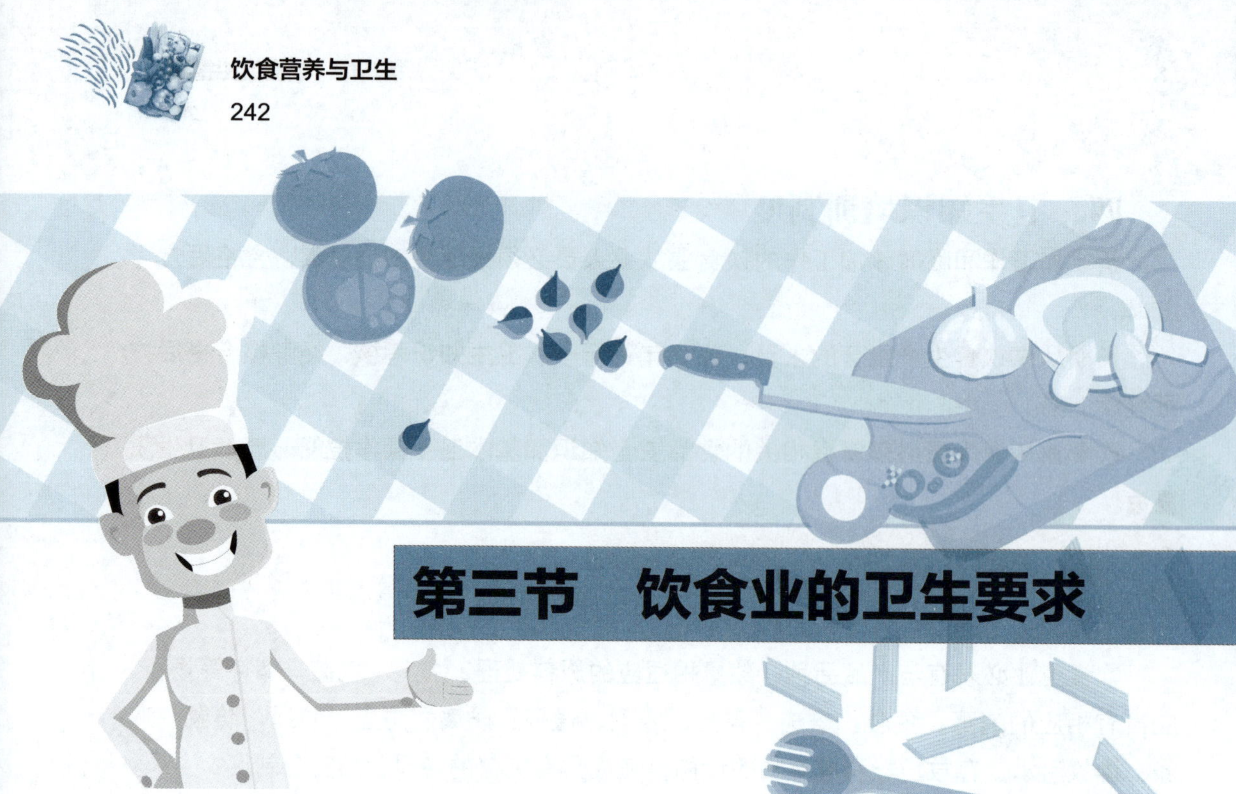

第三节 饮食业的卫生要求

饮食业卫生涉及饮食企业选址和卫生要求、建筑设计和设施要求、厨房卫生、餐厅卫生、设备和餐具卫生、饮水卫生及厨师、服务人员、销售人员的个人卫生。做好饮食业的卫生管理工作具有重要的意义。

一、个人卫生要求

饮食企业应当建立并执行从业人员健康管理制度。

饮食业从业人员应当保持个人卫生。生产经营食品时，应当将手洗净，穿戴清洁的工作衣帽等；销售无包装的直接入口食品时，应当使用无毒、清洁的容器、售货工具和设备。

凡患有痢疾、伤寒、病毒性肝炎等消化系统传染病，活动性肺结核，化脓性或者渗出性皮肤病及其他有碍食品安全疾病的人员（包括病原携带者），不得从事接触直接入口食品的工作。

凡检出患有以上疾病者，要立即将其调离原岗位。禁忌证人员及时调离率要达到100%。

如果从业人员手部有开放性、感染性伤口，必须严密包扎并戴手套后方可上岗工作。

二、餐饮器具卫生要求

饮食业使用的餐饮器具一般是用陶瓷、搪瓷、竹木、玻璃、不锈钢、塑料等材料加工制成的。塑料、瓷、陶、不锈钢等器具中的重金属（如铅）应符合国家卫生标准。餐饮器具每次使用后必须消毒，以预防传染病。餐饮器具的洗涤和消毒须实行“四过关”，即一洗、二刷、三冲、四消毒。常用的消毒方法为煮沸消毒、蒸汽消毒、消毒剂消毒。常用的消毒剂为 0.1% ~ 0.2% 的漂白粉溶液、0.2‰的新洁尔灭溶液、1‰的高锰酸钾溶液、0.2% 的过氧乙酸溶液。

厨房用具的禁忌

在生活中，不同厨房用具的功能和作用各不相同，如果使用不当，会产生一些对身体有害的物质。所以，人们应科学地使用各类厨房用具。

1. 忌用铁锅煮绿豆

绿豆中含有单宁，在高温条件下遇铁会生成黑色的单宁铁，使绿豆汤汁变黑，产生特殊气味，不但影响食欲、味道，而且对人体有害。

2. 忌用不锈钢或铁锅熬中药

中药中含有多种生物碱及各类生物化学物质，尤其在加热条件下，它们会与不锈钢或铁发生多种化学反应，使药物失效，甚至产生一定毒性（络合物较多时）。

3. 忌用铝锅和铝制容器盛菜肴

铝锅和铝制容器抗腐蚀性差，遇弱酸、弱碱、盐等物质会发生化学反应，生成特殊的化合物，故菜肴、酒、味精等不应装在铝制容器中过夜。鸡蛋不宜在铝锅中搅拌，因为蛋清遇到铝会变成灰白色，蛋黄则变成绿色。剩饭、剩汤等也不应放在铝制容器中过夜。

4. 忌用乌桕木或有异味的木料做菜板

乌桕木含有异味和有毒物质，用它做菜板，其异味及有毒物质不但污染了菜肴，而且极易引起饮食者呕吐、头昏、腹痛。民间制作菜板的首选木料是银杏木、皂角木、桦木和柳木等。

5. 忌用涂有油漆或雕刻镌镂的竹筷

涂在筷子上的油漆不但含铅、苯等化学物质，对人体有害，且遇热后有异味，影响食欲。雕刻的竹筷看似漂亮，但其极易藏污纳垢，滋生细菌，且不易清洗，容易致病。

6. 忌用各类花色瓷器盛佐料

佐料最好用玻璃器皿盛装。一些花色瓷器含铅、苯等致病、致癌物质，对人体健康有害。

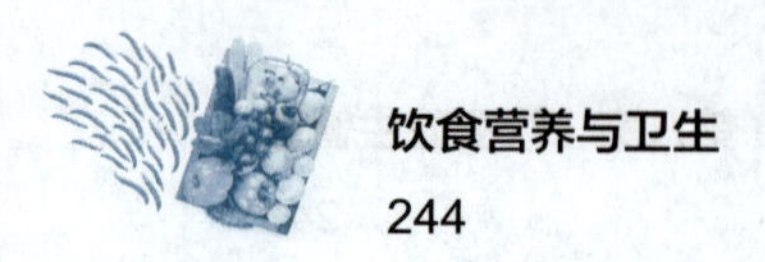

三、环境卫生要求

环境卫生是指工作场所室内外的卫生，包括厨房卫生、餐厅卫生、储藏室卫生及室外卫生等。

1. 厨房布局卫生要求

（1）厨房建筑布局卫生要求

厨房不能在地下室。地下室由于地势原因，排污困难，不能自然通风，空气较差，且靠近地面的空气中尘埃和微生物较多。

厨房、餐厅与辅助间的面积比例以 1∶1∶1 为宜，或就餐者人均拥有 1 ~ 12 m^2 厨房和餐厅面积（以就餐高峰时进餐人数计算）为宜。

厨房高度一般应不低于 5 m，以便有良好的自然通风和采光条件，保持空气流通，避免夏天闷热。

（2）厨房平面布局卫生要求

厨房要按工艺流程形成流水线，即：烹饪原料→仓库→初加工间→切配间→凉菜间→烹调间→备餐间→餐厅→餐具洗消室。菜肴加工、面点加工、餐具清洗消毒要自成一条线，避免交叉污染。垃圾、炉灰不能进入厨房。非厨房工作人员不能随意进入厨房。原料入口应做到生熟分开，动物性原料和植物性原料分开，菜点分开。

2. 厨房设施设备卫生要求

（1）通风排烟设施设备

为了降低厨房温度和湿度，排除烹调时散发出的油烟、蒸汽及厨房异味，应在炉灶上方安装自然排烟或吸油烟设备。烟道应易于清洗，烟道内的油污必须在半年内彻底清除一次，避免因油污聚集而引起火灾。

（2）下水道及排污设施设备

厨房地面应有排水沟，以防地面积水。排水沟上应加漏网盖，以防渣滓进入排水沟。厨房下水道管径应比普通房屋或住宅下水道管径粗，否则会因菜渣或米糠与油脂结成凝块导致下水道狭窄或完全阻塞，难以疏通。饮食企业下水道在接入城市污水管道以前应设有滤油池或其他滤油装置，将污水滤油后才能排入城市污水系统。

（3）厨具、灶具、加工设备和储物设施

厨具、灶具、加工设备以及架子、柜子等储物设施要及时清洗，保持日常清洁，放置位置既要有利于操作，又要便于防鼠、防虫、清洁，尽量无死角。

冷库应自成一个系统，与其他房间隔绝。冷藏的生熟食品要分开存放。

（4）其他设施设备

洗手池水龙头数量应相当于工作总人数的 1/4，最好采用脚蹬式开关龙头，疾病流行期间还应设立员工洗手消毒池。从工作人员入口至厨房之间还应有卫生间、更衣

室、休息室、办公室、浴室，并且有门与厨房相隔。

3. 餐厅卫生要求

（1）餐厅日常卫生

餐厅地面、桌面、桌布、墙壁、门窗、餐具、座椅都应洁净，无油污、尘埃、蚊蝇。卫生间、洗手池、痰盂应干净无异味，工作人员头发、衣帽要整洁。若餐厅或包间内夏天出现蚊蝇而无法或不便驱逐时，可在餐桌上点一支蜡烛，蚊蝇便不会靠近餐桌，干扰客人就餐。此外，餐厅还应经常消毒。

厨房与餐厅之间最好有备餐间过渡，不要直接相通。如果厨房与餐厅不在同一层楼，还应该有专用的菜品传送通道，且应与客人进出通道分开。餐厅应有供客人洗手和简易梳妆（有镜子可整装）的地方，卫生间应通过过道与餐厅相通，不能与餐厅直接相通。

（2）餐厅进食环境卫生

餐厅的装修装饰材料应是绿色、环保、无毒的，新装修的餐厅如有异味应及时去除。

4. 饮食企业外部环境卫生要求

饮食企业除应注意内部卫生外，还应注意周边环境的卫生，保证周边环境卫生有专人负责，保持洁净。

饮食企业应保持餐厅或经营售卖场所干净整洁，保持门窗、灯具、空调、电扇等干净整洁，保持外部环境清洁、有序、无异味。

饮食企业应建立餐饮服务加工经营场所及设施设备清洁、消毒制度，各岗位相关人员应按照餐饮服务场所、设施、设备及工具清洁方法的要求进行清洁，使场所及其内部各设施设备随时保持清洁状态。同时，应建立餐饮服务加工经营场所及设施设备维修保养制度，并按规定进行维护或检修，以使其处于良好的运行状态。食品处理区不得存放与食品加工无关的物品，各设施设备也不得用于与食品加工无关的用途。

四、烹饪工艺卫生要求

1. 烹饪原料初加工卫生要求

原料初加工是烹饪工艺过程的开始，应符合以下卫生要求：

（1）原料应新鲜不变质，无霉变、腐烂、酸败现象

要选择新鲜的原料进行加工，霉变、腐烂、酸败的原料应该丢弃，保证原料的质量。

（2）要认真处理原料

要去除不能食用的油污、黄叶、根须、畜禽毛。处理原料时正确选择食用部位，不能食用的部位以及有安全隐患、影响口味和口感的原料应去除。

（3）原料要清洗干净

原料要清洗干净，用流水洗净泥沙、污渍、血污，适当浸泡，可以在水中加入适量食盐、消毒液，去除微生物和虫卵。动物性原料及其他含油脂较多的原料可以用温水清洗去除污渍和血污，必要时可用刮洗的方法。

（4）合理切配原料

原料应现切现烹，不可切配好后长时间放置或泡在水中，造成食品变色、受污染或流失营养素。切配时要生熟分开，避免交叉污染。在切配不同的原料时要注意安全卫生，尤其注意海鲜、肉类原料、熟制品要使用单独案板，或者每切一种后及时清洗干净再用，避免交叉使用案板而造成交叉污染。

（5）规范用油涨发原料

用油进行干货原料涨发时，应注意安全，防止被烫伤，发生细菌感染。要严格按照油发的工艺要求进行操作。油发的原料要先吸干水分，全程要按照标准安全操作。要用漏勺等工具翻动原料，不直接用手操作。

2. 凉菜制作卫生要求

凉菜根据制作工艺不同，分为冷制凉食菜肴和热制凉食菜肴。专供观赏的工艺冷盘和食品雕刻，本书暂不介绍。

（1）冷制凉食菜肴

冷制凉食菜肴一般不经加热，通常用腌拌工艺制作或用味碟蘸食，四川泡菜即属于此类。冷制凉食菜肴通常以蔬菜等植物性原料居多，如黄瓜、莴苣、折耳根、萝卜、胡萝卜、生菜、苤蓝、白菜等。冷制凉食菜肴应符合以下卫生要求：

一是原料要用清水彻底清洗，去除泥沙、虫卵和杂质。

二是刀、盛器、案板和工作人员的手要保持干净。

三是用盐、醋、糖、酒等腌制原料时应腌够一定时间，以杀灭部分微生物和寄生虫虫卵。

四是原料切配和腌制后应尽快食用，未用完的原料应妥善保管。

（2）热制凉食菜肴

热制凉食菜肴常采用卤、酱、炸、熏、煮或焯水等工艺，一般多使用动物性原料，常用的植物性原料有粉条、芹菜、豆芽、豆制品、蒜苗等。热制凉食菜肴应符合以下卫生要求：

一是动物性原料应烧熟煮透，但要防止烧焦。

二是菜肴中使用的添加剂和调味品应符合卫生要求。

三是盛器、运输工具、包装材料都应检查，认真清洗和消毒。

四是切配时严格做到生熟分开，操作人员和服务人员要保持手部干净。

五是未售完的菜肴应妥善保存（须在保质期内），第二天须重新加热后方可出售。

3. 热菜制作卫生要求

热菜制作应符合以下卫生要求：

一是所用原料应新鲜，烹调中要烧熟煮透，彻底杀菌和灭虫卵，但要防止烧焦炒煳。

二是用于炸制的食用油应经常更换。

三是要防止烫伤。具体包括防止油烫伤手，防止被锅、勺烫伤，防止尝味时嘴唇烫伤。

4. 面点和饭食制作卫生要求

面点和饭食制作应符合以下卫生要求：

一是面粉和大米应新鲜，不要选择自然陈化的米面。

二是用于发酵的容器应定期清洗。

三是一般不用加碱，因工艺需要加碱者应适量。

四是所用食品添加剂如色素、甜味剂、酸味剂等应符合卫生要求。

五是馅料应新鲜，剩余馅料应妥善保存或制熟。

六是烤、炸时应防止原料焦煳和过度褐变。

七是淘米时用冷水或温水淘 1 ~ 2 次，洗去灰尘、泥沙即可，忌用热水淘米。

想一想　饮食业从业人员只需注意产品卫生和个人卫生，这种说法是否正确？为什么？

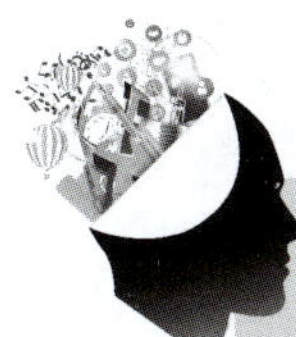

思考与练习

1. 我国食品安全法律建设经历了哪几个阶段?
2. 简述食品安全检查制度。
3. 简述热菜、凉菜、面点和饭食制作的卫生要求。
4. 简述食品卫生“五四”制的基本内容。
5. 食品安全监督管理工作包括哪些内容?